Clinical Guide to Musculoskeletal Palpation

근골격계 촉진학

-그림과 사진으로 배우는 임상지침서-

저 자 : Michael Masaracchio
Chana Frommer
역 자 : 함용운 외

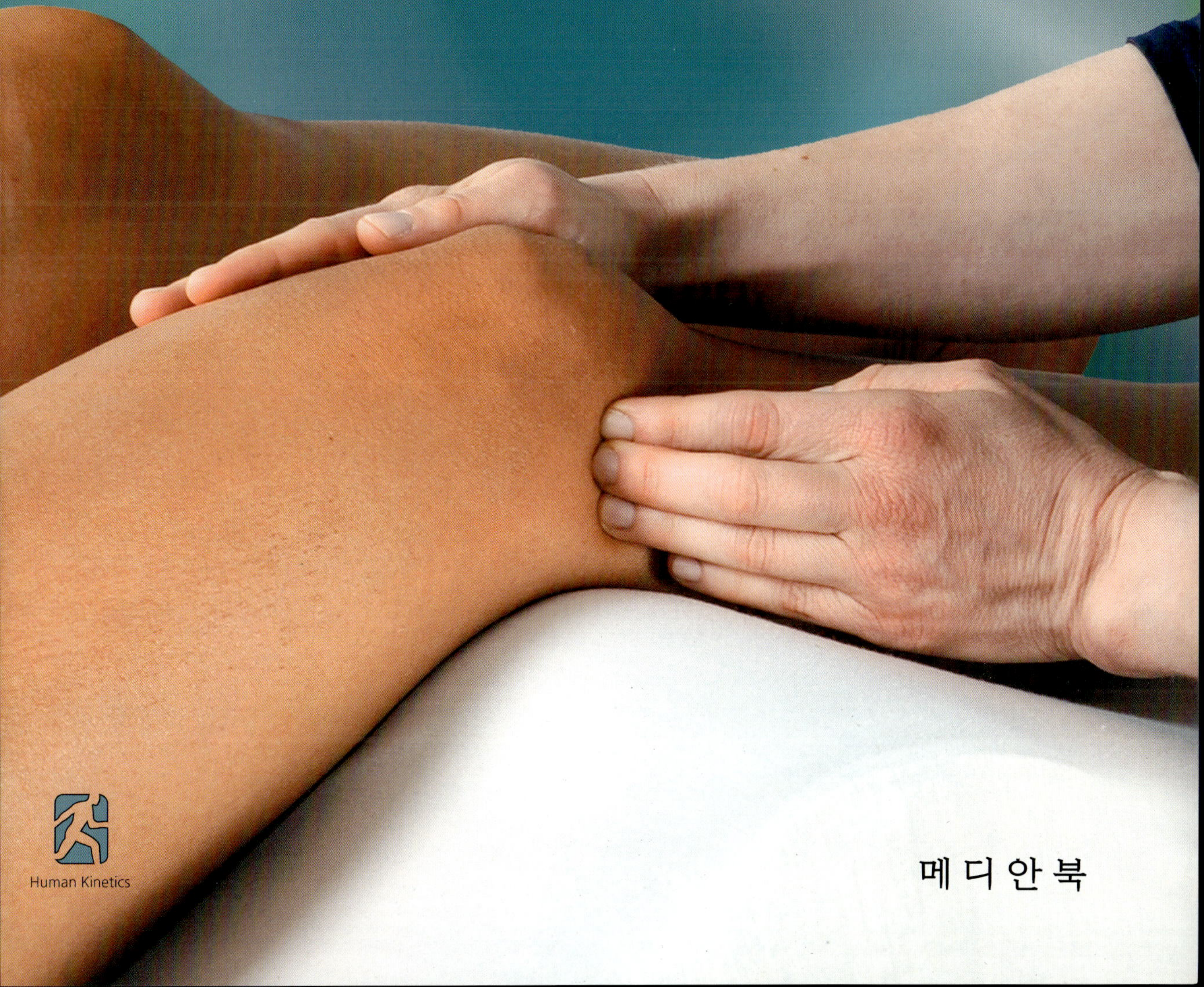

Human Kinetics

메디안북

근골격계 촉진학 -그림과 사진으로 배우는 임상지침서-

Clinical Guide to Musculoskeletal Palpation

인 쇄 : 2016년 3월 2일
발 행 : 2016년 3월 10일

저 자 : Michael Masaracchio, Chana Frommer
역 자 : 함용운 외 21명
발행인 : 김 용 덕
발행처 : 메디안북
편 집 : 최 수 정
등 록 : 제 25100 - 2010 - 51호
주 소 : 서울시 마포구 마포대로 63-8, 1549호(도화동 삼창프라자빌딩)
전 화 : 02 - 732 - 4981
팩 스 : 02 - 711 - 4981
홈페이지 : www.mcbooks.co.kr

ISBN : 978-89-93340-48-8 93510

정 가 : 40,000원

이 책은 Human Kinetics사와의 계약에 의해 메디안북에서 출간되었습니다.

Clinical Guide to Musculoskeletal Palpation

근골격계 촉진학

-그림과 사진으로 배우는 임상지침서-

저 자 : Michael Masaracchio
Chana Frommer

역 자 : 함용운 외

역자소개

- 강민수 (PT, 신구대학교 물리치료과 교수)
- 강준한 (DC, 가톨릭의과대학 통합의학교실 외래교수)
- 김대훈 (PT, 경동대학교 물리치료학과 교수)
- 김명준 (PT, 경동대학교 물리치료학과 교수)
- 김소형 (OMD, 혜인한의원 원장)
- 김용성 (PT, 남부대학교 물리치료학과 교수)
- 김지웅 (DC, 한서대학교 건강관리학과 교수)
- 김항진 (DC, 모든필라테스협회 회장)
- 김혜은 (DC, 닥터헬스 센터장)
- 박준규 (D.C, 대한신경통합의학회 이사)
- 박옥진 (Canada Capilano University)
- 서동권 (PT, 건양대학교 물리치료학과 교수)
- 이경희 (PT, 동남보건대학교 물리치료과 교수)
- 이동우 (PT, 호남대학교 물리치료학과 교수)
- 이민선 (DC, 선문대학교 교수)
- 이완희 (PT, 삼육대학교 물리치료학과 교수)
- 임정훈 (DC, 우리정형외과의원 부원장)
- 장두혁 (OMD, 양평서울한의원 원장)
- 정명균 (PT, 국제코어운동과학회 홍보이사)
- 정상우 (PT, 국제코어운동과학회 총무이사)
- 정혜정 (DC, 서울요양병원 부원장)
- 함용운 (PT, 고려대학교 물리치료학과 명예교수)

서문(Preface)

촉진을 완성하기 위해서는 기본적인 과학의 광범위한 지식과 그것을 적용시키기 위해 필요한 예술적인 솜씨의 결합이 잘 이루어져야 한다. 촉진에 필요한 정신운동성 스킬은 구조물이 서로 다른 타입의 위치와 건축성에 대한 철저한 해부학적 지식에 달려 있다고 볼 수 있다. 예술적인 요소 또한 아주 중요한 부분이며, 습득하기에도 아마도 이것이 좀 더 어려울 것이나 환자에게서 진실을 얻어내고, 친밀한 관계를 성립시키기 위해서는 꼭 필요한 부분이다. 이것은 해부학적인 지식보다는 타고난 '감각'에 더 달려 있고, 게다가 경험과 연습이 더 해 져야하는 것이다. 이러한 혼합된 기술을 익히기 위해서는 많은 도전에 직면해야하고 교육자들도 이를 이루기 위해 분투해야만 한다.

이 책의 목표는 학생과 건강 관련 종사자들이 표면 촉진 테크닉에 있어서 전문가가 되게 하기 위한 것이다. 우리는 이 책에서 촉진이 요구되어지고 있는 건강 전문가들에게 스킬을 함양시켜주기 위해 이해력을 높여 주고 활용성이 편리하도록 하는데 그 목적을 두고 있다. 이 책은 여기에 나열된 직종에 제한되는 것은 아니지만, 물리치료사와 그 보조자, 임상의와 그 보조자, 카이로프랙터, 운동트레이너, 작업치료사, 마사지 치료사 혹은 그 분야에서 공부하고 있는 학생들에게 필요한 것으로 본다. 이 책 전반에 걸쳐, 모든 건강 관련 종사자들을 포함해서 '임상의'라는 용어를 사용하였고, 촉진을 받고 있는 대상자를 '환자'라고 표현하였다. 이 용어가 이 책을 사용하는 모든 사람들에게 다 해당하는 알맞은 용어는 아닐 것이라고 생각은 하나, 일관성의 목적에 의해 이 용어가 선택된 것이다.

우리는 이 책을 오직 촉진의 스킬을 습득하기 위한 가이드북용으로 만들었다. 이 가이드북을 사용함에 앞서 필요한 관련 해부학과 운동학 개념을 각 촉진의 장에 리뷰하는 방식으로 첨가하였으나, 만약 여러분이 이와 관련한 해부학과 운동학에 관한 지식이 더 필요하다면 관련 서적을 참고할 것을 권한다.

시중에는 여러 많은 종류의 촉진학 교재가 있으나, 이 교재는 사용자에게 편리하고 임상에 더욱 가깝게 저서된 유일한 책으로 본다. 이 책은 조직적으로 볼 때, 관절 중심의 체계보다는 인체의 부위별로 나눠져 있는데, 이것은 이 책의 전반에 걸쳐 내용의 흐름이나 간단 명료성을 증대시켜 주기 위한 것이다. 관련된 뼈와 연부조직의 구조물들은 개별적으로가 아니라 결합시켜 공동으로 기술해 놓았으므로, 여러분들이 해부학적 연관성에 대한 이해력을 증강시키는데 도움이 되고, 임상적 검사와 치료 스킬을 향상시켜 주게 될 것이다. 골 해부학과 연부조직 구조에 대한 해부학적 솜씨는 여러분에게 각 부위별 구조의 해부학적 관련성을 시각화시켜 주는 능력을 제공해 주게 될 것이다.

각 촉진 테크닉은 간단하게 단계별로 요소 하나하나씩 지시사항으로 나열되어 있다. 촉진 테크닉을 묘사하고 있는 관련 사진은 여러분들이 각 스킬을 단계별로 기술된 지시사항과 함께 보면서 실행할 수 있도록 해 둔 것이다. 촉진의 시각화를 최적화시키기 위한 노력에서 사진 촬영을 함에 있어서, 약간의 교정이 가미된 실 예를 들어 준 점에 주목 바란다. 이러한 모든 접근은 해부학적 기초를 강하게 해 주고, 여러분의 촉진 기술의 발전을 최적화시키기 위한 해부학적 지식의 명확성과 적용성을 함양시켜 줄 것이다.

여기서 다룬 촉진 스킬에 대해, 우리는 우리의 임상적 경험에 기초하여 최적의 자세를 구사하였는데, 다른 자세 역시 적절할 수 있다는 점을 염두에 두고, 필요에 따라 여러분의 임상적 판단에 따를 것도 권유한다. 첨언하면, 임상적 검사를 하는 동안에 환자에게 요구되는 변화되는 여러 많은 자세가 있다는 점에 유의하기 바란다. 항상 환자에게 사려 깊은 편안한 가림판과 같은 보조품(천 가리개, 가운, 베개, 등)이 준비되어 있어야 한다.

각 장 안에는 주목사항과 임상적 중요성에 관하여 기술되어 있다. 주목사항은 논의되는 특정 구조에 관한 지시사항에 관련된 간략한 묘사나 지적사항에 관하여 기술한 것이며, 임상적 중요성은 구조의 확인과 검사로부터 취득한 정보에 근거하여 진행하고 이해하는데 필요한 중요한 임상적 관련 정보를 담고 있다. 이러한 것들은 리서치에 의해 지지될 수도 있고 지지되지 않을 수도 있지만, 많은 것들은 임상의로서 우리의 경험을 바탕으로 나온 것이다. 건강관리 분야의 전반에서는 증거 위주의 실습을 향해 나아가고 있지만, 고도의 예술성과 세밀함이 요구된다는 점에도 우리는 강한 신념을 가지고 있다. 우리는 이것이 촉진에 있어서 뿐만 아니라 모든 수기적 스킬에 있어서 특별히 더 중요하다는 것을 느낀다. 우리는 그러한 예술적 스킬을 우리의 임상 경험으로부터 얻은 것을 묘사를 통해 여러분에게 전해 주었으나, 여러분들 자신의 경험으로 이루기 위해서는 여러분의 스킬을 더욱 정교하게 다듬어야 할 것이다.

각 장의 마지막 부분에는 임상에서 부위별로 흔히 일어나는 증례에 관하여 다루어져 있는데, 이것은 여러분에게 새로운 지식과 스킬을 예전의 지식에 결합시켜 철저한 검사를 시행할 수 있게 하고, 임상 소견 스킬로 정확한 진단을 내릴 수 있게 해 줄 것이다.

이 책의 가치를 더욱 향상시켜 주는 것은 강사 자원인 이미지 뱅크이다. 이미지 뱅크는 장별로 분류되어 있는 사진과 그림, 그리고 테이블이다. 강사는 이 이미지를 강의를 향상시키고 유인물을 만들고 파워포인터를 만드는데 활용할 수 있다.

"힐링 과학, 치료 예술"은 물리치료 분야에서는 모토로 되어 있다(미국물리치료학회). 이것은 철저한 믿음과 강력한 실천인 것이다. 우리는 이것이 건강관리 분야에 진정으로 적용할 만한 것이라고 생각한다. 우리는 예술과 과학의 중요성을 촉진 스킬의 발전에 기여하게 하겠다는 노력 하에, 이러한 철학에 바탕을 두고 이 책을 저서하였다. 우리는 이 책이 여러분에게 중요한 중심부가 되어 임상의 모든 분야에 적용되기를 희망한다.

역자서문(Acknowledgments)

도수치료를 시작한지가 어언 25년의 해를 맞이하는 시점에서 돌이켜 보면, 그 동안 임상과 교육을 통해 수많은 전공서적을 번역하고 또 저서도 출간해 왔었지만, 촉진학에 관한 서적을 번역한 것은 이번이 네 번째이다. 이 네 권을 모두 번역하고 임상과 강의를 해 오면서 느낀 점은 촉진이라는 것은 철저한 해부학 지식이 갖추어져 있어야 하고, 그리고 그 해부학적 지식을 바탕으로 하여 손으로 해부학적 조직과 구조물을 찾아내고, 확인하며, 묘사해 내는 또 다른 하나의 예술성이 가미된 테크닉적인 학문으로 볼 수 있다. 다른 질환도 마찬가지겠지만, 특히 근골격계의 통증이나 기능부전에 관한 질환은 그 진단을 위해서나 치료를 위해서도 정확한 촉진이 필수적으로 전제가 되어야 한다. 촉진은 해부학에 대한 지식의 기반이 있다면 그 실행 방법은 아주 간단하고 쉬울 수 있다. 그러나 촉진한 구조물을 촉감으로 그 느낌을 확인하고 또 그 구조물의 움직임을 감지하는 감각은 오랜 시간의 경험과 노력 그리고 축적된 감각과 스킬의 노하우가 어우러져야 비로소 가능할 수 있다. 따라서 촉진은 가장 쉬우면서도 가장 어려운 학문이라고 할 수 있다.

시중에서 촉진학에 관한 서적은 무수히 많은 종류를 찾아볼 수 있지만, 그 서적들이 가지고 있는 기본 틀은 대동소이 하다는 것이다. 그러나 그 중에서도 이 책의 특장점이라고 한다면, 각 장마다 관련 임상 케이스를 첨가하여 촉진과 진단 및 그 해결 방법을 모색해 보는 새로운 방법이 첨부되어 있는 살아 있는 실습용 가이드 교재라는 점과, 각 페이지 마다 그림과 설명이 이해하기 쉽게 일목요연하게 잘 정리되어 있어 누구나 용이하게 접근할 수 있도록 되어 있는 간편성을 들 수 있다.

학문에는 왕도가 없듯이 촉진이야말로 오랜 세월을 거쳐 수많은 임상 경험과 노력 끝에 이루어질 수 있는 학문 분야 중의 하나이다. 촉진에는 타고난 소질도 필요하다고 하나 무엇보다도 중요한 것은 수 많은 경험에 의해 이뤄지는 스킬과 그 결과 나타나는 감성일 것이다. 이 역서가 모든 임상가들이 촉진을 이해하고 그 스킬을 습득하고 감각을 익히는데 좋은 가이드 역할을 하게 되길 희망하며, 도수치료 분야에서 근골격계 질환의 근원을 찾아내는 데, 도움이 되는 촉진학의 교재가 되길 기원한다.

역자일동

목차(Contents)

1

촉진학의 예술적 과학적 소개 (Introduction to the Art and Science of Palpation)

이 장에서는 앞으로 다음 장에서 다루어지는 것들에 대한 기본적인 중요한 개념들을 소개하고자 한다. 가장 중요한 것은, 인간의 접촉(촉진)의 힘에 대해서 이해하고 촉진 과정 전반에 걸친 언어적인 그리고 비언어적인 의사소통 모두가 얼마나 필수적인가를 독자 여러분들은 이해할 것이다. 또한 촉진학의 목표와 역할이 설명되어 질 것이고, 여러 다른 신체구조들을 촉진하는 방법에 대한 기본지침을 보여줄 것이다. 전체적으로, 해부학에 대한 철저한 지식 기반이 촉진 능력을 향상시키는데 필수적이라고 강조되어질 것이다.

촉진의 정의(Definition of Palpation)

"촉진"이란 단어는 "만진다, 접촉하다"라는 라틴어 palpatio에서 유래된 것이다. 그러나 촉진의 이런 기본 정의는, 보건 의료 전문가들에게 그 의미와 취지의 지나친 단순화라고 여겨진다. 신체접촉은 매우 효과적인 도구이며, 과소평가해서는 안 된다. 인간은 접촉을 통해 아주 많은 관계를 형성하는데, 이는 임상의가 환자와 대면했을 때 가까운 신체접촉이 처음으로 이루어질 때가 많기에, 좋은 촉진 기술은 임상의와 환자간의 신뢰, 확신과 교감을 쌓고 형성하는데 중요한 역할을 한다. 그러므로 완전하고 견고한 촉진 능력을 갖는 것이 아주 중요한데, 그렇지 않으면 촉진 기술이 견고하지 않고 효과적이지 않다고 환자들은 느낄 수 있고, 환자와 임상의 간의 신뢰 관계를 확립하는데 어려움이 될 수 있다.

촉진은 피하 구조물들(뼈, 근육, 인대, 힘줄)을 손으로 직접 확인하는 방법이므로, 피부 아래 연부 조직에 여러 계층이 있다는 것을 염두에 두는 것이 중요하다. 표면층은 피부의 표피 및 진피층으로 구성되어져 있고, 그 하부로는 깊은 피하 지방층, 마지막으로 근막이 아래에 자리 잡고 있다(그림 1.1) (Beaman 등, 2007). 이런 구조들은 서로 다른 다양한 두께를 가지고 있기

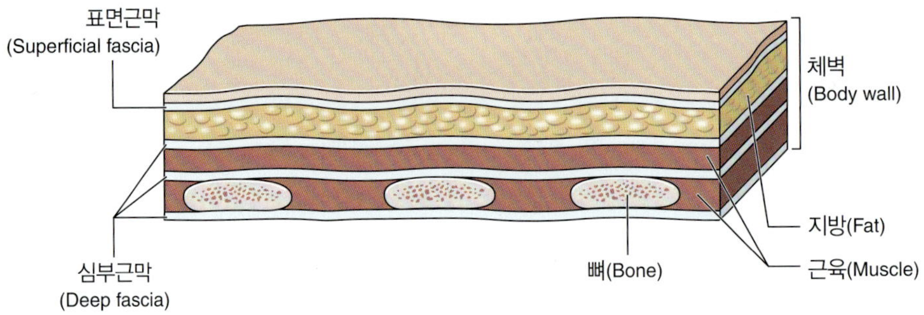

그림 1.1 연부 조직의 여러 층

때문에, 특정 구조를 촉진할 때 주변 표면과 피하 조직의 양을 고려하는 것이 중요한데, 이는 임상의가 얼마만큼의 압력을 가해야 하는지에 대해서도 인식시켜 줄 것이다.

촉진의 목표(Goals of Palpation)

촉진은 일반적으로 임상에서 자주 사용되는 기술이다. 많은 훈련과 경험은 정확한 촉진을 수행하기 위한 필수적인 것으로 여러 연구 결과들에 나타나 있다(Gerwin, Shannon, Hong, Hubbard, & Gevirtz, 1997; Njoo & Van der Does, 1994). 촉진은 조직의 통합성, 과민성(유발반응) 정도, 영향을 받은 부분(환부)의 온도, 부종 및 변형에 대한 정보를 제공할 수 있다(Dvorak & Dvorak, 1990; Dyson, Pond, Joseph, & Warwick, 1968; Dyson & Suckling, 1978; Gerwin et al., 1997; Hsieh et al., 2000; Njoo & Van der Does, 1994).

촉진은 두 가지 주요 목표를 가지고 있다. 첫 번째 목표는 해부학 촉진 또는 신체구조 식별이다. 두 번째 목적은 식별된 구조를 평가하는 것이다. 촉진은 정확한 진단을 얻기 위해 행하는 다른 여러 실험들을 통해 얻어진 자료를 수집, 통합하는데 종종 사용되어 진다. 이 책에서의 기본 목표는 근골격계에 대한 해부학 촉진에 중점을 두고 설명하고 이해를 돕는 것이다. 이러한 형태의 촉진은 해부학적 기준위치(landmarks)와 그 표석을 기준으로 다른 신체 구조와의 관계를 식별하는 데 사용된다. 이 책 전반에 걸쳐, 다양한 신체 구조의 촉진은 임상적 결정에 영향을 미칠 수 있는 중요한 임상 정보를 제공한다고 강조하고 있다. 예를 들어, 발목 부상에 따른 측면 복사뼈의 압통과 함께 일어나는 부종과 체중을 지탱하지 못하는 현상이 일어난다면 임상의는 발목의 영상 검사를 권장해야 한다(Stiell et al., 1995).

촉진의 정신운동술(Psychomotor Skill of Palpation)

촉진은 임상의와 환자간의 관계를 확립하는 데 도움이 되기 때문에 진단 과정에서 견고한 의사소통 능력을 사용하고 발전시키는 것이 필수적이다. 이것은 언어적 그리고 비언어적 의사소통 능력 모두를 사용하고 발전시켜야 한다는 말이다. 촉진을 위한 매우 중요한 첫 번째 단계는 환자의 동의를 얻는 것 뿐만 아니라 앞으로 무슨 일이 일어날지 명확하게 설명하고 환자를 편안하게 하는 능력이다. 그와 동시에, 환자의 비언어적 신호에도 주의를 기울여야 한다. 왜냐하면 그런 신호는 환자가 촉진에 대해서 불편해 하거나 무엇인가에 대한 우려를 나타내는 징후나 단서가 될 수 있기 때문이다. 촉진하는 동안 임상의와 환자 사이에 대화를 형성할 수 있고 촉진한 손의 반응이 뇌에 전달되어 처리될 수 있을 정도로 적당히 느리고 체계적인 접근방법을 권장한다. 촉진을 할 때 서두르게 된다면, 정확하지 못한 평가를 초래할 뿐만 아니라, 더 중요한 것은, 임상의와 환자간의 관계 형성에도 부정적인 영향을 미칠 수도 있다.

학생이나 초보 임상의들은 촉진을 할 때 얼마만큼의 압력을 가해야 하는지 종종 질문을 하는데, 촉진 압력의 권장 사항은 5g에서 4kg까지로 다양하다(Frymann, 1963). 이 두 숫자 사이의 차이는 매우 큰 편인데, 이것은 임상의나 학생들이 촉진 시 적용되는 압력의 크기에 대해 단지 도움이 될 정도의 가이드라인 역할만 한다고 생각하면 될 것이다. 이 문제를 명확히 하기 위해, 구조의 깊이뿐만 아니라 촉진하는 손가락의 접촉면에 대해서도 이해해야 한다. 예를 들면, 뒤쪽 아래팔 근육(후방 팔뚝 근육)을 촉진할 경우, 촉진하는 손이 근육섬유에 수평하게 놓여야 그 피부와 표면 피하층을 촉진하기 용이할 것이다. 반대로, 손가락을 뒤쪽 아래팔 근육(후방 팔뚝 근육)에 더 수직이 되게 구부린다면 촉진 압력의 크기를 증가시켜 더 깊은 연부 조직들을 촉진할 수 있도록 해줄 것이다. 이런 것이 더 많은 압력을 적용하지 않고서도 다양한 깊이의 조직들을 촉진하는 간단한 방법 중의 하나이다.

촉진 압력의 크기는 하나로 정량화하는 것이 곤란하기 때문에, 환자의 체형 뿐만 아니라 촉진되는 조직의 유형에 따라 변화되어야 한다. 이미 언급 한 바와 같이, 임상의는 촉진대상 구조의 깊이를 유념하는 것이 중요하고, 손톱 밑바닥(조상)의 색깔변화를 이용하여 얼마만큼의 압력이 적용 되어지고 있는지에 대한 간편한 지표로 사용할 수 있다. 예를 들어, 내측 및 외측 상과는 매우 피상적이며, 따라서 촉진하는 동안 가벼운 압력만을 필요로 한다. 그러므로 이 가벼운 압력은 손톱밑바닥을 아주 약간 희게 변화시킨다.

반대로, 예를 들어 대요근 같은 더 깊이 있는 근육을 촉진하기 위해서는 더 많은 압력을 요구하게 된다. 이 때, 앞에서 언급한 손톱 밑바닥의 변화는 더 창백해질 가능성이 높다. 그러나, 임상의들은 손톱의 창백 정도에 주의를 기울여야 한다. 촉진하는 동안 너무 많은 압력을 적용하는 것은 촉진되어 지는 구조물의 조직구조에 대한 민감도를 손실시킬 수도 있기 때문이다. 만약 촉진 압력이 과도하고 환자가 촉진하는 것에 우려감을 표현할 경우, 원하는 구조에 대한 정확한 평가가 불가능하지는 않지만 매우 어려워질 수도 있다는 걸 기억하기 바란다. 항상, 촉진하려고 하는 구조의 위치를 파악하고, 그 후 평가할 수 있는 최소한의 힘만을 사용하려고 노력해야 한다.

이 책 전반에 걸쳐, 우리는 구조식별을 위한 최적의 자세를 안내할 것이지만 꼭 이것만이 최선이 아니고 다른 자세도 사용될 수 있다는 것을 이해해야 한다. 환자의 자세를 염두에 두어야 하고, 특히 환자의 상태가 아주 민감할 때에는 자세를 변경하는 것만으로 종종 증상을 악화시킬 수 있다는 것을 유념해야 할 것이다. 또한 어떤 사람의 특정 신체구조는 다른 사람보다 더 깊이 있을 수도 있기에 그런 구조를 촉진할 때 환자가 불편함을 느낄 수도 있다는 것을 기억해야 한다. 우리는 일반적인 환자의 반응과 압통이 일어나는 부위를 구분하기 위해서 이러한 구조의 양쪽을 촉진해 보기를 제안하고, 더 나아가 환자의 어떤 기준 반응을 먼저 확립하기 위해서 아프지 않은 쪽을 먼저 촉진할 것을 제안한다.

신체검사 구성요소로서 촉진의 중요성
(Importance of Palpation as a Component of the Examination)

촉진은 정신 운동술이며 신체검사 과정에서 한 단계로 간주되어야 한다. 신체검사에는 기본적으로, 철저한 문진, 움직임 평가, 근력 테스트, 특수 검사, 관절 이동성 평가, 신경학적 평가, 효과척도 등으로 이루어진다. 촉진검사에서 발견된 정보들은 나머지 다른 검사들에 통합 적용될 필요가 있다. 이렇게 수집된 모든 데이터들을 이용하여 임상의들은 올바른 진단을 확립하고 치료 전략을 수립할 수 있게 되고, 또한 임상적인 의사 결정 과정에도 도움이 된다.

종종, 학생이나 초보 임상의들은 신체검사 중 촉진을 언제 행해야하는지에 대해서 어려움을 겪는 경우가 있다. 현재까지 촉진과정을 언제 행해야 한다는 명확하게 짜여진 틀은 없지만 우리는 이 질문에 대답을 찾기 위해 임상적으로 타당한 기술을 사용하여 추론해 나갈 것이다. 검사를 진행하는 동안 환자가 표현하는 증상의 변화에 주의를 기울여야 할 것이다. 예를 들어 여러분이 환자의 증상 변화에 대해 질문을 제시하고 주의를 기울이면 환자의 통증이나 부상의 초기 발병 이후 그 증상이 악화되었는지, 그대로인지, 아니면 얼마나 개선되었는지 확인할 수 있을 것이다. 환자가 아주 극심한 통증을 호소한다던지, 이동이 매우 불편할 경우, 일반적으로 급성 질환으로 취급할 수 있다. 이와 반대로, 환자가 약한 통증을 호소하고 운동에 대해 불편함이 덜할 때에는 아급성(subacute) 또는 만성 치료단계로 취급할 수 있을 것이다(Maitland, 2006). Maitland(2006)에 따르면 신체검사 과정의 주요 목적 중 하나는 과민성의 정도를 평가하는 것이라고 한다. 과민성 구조는 운동에 따른 높은 수준의 통증, 최소한의 활동에 따른 통증 증가, 기준 수준에 도달하는데 걸리는 시간 지연 등으로 특징을 나타낸다. 이러한 정보는 검사 과정의 순서를 결정하는데 도움이 되도록 사용될 수 있다.

근골격계에 외상이 발생한 후에는 염증 반응이 발생한다. 이런 염증 반응은 발적, 열, 부종, 통증을 특징으로 한다. 염증 단계(inflammatory phase)의 목적은 손상 부위의 죽은 세포를 제거하고, 감염의 발생을 방지하는 것이다. 이 단계는 약 7일간 지속되고 치유 과정의 나머지 단계를 설정한다. 조직 치유의 두 번째 단계는 복구 단계(repair phase)이고, 지속적인 조직 치유를 위해 상처 부위에 섬유아세포가 이동하는 것을 특징으로 하는 단계이다(Gogia, 1992; Moore, Nichols, & Engles, 2010). 이 단계의 가장 중요한 부분은 상처에 인장강도를 주는 콜라겐을 형성하는 것이고, 이 단계는 어디에서나 3~20일 지속된다. 치료의 마지막 단계, 재모형화 단계(remodeling phase)는, 흉터 형성과 III형 콜라겐이 결합 조직에서 발견되는 주요 유형인 I형 콜라겐으로의 변환을 특징으로 한다. 이 단계는 10일 정도 지난 후 시작하고 조직이 손상 이전의 상태로 돌아올 때까지 계속된다. 이 단계들은 서로 상호 배타적이지 않고 전체 과정에서 상당한 중복이 발생하는 것을 기억하는 것이 중요하다(Gogia, 1992; Moore 등, 2010).

때때로 촉진은 조직을 자극할 수 있어서, 검사의 나머지 부분(운동범위검사, 근육검사 등등)으로부터 수집된 정보의 정확도에 영향을 미칠 수도 있다. 환자에 대한 문진이나 병력의 정보는 임상의에게 자극의 정도를 말해주기 때문에 임상의는 촉진이 검사의 시작에 수행되어야 하는지 마지막에 수행되어야 하는지 결정할 수 있다. 이러한 결정은 지속적인 임상 의사 결정력을 필요로 하기 때문에, 학생 및 초보 임상의에게는 어려울 수 있다. 그러므로 촉진은 대부분 검사의 끝부분에 행해져야 한다는 대략적인 방법이 도움이 될 수도 있다. 이것은 검사 중간의 촉진을 수행할 표준화 시점을 제공하고, 촉진이 조직을 자극할 가능성을 줄인다.

촉진에서의 해부학의 역할(Role of Anatomy in Palpation)

환자에게 손을 대기 시작하기 전에, 우선적으로 해부학에 대한 완전한 이해가 필요하다. 다음은 촉진 기술의 개발에 도움이 되는 몇 가지 간단한 도움말이다.

- 환자의 신체구조 또는 구조들을 찾기 전에 그것들을 머릿속에 시각화하라.

- 특정 구조가 어느 정도의 깊이에 위치하는지 염두에 두어야 한다. 이것은 촉진하는 동안 얼마만큼의 압력을 가해야 하는지를 보여줄 것이다.
- 촉진대상 구조가 어디에 붙어있는지 시각화하고 생각하라. 주위 조직과 서로 어떤 관계를 가지고 있는지 염두에 두어야 한다.
- 조직들이 수축성인지 비수축성인지 판단할 수 있는 지식은 근골격계 전반에 걸친 다양한 구조의 식별을 향상시키는데 도움이 된다. 대상 구조가 촉진을 쉽게 할 수 있게 하는 특정 주요 동작이 있는 경우를 고려하라. 이것은 특히 수축, 이완할 수 있는 골격 근육을 쉽게 식별하고 촉진하는데 적용된다.

이제부터 촉진하는 데 있어서 간단한 몇몇 구조와 지침을 제공 할 것이다. 앞으로 각 장에서 다루어지는 촉진에 관련된 임상 해부학을 강조하고 있고, 관련 해부학적 구조들도 설명되어 있다. 또한, 기시점(origin), 종지점(insertion), 신경지배(innervation), 근육 활동들에 대해서도 다루고 있다.

이 책의 나머지 부분에 대한 체계적인 틀을 마련하려면, 몇 가지 기본적인 해부학에 대하

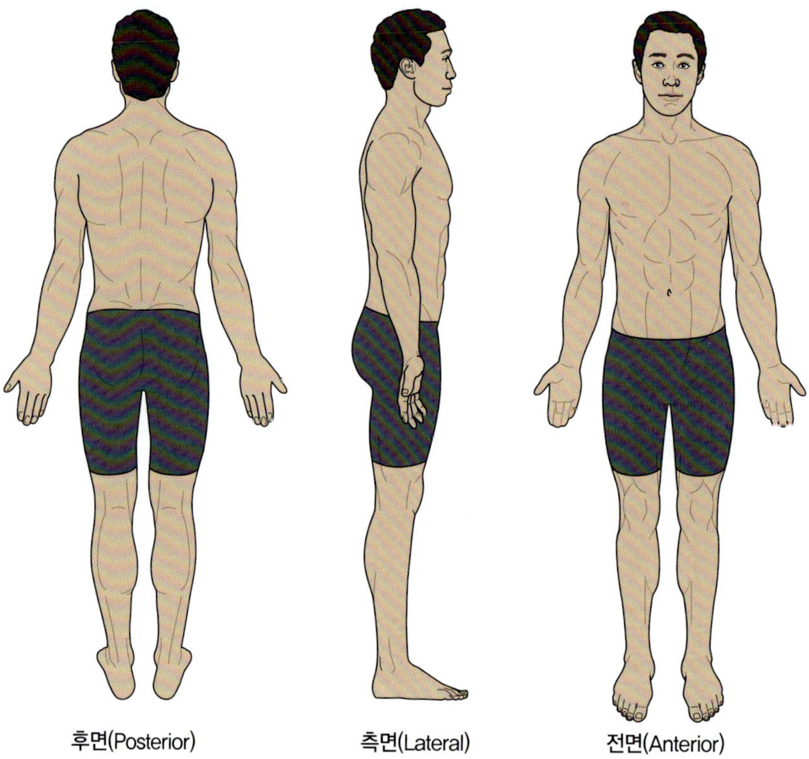

그림 1.2 해부학적 기본자세(위치)

Table 1.1 **해부학 관련 용어**

용어	의미	실예
전방	앞쪽; 신체 앞쪽	배꼽은 대장 전방에 위치해 있다.
후방	뒤쪽; 신체 뒤쪽에 있는	승모근은 능형근의 후방에 위치해 있다.
상방	위쪽; 머리쪽을 향한	코는 입의 상방에 위치해 있다.
하방	아래쪽; 발쪽을 향한	배꼽은 흉골 하방에 위치해 있다.
내측	신체 중앙을 향한	5번 손가락은 1번 손가락 내측에 위치해 있다.
외측	신체 중앙에서 바깥쪽을 향한	요골은 척골 외측에 위치해 있다.
근위부	사지의 위쪽을 향한	어깨는 팔목의근위부에 위치해 있다.
원위부	사지의 아래쪽을 향한	손은 팔목의 원위부에 위치해 있다.
표면	피부 표면 쪽에 가까운	이두근은 상완근보다 표면에 위치해 있다.
심부	피부표면에서 떨어진(깊은)	이상근은 대둔근보다 심부에 위치해 있다.

여 검토 할 필요가 있다. 이는 기본적인 해부학적 기본자세(위치)에 대한 개념을 기억하는 것이 중요하고, 이것은 모든 신체구조를 찾을 때 참고 되는 해부학적 기준위치이자, 서로 다른 구조물 사이의 관계를 설명하는데 사용되어지는 위치이다. 또한, 이것은 모든 의료 전문가가 신체검사로부터 결과를 설명하고 기록하는 데 사용되어지는 위치이다. 표 1.1에 해부학에 관련된 용어들의 목록과 예시를 들어 놓았다(Moore, Agur, & Dalley, 2011).

여러 구조의 촉진(Palpation of Different Structures)

다음은 책 전체에 언급되어 있는 다양한 구조들의 간단한 개요이다. 이 섹션에서 우리는 기술적인 부분의 기초에 대해 설명하고, 평가하고 산출된 정보를 어떻게 해석해야 하는지에 대해서 설명할 것이다.

피부(Skin)

피부는 가장 바깥쪽 표면층이고, 따라서 촉진시 가장 먼저 접하게 되는 첫 번째 구조이다. 피부는 바로 표면에 위치하기에 피부를 촉진할 때에는 아주 부드럽고 약간 압력만 가해도 된다. 피부의 촉진은 온도, 부종, 조직 이동성, 수화작용 및 영양 변화와 같은 정보를 제공한다(Dvorak & Dvorak, 1990).

온도(Temperature)

손의 등 쪽 피부에는 온도 변화에 특히 민감한 많은 자유 신경 말단이 포함되어 있다. 따라서 손의 등 쪽을 이용하여 피부 온도 변화를 알아낼 수 있고, 만약 염증반응이 있다면 그 정도를 가늠할 수 있고, 또한 검사 중간에 언제 촉진을 하면 좋을지 그리고 얼마만큼의 압력을 가해야 하는지 결정하는데 도움이 된다.

부종(Edema)

부종에는 몇 가지 유형이 존재하지만, 이 책에서는 근골격계 부종에 대해서 특히 관절 삼출(joint effusion)에 대해 설명한다. 붓기를 조사하기 위해 가벼운 압력을 가해서 부종의 유무를 나타내는 피부 조직내 유체의 잠재적 반등을 검사하는 방법을 사용한다. 스트로크 시험(stroke test)이라고 불리는 특정 테스트는 무릎 관절 삼출을 평가하기 위해 개발되어왔다. 이 검사는 무릎의 내측 측면 접합 부분 아래에서 시작하여 슬개골상 주머니(suprapatellar pouch) 근처를 두 세 번 정도 상방향을 향하여 부드럽게 두드린다. 반대편 손으로는 슬개골의 외측 면을 따라 아랫방향을 향하여 부드러운 압력을 적용한다. 슬개골의 내측을 따라 유체가 물결처럼 움직이는 것을 관찰한다(Magee, 2008). 최근의 한 연구는 무릎 관절 삼출을 검사하기 위한 신뢰할 수 있는 방법으로 이 테스트를 보여 주었다(Sturgill, Snyder–Mackler, Manal, & Axe, 2009).

조직 이동성(Tissue Mobility)

우리 몸은 상피 조직, 결합 조직(뼈, 인대, 힘줄), 근육 조직, 신경 조직과 같은 네가지 조직 유형으로 이루어져 있다(Moore et al., 2010). 이러한 조직 유형들은 모두 촉진하는 동안 접할 수 있지만, 이 책의 대부분은 결합 조직, 근육 조직, 신경 조직에 집중한다. 일반적인 조직의 이동성은 피부와 피부아래 피하 조직 사이에 유착이 있는지 확인하기 위해 검사한다(Ramsey, 1997). 정상적인 조직은 일반적으로 부드럽고 모든 방향으로 동일하게 이동해야 하고, 질병이나 손상이 발생한 상태라면 조직은 더 경직되어 있고, 접촉에 민감하고, 끈적이거나, 우두둑 소리가 날 수도 있다(Ramsey, 1997). 일반적인 조직의 이동성은 피부 글라이딩 검사, 손가락 슬라이딩 검사, 피부 롤링 검사 등으로 종합적으로 평가 될 수 있다(Johnson, 2010). 피부 글라이딩 검사는 연부조직 아래로 피부가 얼마만큼 미끄러지듯 밀어질 수 있는가를 평가하기 위해 수행된다. 임상의는 먼저 피부에 손을 대고 부드럽게 연부조직 아래로 피부를 미끄러지듯 밀어 넣어본다(Johnson, 2010). 손가락 슬라이딩 검사는 손가락이 얼마만큼 피부를 가

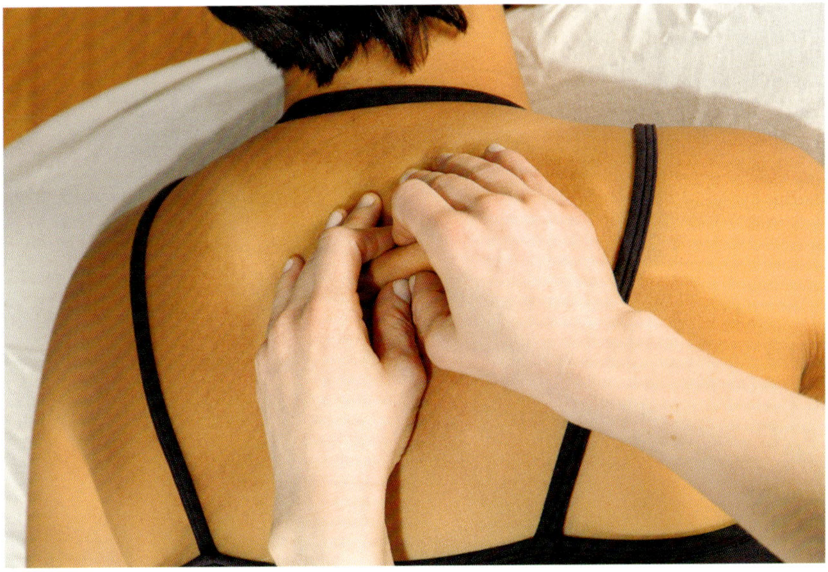

그림 1.3 피부 롤링

로 질러 미끄러지듯 움직일 수 있는가를 평가하는 데 사용된다. 질병이나 손상이 없을 때는 손가락은 아주 작은 저항으로 피부를 가로 질러 미끄러지듯 움직일 수 있어야 하고, 질병 손상 탈수현상이 있을 때는 그 저항이 증가한 것을 느낄 수 있을 것이다(Johnson, 2010). 마지막으로, 피부 롤링 검사는 엄지 손가락과 두 번째 또는 세 번째 손가락 사이의 피부를 서로 근접시켜 평가한다(figure 1.3). 이 검사는 연부조직으로부터 얼마만큼 피부가 들어 올려질 수 있는가를 검사하는 것이고, 일반적으로 가장 많은 정보를 얻는 방법으로 알려져 있다.

수화(Hydration)

피부 검사는 환자의 전체적인 수화 상태에 관한 기초 정보를 제공할 수 있다. 임상의는 발한 감소증이나 발한 과다증의 증상이 있는지를 검사해야 한다. 벗겨지거나 갈라진 피부는 잠재적인 탈수 또는 발한 감소증의 표시이며, 임상의는 그 잠재적인 원인을 조사해야 한다.

영양 변화(Trophic Changes)

임상의는 피부의 전체적인 변화를 검사해야 한다. 반짝이는 피부, 과도한 모발, 탈모, 또는 심지어 잠재적인 연부조직의 부종이 있는지, 그 외 모든 변화를 관찰해야 한다. 이런 모든 것들이 국소 또는 전신 질환의 징후가 될 수도 있기 때문에 조사할 필요가 있는 것이다.

뼈(Bones)

인간의 신체에는 약 206개의 뼈가 있다. 뼈 구조의 촉진은 잠재적인 구조적 결함, 뼈 자체의 자극, 뼈에 부착된 연부 조직의 자극 등의 유용한 정보를 얻을 수 있다. 또한, 뼈 기준위치(bony landmarks)는 임상의에게 다른 부위의 조직을 촉진할 때 시작점으로 자주 사용된다. 뼈를 촉진하는 동안 손가락은 촉진되어지는 구조에 수직을 이루어야 한다. 이는 검사하는 구조의 표면에 위치한 연부 조직들(피부, 근막 등등)의 임의의 이동을 최소화한다. 어떤 경우에는, 뼈 기준위치가 그 주위의 연조직으로부터 돌출되어져 있기 때문에 쉽게 식별된다. 이러한 경우에, 최소의 압력이 필요하며, 손가락과 구조 사이의 구조 각도는 덜 중요하다.

근육(Muscles)

인간의 신체는 모두 600개 이상의 골격 근육으로 구성되어 있다. 하지만 모든 골격 근육들을 촉진할 수 있지는 않다. 원하는 구조를 만지는데 사용하는 압력은 그 대상근육이 위치하는 깊이에 따라 달라진다. 예를 들어, 상부 승모근은 흔히 쉽게 촉진되는 상부 사분면의 표면 근육이므로, 최소한의 압력만이 필요하다. 과도한 압력이 적용되는 경우, 견갑골 거근이 대신 촉진되는 경우도 있다.

근육의 크기는 매우 다양하기에, 근육을 촉진할 때 근육 힘살(muscle belly)의 크기를 고려해야 한다. 이것은 촉진을 위해 얼마나 많은 손가락을 사용해야 되는지에 관한 가이드 역할을 한다. 사두근 대퇴골과 같은 큰 근육 힘살을 촉진할 때, 여러 개의 손가락이 사용되어야 하고, 반대로 소원근과 같은 상대적으로 작은 근육을 촉진할 때에는 인접한 근육 힘살을 촉진하는 위험을 제거하기 위해 손가락의 수는 최소화되어야 한다. 원하는 근육 힘살이 정확히 촉진되었는지 확인하려면, 환자에게 근육의 수축, 이완을 번갈아 행하게 하여야 한다. 수축, 이완이 느껴지지 않을 경우 손가락의 위치를 변화시켜 촉진해 보기를 권한다.

건(Tendons)

건은 건염 또는 건병증과 같은 국소 질환이 가장 자주 일어나는 연부조직 구조 중의 하나이다(Waugh, 2005). 건은 특히 I형 콜라겐과 같은 결합 조직으로 구성되어 있고, 뼈 기준위치에 부착된 근육의 끝부분들에서 찾을 수 있다(Moore 등, 2010). 건은 대부분의 근육 힘살보다 더 작은 표면적을 가지고 있기 때문에, 건을 촉진할 때에는 최소한의 손가락을 사용해야 한다. 더욱 더 표면에 가까운 건은 건 테두리를 따라 손가락 끝을 사용하여 촉진하기에 충분할 수 있다. 깊이 위치한 건은 힘줄이 있을 것으로 예상되는 부분 위를 직접적으로 손가락 바닥을 이용하여 촉진한다. 환자가 근육을 수축, 이완시키는 방법으로 건에 긴장을 불어 넣으면 구조식별에 도움을 줄 수 있다.

일부 건(예, 아킬레스 건)은 상당히 피상적 위치에 있기 때문에, 건의 질감, 통합성, 압통, 또는 염증의 징후를 검사하기 위해서 최소한의 압력을 필요로 한다. 근골격계의 또 다른 건(예, 견갑 건)은 더 깊이 위치하고 정확하게 건의 상태를 검사하기 위해서는 더 큰 압력이 필요하다. 건의 조직 방향(즉, 근육 섬유 방향)에 수직으로 촉진하는 것이 건의 구조적 결함, 염증 영역, 및 압통 등을 판단하기에 더 나은 검사 방법이라 할 수 있겠다.

인대(Ligaments)

인대는 결합 조직의 또 다른 유형 중 하나이다. 인대는 뼈와 뼈를 연결하고 일반적으로 특정 관절에서의 과도한 움직임을 방지할 수 있다(Rotatori, & Clark, 1991). 인대는 비수축성 조직이며 관절의 수동적인 안정성을 증가시킨다(Schultz 등, 1991). 건과 마찬가지로, 특정 인대들은 더 피상적이기에 촉진을 쉽게 검사할 수 있게 해 준다; 무릎의 외측 측부인대는 그 예이다. 근골격계의 다른 인대들은 더 깊이 위치하고 촉진하기 무척 어려울 수도 있다(전혀 촉진할 수 없는 경우도 있다). 후방 거비골 인대가 그 예이다. 건과 마찬가지로, 인대를 촉진할 때에도 수직 인대의 섬유 방향과 수직으로 촉진하기를 권장한다. 이런 방법으로 인대의 통합적인 잠재적 손상까지 검사할 수 있도록 해준다.

신경(Nerves)

검사 과정의 한 부분으로 신경의 촉진은 임상에서 더 일반적으로 행해지고 있다. 하둔신경(inferior gluteal nerves) 및 상둔신경(superior gluteal nerves)과 같은 일부 신경들은 직접 촉진할 수 없으나, 척골 및 일반 비골 신경과 같은 다른 신경은 더 피상적이기 때문에 쉽게 촉진할 수 있다.

마찬가지로, 손가락 바닥으로 구조에 수직으로 촉진한다. 종종 신경을 정확하게 식별하기에 불충분한 힘을 사용할 때도 있기에 어느 정도 적당한 압력을 사용하기 바란다. 또한 신경은 견고하고 단단하기 때문에 일정하게 변하지 않는 수준을 유지한다.

근골격계의 다른 구조들과 유사하게 신경은 촉진할 때 받는 힘의 세기를 기반으로 그 길이가 변한다. 신경 자극과 일치하는 징후와 증상을 가진 환자들을 임상적으로 흔하게 접할 수 있다. 많은 신경들은 안정적인 상태에서 검사될 수 없기 때문에, 신경에 부드럽게 접근하는 것이 정확하게 불확실한 구조를 식별하는 능력을 향상시킬 수 있다. 일부 신경 손상의 경우(예, 축삭절단; axonotmesis)에는 촉진의 정확성을 향상시키기 위한 신경에 직접 힘을 가하는 것을 금기시 한다(Birch 등, 2012).

혈관(Blood Vessels)

신체 표면을 촉진하는 목적 중 하나가 근골격계의 다양한 구조를 정확히 식별하고자 하는 것과는 달리, 혈관의 촉진은 좀 특별하다. 앞서 설명된 구조와는 대조적인 상황으로, 혈관을 검사하는 주요 목표는 구조 자체를 식별하기 위한 것이 아니라, 사지 전반에 걸친 말단 맥박이 있는지 없는지를 식별하는 것이다. 사지와 몸통 전반에 걸친 맥박을 재는 검사는 때로는 검사 과정에서 아주 중요한 부분이다. 외상 또는 수술 후와 같은 경우에는 말단 맥박의 검사는 필수적이다. 신체의 일부 동맥(예를 들어, 척추 동맥)은 촉진하는 것이 불가능하지만, 다른 동맥(예를 들어, 상완, 요골, 대퇴 동맥)은 피상적이고 쉽게 검사할 수 있다. 해부학에 대한 철저한 이해는 사지에 걸친 맥박을 검사하는 데에 필수적인 요소이다.

맥박은 정상적인지, 높아졌는지, 감소되었는지 또는 없어졌는지 객관적으로 검사되어져야 한다(Elliott & Coventry, 2012). 혈관 촉진의 정확성을 향상시키기 위해서, 하나 또는 두 개의 손가락 바닥으로 최소의 압력을 이용하여 촉진한다. 혈관을 촉진하는 데에는 엄지(첫 번째 손가락)는 사용해서는 안 되고 대신에 검지와 중지를 이용하여 맥박을 적절히 검사해야 한다. 너무 많은 압력을 가하게 된다면 혈관의 통로를 압박하여 검사하기 더 어려움을 만들 것이다. 더 나아가, 가능한 한 혈관을 둘러싼 표면 조직에 긴장을 덜 만들기 위해 노력해야 한다. 예를 들어, 정확하게 상완 동맥을 식별하기 위해서는 최대한 환자가 긴장을 하지 않도록 만들고 난후, 팔꿈치가 굴곡된 상태에서 환자의 팔뚝을 촉진하도록 한다. 이렇게 함으로써 앞쪽 팔 근육을 느슨하게 만들고 더 정확한 촉진의 가능성을 높게 만든다.

점액낭(Bursae)

근골격계 전반에 걸쳐 몇몇 점액낭(활액낭)들만이 검사과정에서 촉진이 가능하다. 대부분의 경우 점액낭(활액낭)은 독특한 구조로 되어 있어 촉진할 수 없지만, 점액낭(활액낭) 부위에 압력을 가할 때 압통이 생기는 경우를 판단하여 임상 의사 결정 과정에서 사용되는 중요한 정보를 얻을 수 있다. 예를 들어, 삼각근하 점액낭(활액낭)은 삼각근과 회전근 힘줄 사이에 위치하기에 때문에 주변 조직들로부터 독립적으로 촉진할 수 없는 구조를 가지고 있다. 그러나 삼각근하 점액낭(활액낭)염의 경우, 국소 통증 및 압통도 느껴질 수 있고, 여러 다른 검사 결과들을 조합하여 보다 더 정확한 진단을 할 수도 있다.

점액낭(활액낭)들을 촉진할 때에는 관련된 구조들을 두 개 또는 세 개의 손가락 패드를 사용하여 천천히, 체계적인 방식으로 촉진하는 것이 좋다. 점액낭(활액낭)을 촉진하는 방식은 촉진의 순서가 검사의 결과에 상당한 차이를 만들 수 있다는 좋은 예라고 생각한다. 급성 점액낭(활액낭)염이 있는 대부분의 환자들은 심한 통증을 호소하는 경우가 많다. 다른 나머지 검사들을 수행하기 전에 점액낭(활액낭)을 촉진하는 것은 그 구조를 자극하여 또 다른 검사 결과들을 신뢰할 수 없게 만들 수도 있다.

관절 캡슐(Capsules)

근골격계에 있는 대부분의 관절은 수동 관절 안정성에 기여하는 데 도움이 되는 관절 캡슐(관절주머니)을 가지고 있다. 다른 일부 근골격계 조직과 마찬가지로, 몇몇 캡슐들은 직접적으로 촉진할 수 없다. 팔꿈치나 무릎 관절을 둘러싸고 있는 일부 캡슐들은, 좀 더 피상적이어서 쉽게 촉진할 수 있다. 부상이나 수술 후 근골격계의 캡슐에 염증이 생기는 것을 종종 볼 수 있다. 부상이나 수술하지 않은 다른 쪽과 비교해 보았을 때, 부기가 발생하고 차후 캡슐 팽창이 일어나는 것을 관찰할 수 있다.

캡슐을 촉진할 때에는 어떤 유체의 움직임이나 다른 염증 증상을 판단하기 위해 느리고 체계적인 방식으로 촉진하는 것이 좋다. 관절의 크기에 따라 사용하는 손가락의 수가 달라진다. 예를 들어, 팔꿈치 관절은 무릎 관절보다 더 작기 때문에 캡슐과 그 주변 조직을 정확하게 검사하기 위해서는 더 적은 손가락이 사용되어야 한다.

습벽(Plica)

근골격계의 일부 관절에는 습벽(plica)이라고 불리는 윤활 주름이 존재한다. 때때로, 무릎의 내측과 외측 양쪽 측면에서 찾을 수 있고, 척추 관절면(facet joint)에서 찾을 수 있다. 관절면에 있는 습벽은 촉진이 불가능하다. 그러나 무릎 부위의 습벽은, 특히 외상 또는 염증이 생기고 부풀어 오른 과민성일 때, 더 쉽게 촉진할 수 있다.

습벽은 두 개의 손가락 바닥을 사용하여, 견고한 압력으로 촉진해야 한다. 촉진검사 중 대상 습벽이 완전히 누락 또는 지나쳐 버리는 경우가 없도록 느리고 체계적인 방식으로 촉진하는 것이 필수적이다. 때때로 촉진하는 동안, 습벽을 더 노출시키기 위해 관절의 위치, 상태를 변경해야 할 수도 있다.

촉진의 임상적 주요사항

- **환자는 당신이 얼마만큼 주위를 기울이는지 먼저 알고 있어야 한다.**
- 신체 접촉은 신체 검사 과정의 매우 중요한 부분이다.
- 환자를 안정적이고 편안하게 대해야 하는 것을 기억하고, 촉진을 시작하기 전에 항상 동의를 얻어야 한다.
- 견고하지만 부드러운 손이 구조를 식별하기 쉽게 향상시키고 또한 환자를 안심하게 만든다.
- 환자의 신뢰가 있어야만 촉진되는 부위에 대한 환자의 거부반응을 피할 수 있다.
- 해부학에 대한 철저한 이해는 정확한 촉진을 위해 필수적이다.
- 촉진하려고 하는 구조와 어떻게 해야 그 특정 구조를 보다 쉽게 식별할 수 있는지 생각해 보라.
- 항상 표면 구조를 먼저 촉진하는 것이 앞으로의 촉진 방향을 제시하는 데 도움을 줄 수 있을 것이다.

결론(Conclusion)

이 첫 번째 장에서, 우리는 촉진에 숙련될 수 있는 데 필요한 배경 정보를 제공하기 위해 노력하였다. 촉진은 임상 검사 과정의 일환으로 지속적인 환자 관리를 위해 중요하고 필요한 것입니다. 촉진을 연습하는 것은 정신운동술(psychomotor)을 향상시키는 것이기도 하지만 임상의는 메타 인식(사고 과정 자체에 대해 고찰하는 능력) 및 임상 의사 결정 능력에 대해서도 충분한 시간을 또한 투자해야 한다.

2

두개골과 안면 (Skull and Face)

비록 두개골과 안면은 인체에서 그리 흔히 치료하는 부위는 아니나, 이러한 구조에 대한 정확한 검사를 위해서는 근본적인 해부학, 생리학, 혈액공급, 그리고 신경공급에 대한 철저한 지식이 필요하다. 치과의사나 일반 의사가 대부분의 구강 안면 병리학적 문제(골절, 뼈의 비정상 상태, 그리고 부정교합)를 치료하기는 하나, 이 영역에서 가장 중요한 관절은 악관절이며 이 부위는 종종 물리치료사나 다른 재활치료 전문가에 의해 치료가 이루어지고 있다. 악관절 통증이나 구강안면 통증은 흔히 일어나는 질병인데, 집요한 증상을 경험하는 모든 환자의 1/3이 이에 해당된다(Nassif, Al-Salleeh, & Al-Admawi, 2003).

두개골과 안면의 기능(Functions of the Skull and Face)

두개골과 안면의 가장 중요한 기능 중의 하나는 중요한 구조를 보호해 주는 것이다. 두개골은 신경두개골(neurocranium)과 안면골격(facial skeletal)의 두 개의 영역으로 나누어진다. 신경두개골은 8개의 뼈로 구성되어 있고, 뇌와 뇌막을 보호하는 역할을 한다. 안면골격은 14개의 뼈로 구성되어 있으며, 그 영역에 건축 구조물들을 구성하는 역할을 하는데, 근육과 인대의 부착점을 제공하고 있다. 이 복합체는 안면의 형태를 구성하고, 저작과 발성의 기능을 도와주고 부분적으로 눈동자를 위한 소켓(socket)과 악관절을 위한 와(fossa)를 형성하고 있다.

골 해부학(Bony anatomy)

신경두개골(neurocranium)과 안면골격(facial skeletal)은 모두 합쳐 22개의 뼈로 구성되어 있다. 신경두개골은 전두골, 두정골, 측두골, 후두골, 접형골, 그리고 사골로 구성되어 있다(그림

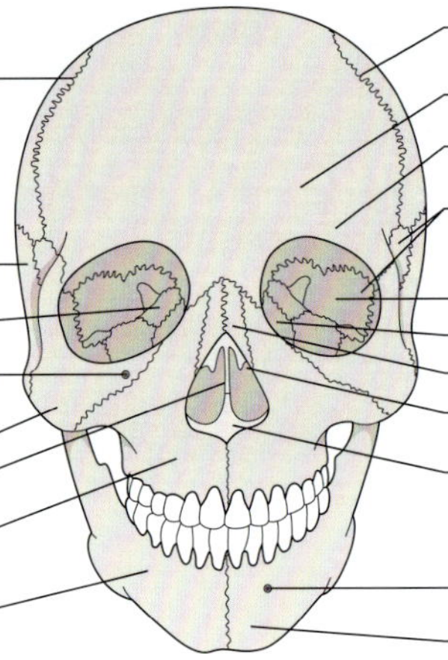

그림 2.1 두개골의 전면 부위

2.1). 신경두개골의 천장은 두 개관으로 알려져 있으며, 두개골을 연결하여 하나의 복합체를 이루는 세 개의 봉합(suture)으로 구성되어 있다(Moore, Agur, & Dalley, 2011). 관상봉합은 전두골과 두정골을 연결하고 있고, 시상봉합은 두 개의 두정골을 연결하고 있으며, 삼각봉합은 두정골과 후두골을 연결하고 있다. 이러한 봉합들은 인대결합성 관절(syndesmotic joint)로서 강한 섬유성 결합조직에 의해 단단하게 고정되어 있다(Moore 등, 2011).

큰 전두골은 두개골의 전방에서 제일 잘 관찰할 수 있다. 안와(orbit)는 전두골에 가장 큰 영역을 차지하고 있으며, 안와의 가장자리는 6개의 뼈로 구성되어 있다. 안와의 외측 가장자리는 전두골과 관골궁, 그리고 상악골로 구성되어 있는 반면에, 안와의 내측 가장자리는 누골, 접형골, 그리고 사골로 구성되어 있다(Moore 등, 2011).

두개골의 외측면(그림 2.2)에는 두정골이 양쪽에 존재해 있는데, 측면에서 아주 확실하게 볼 수 있으며, 전두골에서 그리 멀지 않게 후방으로 위치해 있으면서 두개골의 대부분의 표면을 차지하고 있다. 측면에서 역시 관골궁이 관찰되는데, 이것은 관골의 측두골 돌기(temporal process)와 측두골의 관골돌기(zygomatic process)에 의해 형성된 것이다.

측두골에는 아주 중요한 해부학적 랜드마크가 있는데, 가령 측두골과는 악관절의 일부를 형성하고 있고, 유양돌기는 여러 개의 근육을 위한 부착점을 제공하고 있으면서 C1의 횡돌기를 찾는 중요한 랜드마크이기도 하다(Moore 등, 2011). 후방에는 커다란 후두골이 있는데, 이 또한 중요한 랜드마크를 가지고 있다, 예를 들면, 외후두융기, 상, 하 상항선(nuchal line), 그리고 척수가 시작되는 대공(foramen magnum)이 그것이다. 외후두융기(EOP)만이 유일하게 직접 촉진이 가능하며, 이 모든 랜드마크들은 후방 경추 근육들을 위한 부착점을 제공하고

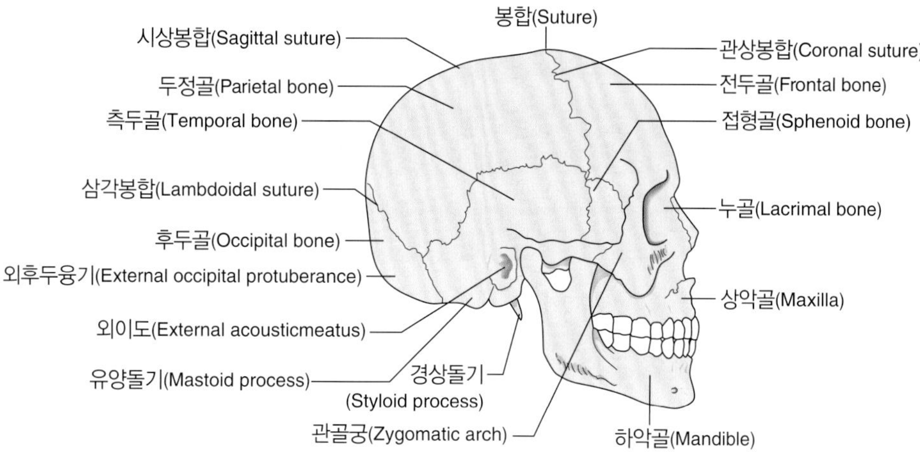

그림 2.2 두개골의 외측 부위

있다(Moore 등, 2011). 그리고 외후두융기는 C2 극돌기를 촉진하기 위한 방법을 설명하기 위한 중요한 해부학적 랜드마크이기도 하다.

안면골격(facial skeletal)은 여러 많은 작은 뼈로 구성되어 있는데, 그 모든 것들이 다 쉽게 촉진되지는 않는다. 그러나 관골궁, 비골, 안와의 가장자리, 하악골은 쉽게 촉진이 가능하며, 촉진으로 검사를 하는 동안에 중요한 해부학적 랜드마크로서 많은 도움을 제공해 주기도 한다. 안면골격의 뼈가 작고 전체가 고정되어 있는 반면에, 하악골은 아주 크고 쉽게 촉진이 가능하다. 하악골(그림 2.3)은 수직 상승 부위와, 하악지, 그리고 하악체로 불리는 수평 부위를 가지고 있는데 이 모두가 하악골 각(mandible angle)에서 함께 만나고 있다. 하악골의 상부 부위에는 관절돌기가 존재해 있는데, 이것은 머리와 목 두 부위로 나누어져 있다. 관절돌기는 측두골과 관절을 이루면서 악관절을 형성하고 있다(Moore 등, 2011).

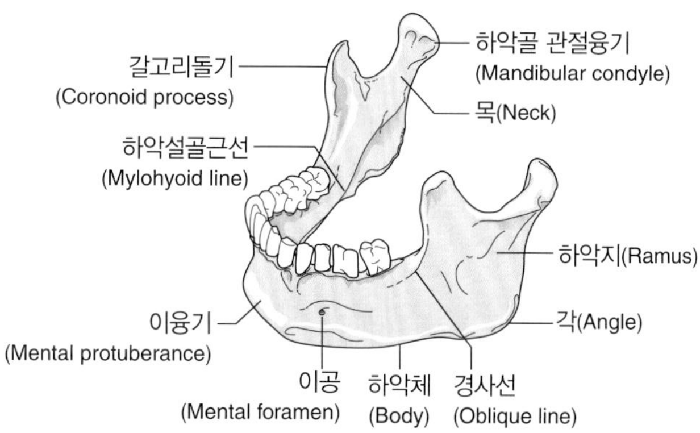

그림 2.3 하악골의 구조

설골은 목의 전방 부위에서 경추 3번(C3) 레벨 가까이에 위치해 있다. 이 뼈는 기도를 열어주는 기능을 하고, 또한 목 근육의 부착점을 위한 자리를 제공해 준다. 부가적으로, 이것은 다른 뼈와 서로 관절을 이루고 있지 않고 뼈 주변에 연부조직의 부착점을 가지고 있는 몇 개의 뼈 중의 하나이다(Moore 등, 2011).

연부조직 해부학(Soft Tissue Anatomy)

악관절의 움직임에는 네 개의 근육이 직접적으로 관여된다(그림 2.4). 관자근과 교근은 표면에 위치해 있으며, 촉진하기가 쉽다. 내외측 익상근은 심부에 위치해 있으며, 치료와 정확한 위치를 찾기 위해서는 구강 내의 촉진이 요구된다. 총체적으로 볼 때, 이러한 네 개의 근육은 입을 열고 닫는 동작에 필요한 것이다(Moore 등, 2011). 악관절은 관절 디스크를 가지고 있는데, 그것은 측두골와(temporal fossa)와 아악골 관절 융기 사이에 존재해 있다. 이 디스크는 악관절 움직임의 조화를 증대시켜 준다. 특히 중요한 것은 상부 외측 익상근인데, 입을 다물 때 디스크를 원심성 조절해주는 기능을 한다(Murray 등, 2007).

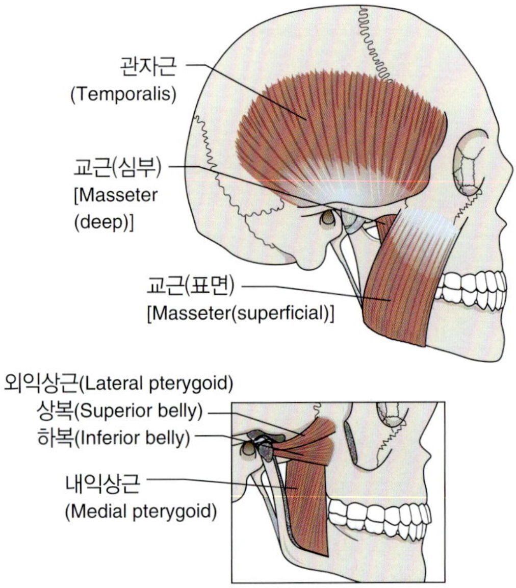

그림 2.4 측두하악골의 표면과 심부근육

또 다른 두 개의 근육 즉 설골상근(suprahyoids)과 설골하근(infrahyoids)이 있는데(그림 2.5), 악관절에는 직접적으로 영향을 미치고 있지는 않다. 설골상근은 이설골근(geniohyoid), 악설골근(mylohyoid), 경상설골근(stylohyoid), 그리고 두힘살근(digastric)을 포함하고 있는데, 이 모든 근육들은 설골을 상승시키는 역할을 담당하며, 설골하근은 흉설골근(sternohyoid), 흉갑상근(sternothyroid), 그리고 견갑설골근(omohyoid)을 포함하고 있는데, 이 근육들은 설골을 하강시키는 역할을 담당하고 있다(Moore 등, 2011). 이러한 근육들은 악관절을 직접적으로 움직이지는 않지만, 머리가 전방으로 돌출된다거나 하는 자세 변위를 가져 옴으로서 악관절에 작용하는 힘에 변화를 일으키게 된다(Neumann, 2010).

근육에 대해서 좀 더 첨언하면, 다른 연부조직들도 악관절 주변에 형성되어 있다. 이 관

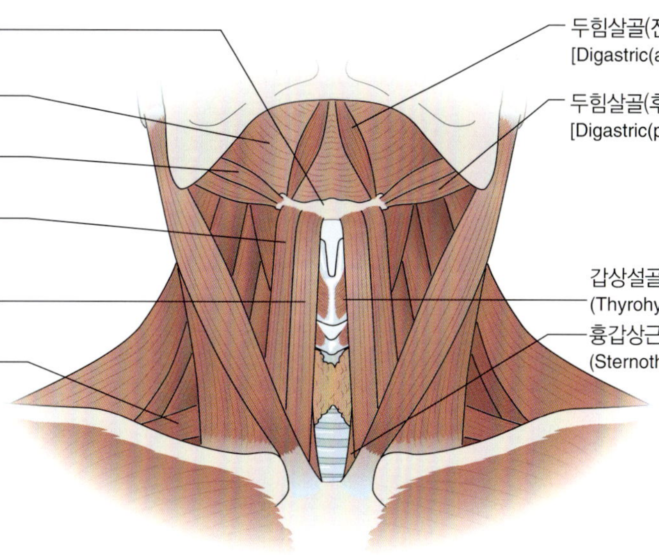

그림 2.5 설골상근과 설골하근을 포함한 설골

절 역시 근골격 계통에서 인대와 함께 관절 캡슐을 가지고 있는 다른 관절들과 유사하다. 이러한 구조들은 동작 중에 안정성을 증가시키기 위해 악관절의 근육과 함께 결합해서 작용을 한다. 악관절을 안정화시키는 가장 중요한 인대는 외측 인대이다. 이 인대는 관골궁과 하악골경에서 시작하여 관절돌기의 외측 폴(lateral pole of mandible)까지 주행하고 있다(그림 2.6). 이 인대는 관절 캡슐의 외측 부위를 안정화시켜 주고, 동작 중에 관절 돌기를 가이드해 주는 역할을 한다(Neumann, 2010; Okeson, 2005).

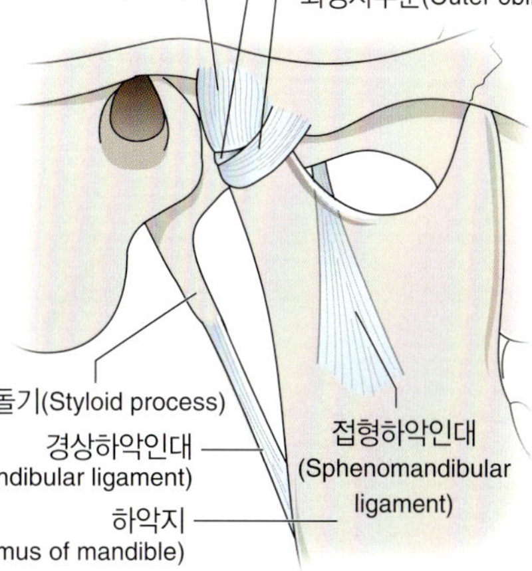

그림 2.6 측두하악골의 인대

하악골 관절돌기의 후방 부위는 후방디스크 조직인 관절 디스크를 가지고 있다. 이것은 악관절의 정상 생체역학에서 아주 중요한 부분이며, 입을 열고 닫는 동작 중에 하악골의 관절돌기와 계속해서 접촉이 이루어져야만 한다(Neumann 2010; Okeson, 2005). 디스크는 통증 섬유에 의해 잘 지배를 받고 있으며 통증의 근원이 되기도 하고, 탈골이 발생했을 때에 악관절이 열리는데 제한을 일으키기도 한다(Manfredini, Tognini, Zampa, & Bosco, 2003; Okeson, 2005).

신경혈관 해부학(Neurovascular Anatomy)

두개골과 안면에는 여러 중요한 동맥과 신경들이 위치해 있다. 이러한 구조들을 이해하기 위한 중요한 점은 그것들이 어디에 기반을 두고 있는지를 고려해야 한다는 것이다. 세 개의 주요 가지는 대동맥 아치에서 일어나고 있다. 대동맥의 좌측 아치에서는 좌측 쇄골하동맥과 좌측 총경동맥이 일어나고 있으며, 우측에서는 우측 상완두동맥 트렁크(brachiocephalic trunk)로 불리는 가지가 하나 더 있는데, 이것은 우측 쇄골하동맥과 우측 총경동맥으로 나누어진다(Moore 등, 2011). 이 장에서, 우리는 총경동맥에 관하여서만 논의하고자 한다. 총경동맥은 상방으로 주행하여 대략 갑상연골의 상부 경계면에서 내경동맥과 외경동맥으로 나누어진다

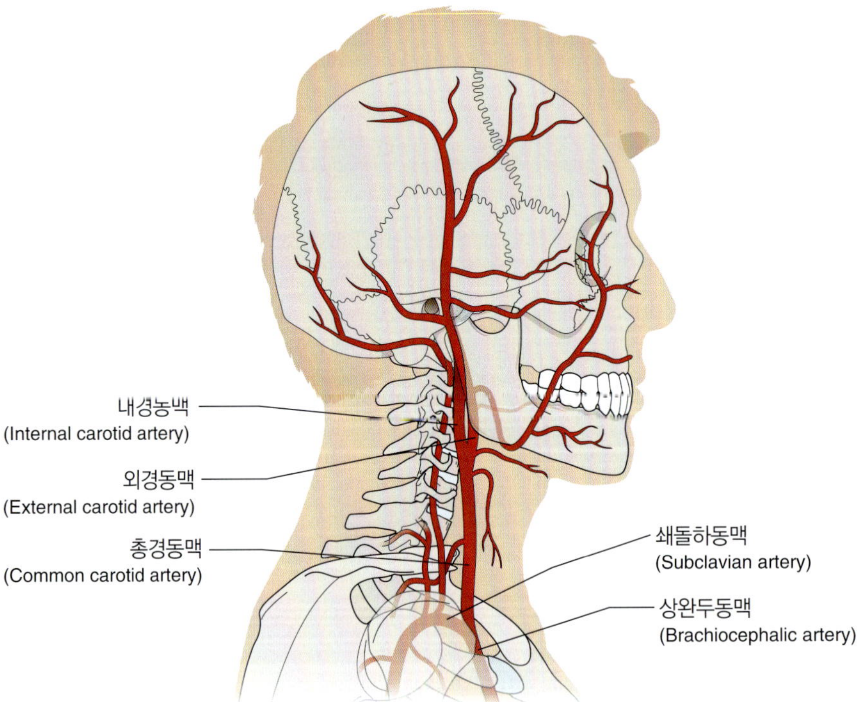

그림 2.7 머리, 목, 얼굴의 동맥들

(그림 2.7). 외경동맥은 안면과 두피에 혈액을 공급하는 역할을 하고 있으며, 목 부위에서 이 동맥은 막에 싸여 흉쇄유돌근의 전방에 위치해 있다(Moore 등, 2011). 흉쇄유돌근은 목의 전방 외측에 윤곽이 선명하게 드러나는 근육으로서, 환자에게 머리를 촉진하고자 하는 반대 방향으로 돌리게 하면 눈으로도 확인이 가능하다. 흉쇄유돌근에 관한 완전한 논의에 관한 내용은 7장을 참조하기 바란다.

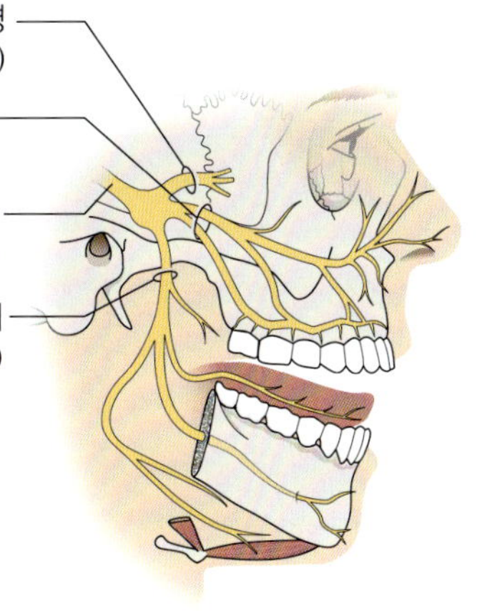

그림 2.8 삼차신경

두개골과 안면 역시 신경 섬유에 의해 잘 지배되고 있다. 여러 층의 두피는 삼차신경(뇌신경 V)과 경추신경총의 일부분인 C2/C3의 신경근에 의해 지배를 받고 있다(Moore 등, 2011). 안면 부위는 삼차신경에 의해서만 독점적으로 지배를 받고 있다(그림 2.8). 이 신경은 모터신경과 감각신경이 혼합된 뇌신경이다. 감각신경 가지(안신경, 상악신경, 하악신경)는 안면 부위에 감각을 제공하는 역할을 한다. 이 신경의 모터 기능은 저작의 동작뿐만 아니라 악관절의 동작을 지배하는 역할을 담당하고 있다(Moore 등, 2011).

촉진(Palpation)

다음의 장에서, 우리는 8개의 뼈의 구조물과 6개의 연부조직 그리고 1개의 신경혈관의 구조물에 대한 촉진을 보여 주고자 한다.

외후두융기(External Occipital Protuberance)

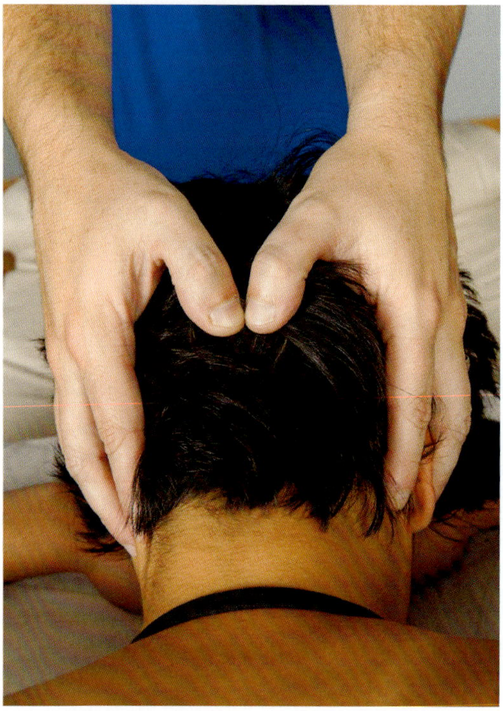

환자 및 임상의 위치

- 환자: 엎드려 눕거나 앉은 자세
- 임상의: 환자의 머리맡에 앉거나, 환자의 후방에 선 자세

지시사항

- 만약 환자가 엎드려 누운 자세라면, 상부 경추를 약간 굴곡시켜 놓는다.
- 두 개 혹은 세 개의 손가락으로 머리의 정점 부위를 촉진한다.
- 손가락을 둥근 융기 부분이 촉진될 때까지 하후방으로 옮겨 내려간다.

주목사항

이 곳은 승모근의 기시점 중의 하나이며, 경추의 극돌기를 촉진하는데 근원점으로서 도움을 주기도 한다.

안와 가장자리(Orbital Rim)

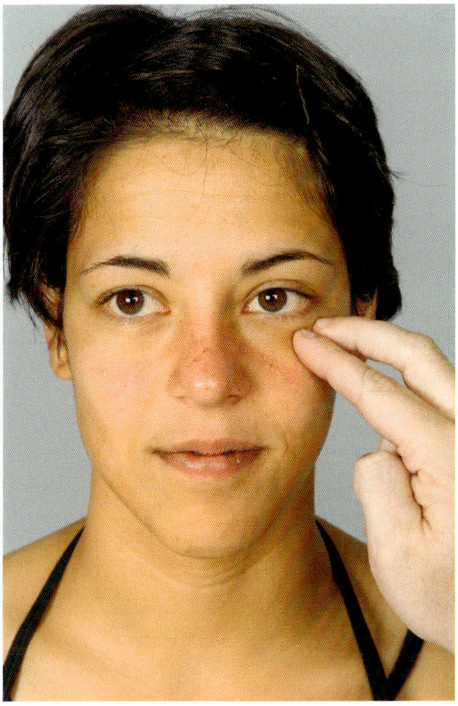

환자 및 임상의 위치

- 환자: 앉은 자세
- 임상의: 촉진하고자 하는 부위의 전방에서 약간 외측에 선 자세

지시사항

- 환자의 머리와 목을 중립 위치에 두게 한다.
- 상부 안와 가장자리를 촉진하기 위해서는, 눈썹 바로 위 부위에서 시작하여 손가락을 외측으로 옮겨간다.
- 안와의 전체 가장자리의 촉진을 위해, 계속해서 아래 부위도 외측으로 옮겨간다.

비골(Nasal Bone)

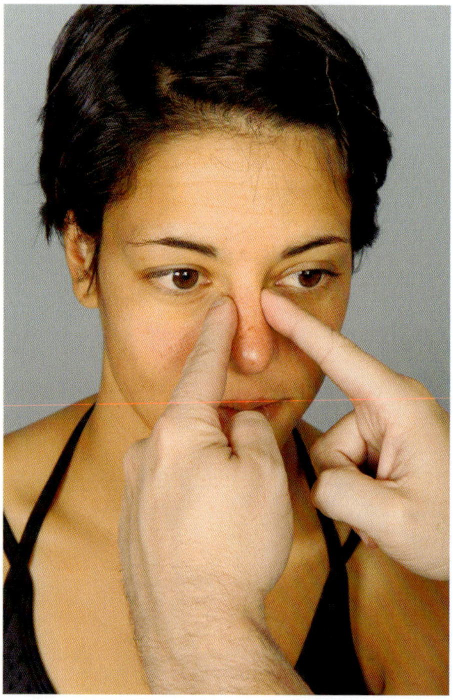

환자 및 임상의 위치

- 환자: 앉은 자세
- 임상의: 환자의 정면을 향해 선 자세

지시사항

- 환자의 머리와 목을 중립 위치에 두게 한다.
- 한쪽에 한 손가락씩 두 손가락으로 코의 브릿지를 먼저 촉진한다.
- 손가락을 하방으로 옮겨가면 뼈–연골의 접합부가 느껴진다.

관골궁(Zygomatic Arch)

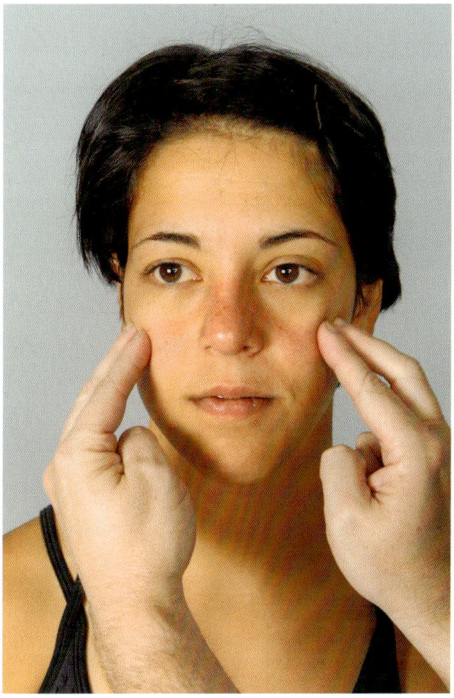

환자 및 임상의 위치

- 환자: 앉은 자세
- 임상의: 환자의 정면을 향해 선 자세

지시사항

- 환자의 머리와 목을 중립 위치에 두게 한다.
- 코에서 약간 외측 부위의 양쪽에 각 두 개의 손가락 패드로 촉진한다.
- 양쪽에서 내측에서 외측으로 관골궁을 따라 견고한 압박을 가해 간다.

유양돌기(Mastoid Process)

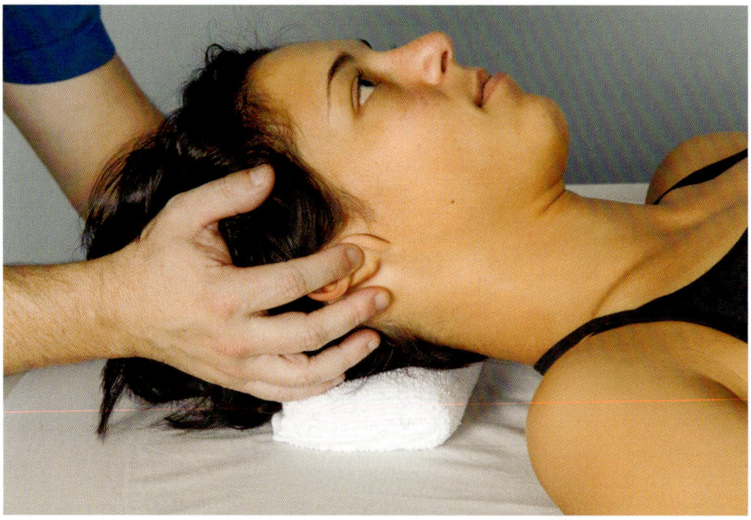

환자 및 임상의 위치

- 환자: 바로 누운 자세
- 임상의: 환자의 머리맡에 자세

지시사항

- 환자의 머리 밑에 타월을 받쳐 두어 머리와 목을 약간 굴곡시켜 놓는다. 타월은 목을 지지해 주기도 하면서 머리와 목을 굴곡시킨 상태를 유지시켜 주는 역할을 한다.
- 귓불의 위치를 확보한다.
- 귓불 바로 뒤쪽에서 뼈의 융기 부분이 촉진될 것이다.

주목사항

이 구조물은 환추골(C1)의 횡돌기를 촉진을 위한 초기 랜드마크로서 역할을 하기 때문에 매우 중요한 부위이다.

하악골 관절돌기(Mandibular Condyle)

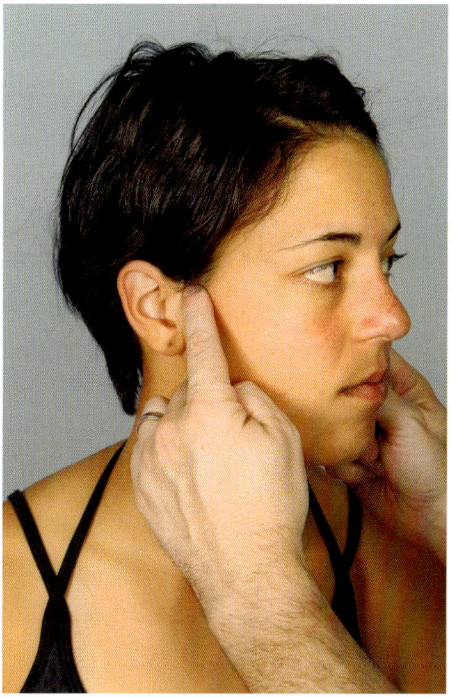

환자 및 임상의 위치

- 환자: 앉은 자세
- 임상의: 환자의 정면을 향해 선 자세

지시사항

- 환자의 머리와 목을 중립 위치에 두게 한다.
- 양쪽 외이도를 확보한다.
- 양 손의 검지 패드 부위를 사용하여 외이도에서 바로 전방 부위를 촉진한다.
- 하악골 관절돌기는 뼈의 융기 부분으로 되어 있고, 외이도의 바로 앞에 위치해 있다.
- 환자가 입을 열고 다물 때, 관절돌기는 임상의의 손가락 아래에서 움직임이 촉진된다.

임상적 중요성

악관절에서 관절음이 나면 관절 내에서 디스크의 변위로 인한 기능부전 증상의 가능성이 높다고 보아야 한다. 그러나 이것이 정확한 악관절의 독립된 기능부전이라는 것이 문헌으로 잘 입증되어 있지는 않다(Holmlund & Axelsson, 1996; Manfredini 등, 2003). 우리는 이 증상을 환자가 호소하는 주관적인 통증과 더불어 임상의의 더 정확한 진단을 위한 임상적 검사를 종합해 볼 것을 권유한다.

하악골 각(Mandibular Angle)

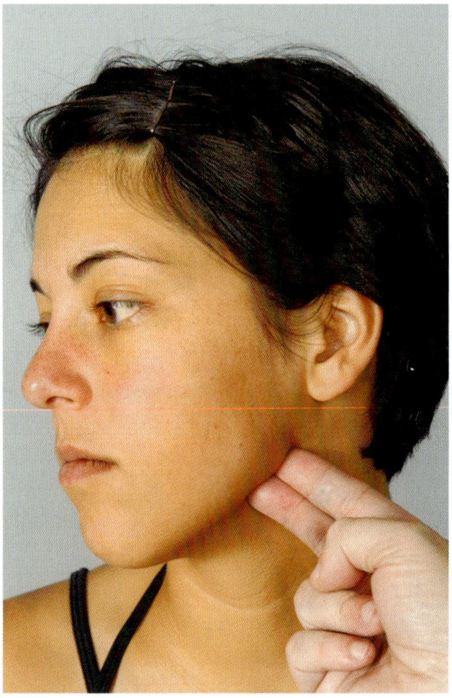

환자 및 임상의 위치

- 환자: 앉거나 바로 누운 자세
- 임상의: 촉진하고자 하는 부위의 약간 측면에서 환자의 정면을 향해 선 자세

지시사항

- 환자의 머리와 목을 촉진하고자 하는 부위의 반대 방향으로 돌려놓게 한다.
- 검지와 중지로 하악골의 관절돌기를 먼저 촉진하고, 하악골의 가장자리를 향해 하방과 전방으로 옮거긴다.
- 손가락 아래에서 곡선진 뼈의 융기부위가 느껴지게 될 것이다. 거기가 하악골 분지(mandibule ramus)와 하악골이 만나는 하악골 각이다.

주목사항

하악골 각의 바로 하후방에는 악하선(submandibular gland)이 위치해 있다(Moore 등, 2011). 이것은 매우 민감한 부위이므로, 촉진 시 환자가 불편함을 느낄 수 있다. 따라서 촉진할 때에 이 부위가 자극이 되지 않도록 각별한 주의가 필요하다.

설골(Hyoid Bone)

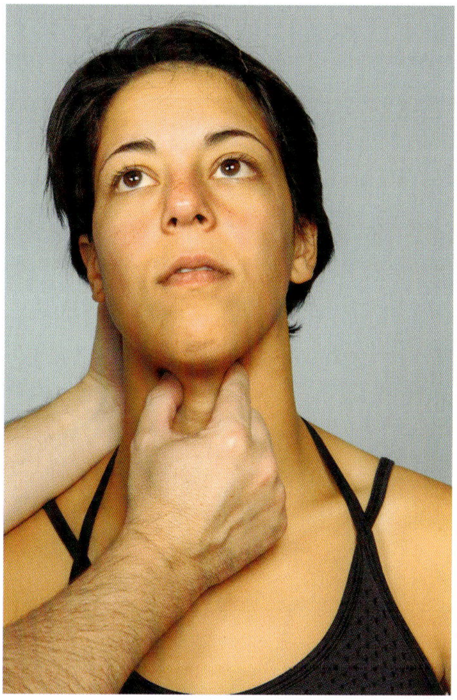

환자 및 임상의 위치

- 환자: 앉은 자세
- 임상의: 환자의 정면을 향해 선 자세

지시사항

- 환자의 머리와 목을 중립 위치에 두게 한다.
- 엄지와 검지를 약 1인치 정도 벌려서 목 전방 부위 C3 레벨(후두 혹은 성대)을 촉진한다.
- 여기서 설골의 양쪽 부위를 촉진할 수 있다.

주목사항

- 이 부위는 촉진하기에 매우 민감한 부위이기에, 임상의는 촉진 시 가능한 약한 힘을 사용하도록 하여야 한다. 촉진을 하기 전에, 환자에게 이러한 과정을 철저하게 설명을 하고 승낙을 얻어 내야 한다. 그리고 항상 환자의 표정에도 주의 깊은 관심을 기울여야 한다.
- 설골을 기준으로 설골상근과 설골하근을 촉진하고자 할 때에는 양쪽 검지의 패드를 사용하도록 한다.

악관절과 설골을 작동시키는 근육(Muscles Acting on the TMJ and Hyoid Bone)

근육	기시점	종지점	신경지배	액션
설골상근(SUPRAHYOIDS)				
악설골근	하악골	설골	삼차신경 가지	설골 거상
이설골근	하악골	설골	설하신경	설골 거상
경상설골근	측두골	설골	안면신경 가지	설골 거상
두힘살근	전방 부위: 하악골 후방 부위: 측두골	설골의 큰뿔	전방 부위: 삼차신경 가지 후방 가지: 안면신경	설골 거상, 하악골 하강
설골하근(INFRAHYOIDS)				
흉설골근	흉골과 내측 쇄골	설골	경신경계제(C1–C3)	설골 하강
견갑설골근	견갑골의 상부 경계면	설골	경신경계제(C1–C3)	설골 하강
흉갑상근	병골의 후방 부위	갑상연골	경신경계제(C1–C3)	설골 하강
갑상설골근	갑상연골	설골의 몸체와 큰뿔	설하신경(뇌신경 X II)	설골 하강
악관절 근육(TMJ MUSCLES)				
교근	관골궁	하악골의 근돌기와 가지	삼차신경 가지	하악골 상승, 돌출
관자근	측두와	하악골의 근돌기와 가지	삼차신경 가지	하악골 상승
내익상근	외익상판	하악골 가지	삼차신경 가지	하악골 상승, 돌출
외익상근	접형골대익	하악골, 악관절 관절 캡슐	삼차신경 가지	양쪽에서 작용, 하악골 하강 및 돌출

설골상근(Suprahyoids)

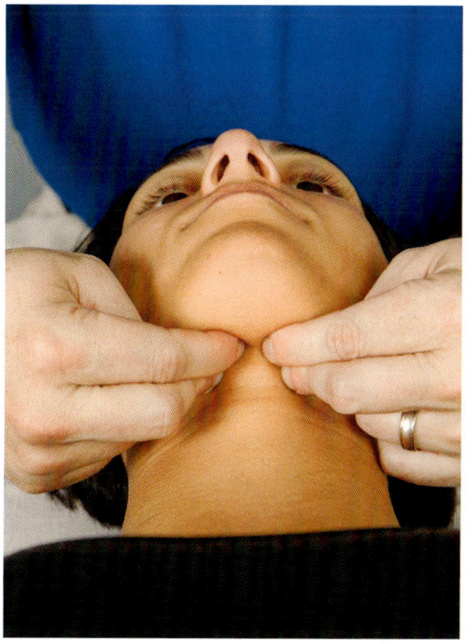

환자 및 임상의 위치

- 환자: 바로 누운 자세
- 임상의: 테이블의 머리맡에 앉은 자세

지시사항

- 환자의 머리와 목을 중립 위치에 두게 한다.
- 양쪽 검지의 패드 부위로 설골을 촉진한다.
- 양쪽 검지와 중지의 패드 부위로 설골 바로 위 부위를 부드럽게 촉진한다.
- 손가락을 내측에서 외측으로 옮겨가면서 설골상근을 검사한다.

주목사항

이 부위는 촉진하기에 매우 민감한 부위이기에, 임상의는 촉진 시 가능한 약한 힘을 사용하도록 하여야 한다. 촉진을 하기 전에, 환자에게 이러한 과정을 철저하게 설명을 하고 승낙을 얻어 내야 한다. 임상의는 촉진을 하는 동안 환자와 계속해서 대화를 나누면서, 환자의 표정에도 주의 깊은 관심을 기울여야 한다.

설골하근(Infrahyoids)

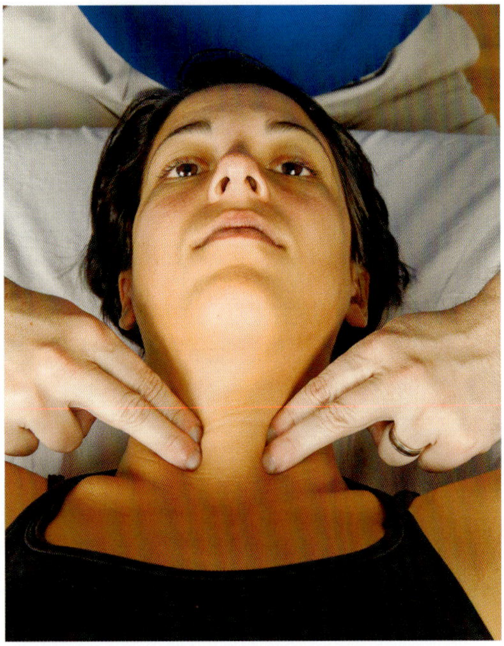

환자 및 임상의 위치

- 환자: 바로 누운 자세
- 임상의: 테이블의 머리맡에 앉은 자세

지시사항

- 환자의 머리와 목을 중립 위치에 두게한다.
- 양쪽 검지의 패드 부위로 설골을 촉진한다.
- 양쪽 검지와 중지의 패드 부위로 설골 바로 아래 부위를 부드럽게 촉진한다.
- 손가락을 내측에서 외측으로 옮겨가면서 설골하근을 검사한다.

주목사항

이 부위는 촉진하기에 매우 민감한 부위이기에, 임상의는 촉진 시 가능한 약한 힘을 사용하도록 하여야 한다. 촉진을 하기 전에, 환자에게 이러한 과정을 철저하게 설명을 하고 승낙을 얻어 내야 한다. 임상의는 촉진을 하는 동안 환자와 계속해서 대화를 나누면서, 환자의 표정에도 주의 깊은 관심을 기울여야 한다.

교근(Masster)

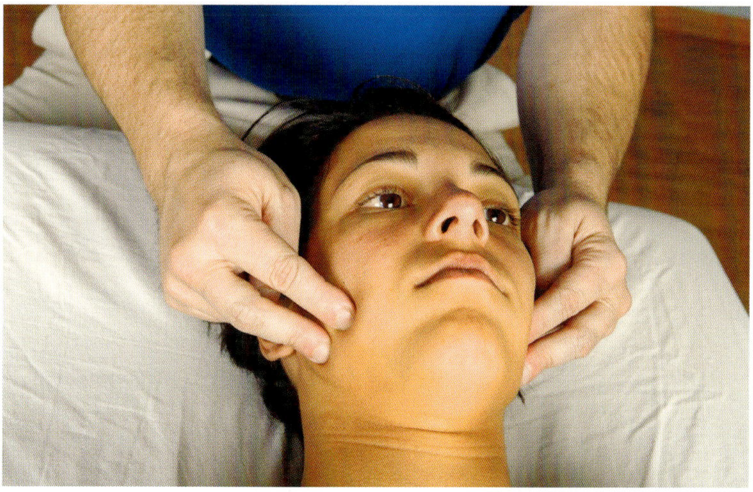

환자 및 임상의 위치

- 환자: 바로 누운 자세
- 임상의: 테이블의 머리맡에 앉은 자세

지시사항

- 환자의 머리와 목을 중립 위치에 두게 한다.
- 두 세 개의 손가락으로 관골궁의 양쪽 아래 부위를 촉진한다.
- 환자에게 교근이 수축할 수 있도록 입을 꽉 다물게 지시한다.

관자근(Temporalis)

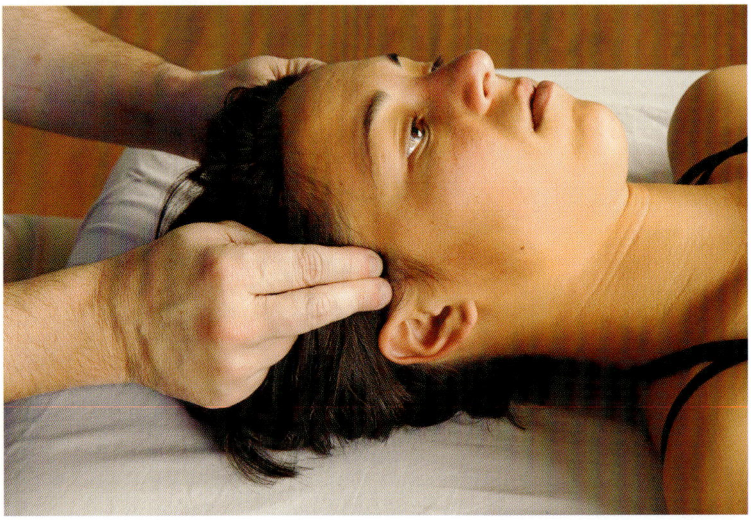

환자 및 임상의 위치

- 환자: 바로 누운 자세
- 임상의: 테이블 머리맡에 앉은 자세

지시사항

- 환자의 머리와 목을 중립 위치에 두게 한다.
- 두세 개의 손가락으로 귀 바로 위에서 양쪽 측두골을 촉진한다.
- 환자에게 관자근이 수축할 수 있도록 입을 꽉 다물게 지시한다.

내익상근(Medial Pterygoid)

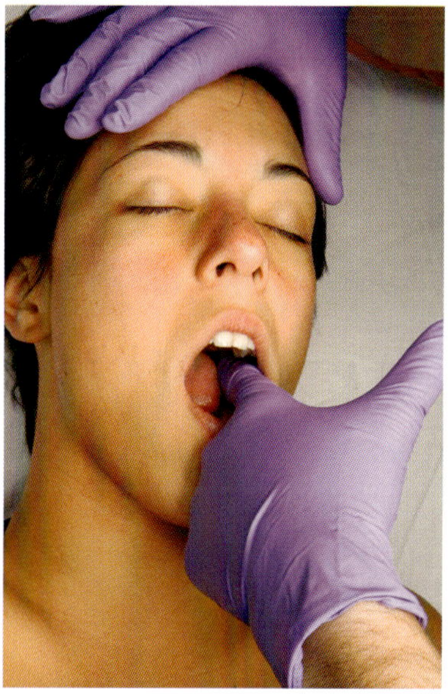

구강 내

환자 및 임상의 위치

- 환자: 바로 누운 자세
- 임상의: 테이블의 머리맡에서 약간 측면에 선 자세

지시사항

- 장갑을 낀 검지로 아래 마지막 어금니 후방 부위에 위치시킨다.
- 뺨의 내측 부위를 후방 외측 방향으로 민다
- 이 근육을 수축시키기 위하여 환자에게 하악골을 전방으로 돌출시키게 지시한다.

구강 외

환자 및 임상의 위치

- 환자: 바로 누운 자세
- 임상의: 테이블의 머리맡에 자세

지시사항

- 검지와 중지의 패드 부위로 하악골 각을 촉진한다.
- 손가락으로 하악골 각의 내측 표면을 걸어 당긴다.
- 환자에게 관자근이 수축할 수 있도록 입을 꽉 다물게 지시한다.

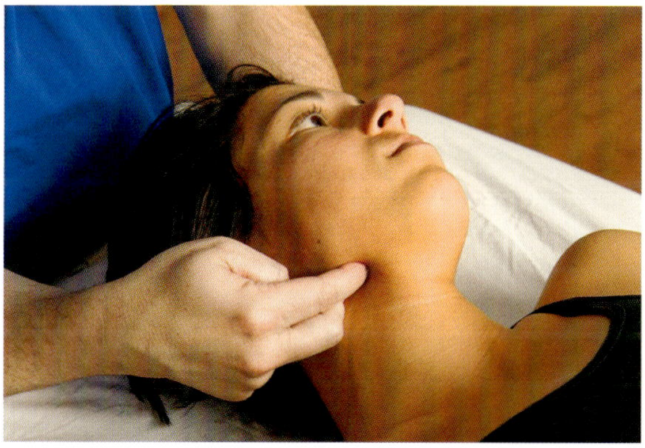

외익상근(Lateral Pterygoid)

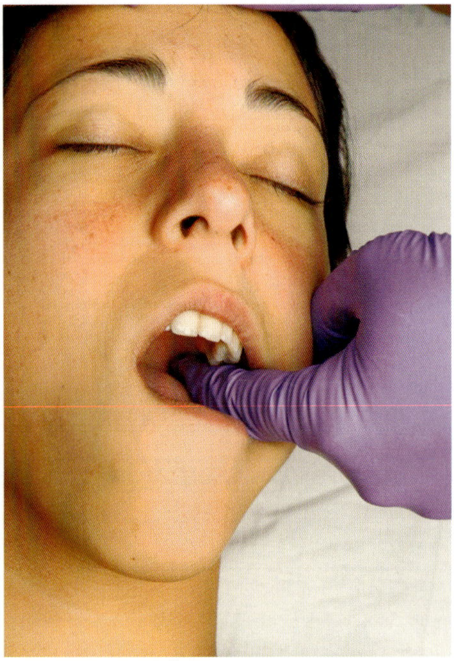

환자 및 임상의 위치

- 환자: 바로 누운 자세
- 임상의: 테이블의 머리맡에서 약간 측면에 선 자세

지시사항

- 장갑을 낀 검지를 아래 마지막 어금니 후방 부위에 위치시킨다. 환자의 뺨과 상 어금니의 가장 후방 부위 사이에 위치시킨다.
- 뺨 내부와 하악골 관절돌기에 의해 형성된 좁은 공간 안에서 상후방으로 압박을 가한다.
- 이 근육을 수축시키기 위하여 환자에게 하악골을 전방으로 돌출시키게 지시한다.

임상적 중요성

이러한 촉진은 치료사가 촉진하고자 하는 부위의 동측이나 이측 어디에 서서 하든 가능하다. 첨언하면, 이러한 근육들은 구강 내의 촉진이 이루어진다. 구강 외의 촉진은 단지 환자가 이러한 적절한 촉진을 하기 위하여 입을 제대로 벌리지 못할 때에나 혹은 환자가 임상의의 손이 입 안에 들어오는 것을 불쾌하게 여길 때 시행되어져야만 한다.

경동맥 박동(Carotid Pulse)

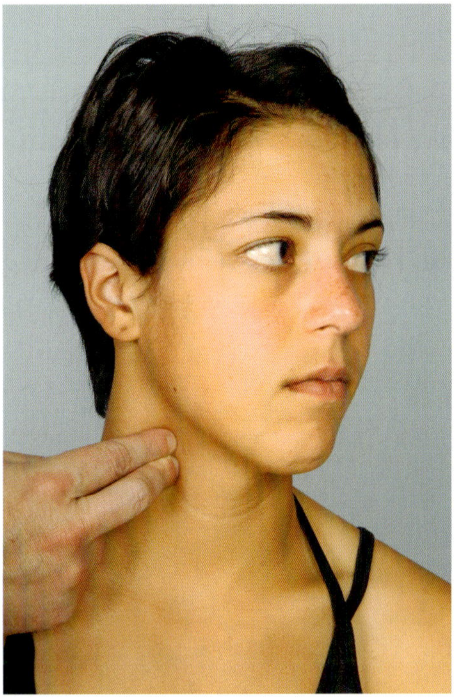

환자 및 임상의 위치

- 환자: 테이블 위에 앉은 자세
- 임상의: 촉진하고자하는 부위의 옆에 선 자세

지시사항

- 환자의 머리와 목을 촉진하고자하는 부위의 반대 방향으로 돌려놓게 한다.
- 검지와 중지로 목의 전방 외측 부위에 있는 흉쇄유돌근을 찾아낸다.
- 손가락을 전상방으로 옮겨가서 목 안쪽으로 부드럽게 누른다.
- C3와 C4 레벨 주변에서, 손가락 아래에서 확실한 박동을 느껴지게 될 것이다.

주목사항

이 박동에 대한 촉진은 양쪽에서 동시에 실행해서는 안 되며, 양쪽 경동맥 모두 검사하기를 원한다면 한 번에 한 개씩 하도록 한다.

증례 연구(Case Study)

병력(History)

35세의 여성이 우측 악관절 통증으로 클리닉을 방문하였는데, 그녀는 4주 전에 치과 클리닉에서 치료를 받기 위해 2시간 동안 입을 벌리고 있었던 이후부터 통증이 발생하였다고 호소하였다. 그녀는 치과 담당 의사에게 전화를 하였고, 아이스 적용과 함께 Motrin을 복용할 것을 권고 받았다. 지난 1달 동안 통증이 점점 더 심해 졌고, 먹고, 자고 일하는 것에 불편함을 느끼게 되었고 통증은 그녀의 귀 앞쪽에서 발생하여 우측 뺨까지 방사통이 나타난다고 하나 입을 열고 닫을 때 관절음은 일어나지 않는다고 한다. 또한 그녀는 일주일에 서너 번씩 두통까지 발생한다고 호소한다. 그녀는 변호사 사무실에서 일주일에 40–50시간 일을 하고 있으며 결혼은 하였으나 아직 자녀는 없는 상태이다.

- 이 정보에만 기초로 하여 볼 때, 가장 유력한 세 가지의 진단은 무엇이라고 보는가?

검사(Examination)

과거 치료 병력	없음
약 복용	모트린(Motrin)
관찰	익상견 증가, 머리 전방 돌출, 흉추 후만 증가
능동적 가동범위	경추가동범위 정상, 굴곡 가동범위의 끝 부분에서 통증 발생, 악관절 0–20mm 오픈 상태에서 통증 발생과 함께 우측으로 변위 발생
수동적 가동범위	상동
수기적 근력 검사	전거근, 중승모근, 하승모근 = 4–/5 심부 경추 굴곡근(경장근, 두장근) – 지구력 약화
특별 테스트	Spurling 테스트 음성 신장(distraction) 테스트 음성 두경회전(craniocervical rotation) 테스트 음성
그 외	우측 악관절 저가동성 신경학적 검사 정상

- 주관적인 정보와 객관적인 정보를 함께 기초로 하여 볼 때, 가장 유력한 두 개의 진단은 무엇이라고 보는가? 세 번째 진단을 배제하는 근거를 제시하라.
- 여러분의 감별 진단에 기초하여 볼 때, 이 환자의 어느 구조를 촉진해야 할 것인가?
- 나타난 모든 정보를 바탕으로 하여 볼 때, 여러분은 이러한 구조물의 촉진에서 무엇

을 발견할 것이라고 기대하는가?

증례의 해결과 논의(Case Solution and Discussion)

병력에 기초한 잠재적인 진단

- 디스크 전방 돌출증
- 경추성 두통
- 악관절 연부조직 기능부전

병력과 검사에 기초한 잠재적인 진단

- 경추성 두통
- 악관절 연부조직 기능부전

디스크 전방 돌출증: 이 진단은 주관적으로 관절음이 없을 뿐만 아니라, 관절 가동범위를 테스트하는 동안에도 관절음이 일어나지 않는다는 이유로 배제될 수 있다.

촉진할 구조물

- 교근
- 관자근
- 익상근
- 후두하근
- 흉쇄유돌근
- 하악골 관절돌기(입의 개폐와 함께)
- C1 횡돌기

촉진의 결과

- 교근, 관자근, 후두하근, 그리고 흉쇄유돌근의 촉진에 의한 압통점 발생
- 우측 내익상근의 촉진에 의한 강렬한 압통점 발생
- 하악골 관절돌기와 C1 횡돌기의 촉진에 의한 압통점 발생

임상적 추론

- 경추성 두통: 간헐적인 두통과 함께 머리 전방 돌출 자세와 후두하근 경직이 나타나고, 심부 목 굴곡근의 지구력이 약하게 나타나는 것은 경추성 두통을 의미하는 것이다. 그러나 뇌경굴곡 테스트가 음성이고 경추의 능동/수동적 가동범위가 정상으로 나타나는 것으로 보아 이 진단은 배제되어야 한다.

- 악관절 연부조직 기능부전: 장시간의 치과 치료, 주관적인 통증 호소, 그리고 능동적인 가동범위의 제한은 악관절의 기능부전을 의미하는 것이다. 관절음이 나타나지 않는다는 것은 디스크의 기능부전을 배제하게 되는 것인 반면에, 입을 벌릴 때에 하악골이 우측으로 변위되는 것은 우측 악관절에 저가동성이 있는 것으로서 근육에 경직이 있다는 것을 알려 주는 것이다.

3

등 표면 부위와 어깨 복합체 (Superficial Back and Shoulder Complex)

견갑대(shoulder girdle)는 통증과 장애를 일으키는 빈번한 원인이 된다. 통계에서, 어깨 통증은 인간에게 흔히 일어나고 있는 질환인데, 약 16–21%의 발병률을 가지고 있다(Pegreffi, Paladini, Campi, & Porcellini, 2011; Picavet & Schouten, 2003). 인대, 캡슐, 근육, 신경, 그리고 혈관과 같은 이러한 해부학적 복합체가 여러 많은 통증과 기능적 제한을 일으킨다(Pegreffi 등, 2011; Picavet & Schouten, 2003).

가슴 부위의 기능(Functions of the Pectoral Region)

견갑대와 그와 관련된 연부조직의 주요 기능은 팔을 적절한 공간에 대한 위치를 제공해 주는 것이다(Neumann, 2010). 이것은 견갑대가 세 개의 모든 면에서 그 움직임이 가능하기 때문이다. 이것은 견갑대의 가능한 움직임이 어느 정도인지를 고려하는데 중요한 부분이 된다. 각 개인에게 어깨의 가동성은 일상생활에서 기능성 과제를 수행할 때에 중요한 부분인데, 그것은 또한 견갑대 특히 상완와관절에 본질적으로 안정화가 되어 있지 않다. 이러한 이유로 인해 관절에 관련해 있는 근육은 기능성 활동을 하는 동안에 역동적인 안정성을 위해 아주 중요한 역할을 하게 된다. 이 영역에 있어서 뼈, 근육, 그리고 인대의 상호 협응 없이는 다양한 병리 현상이 발생하게 되고, 그로 인해 일상생활에서 통증이나 기능성의 제한에 대한 원인을 일으키게 된다.

골 해부학(Bony anatomy)

견갑대는 견갑골, 상완골, 쇄골, 그리고 흉곽으로 구성되어 있다. 견갑골(그림 3.1)은 넓고 평

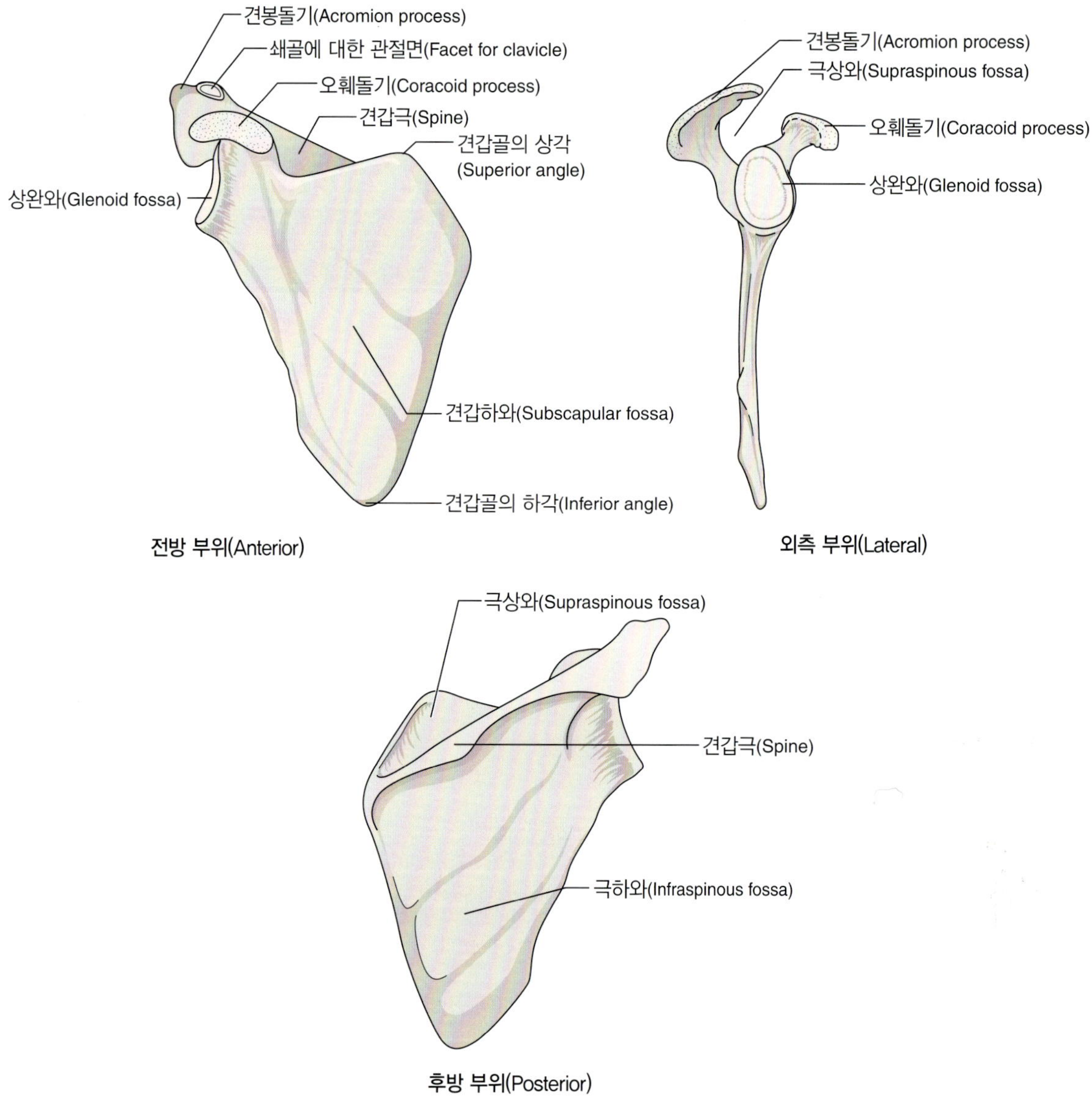

그림 3.1 견갑골의 하각

평하며 흉곽에서 2–7번째 늑골 위에 걸쳐 놓여 있다. 견갑골의 전방 부위는 오목한 형태를 하고 있는 견갑하 와(subscapula fossa)가 존재해 있다. 후방으로는 견갑골이 볼록한 형태를 취하고 있으면서 견갑극(spine of scapula)이 존재해 있는데, T4와 레벨을 이루고 있다. 견갑극을 기준으로 극상 와(supraspinous fossa)와 극하 와(inpraspinous fossa)로 분리되어 있다(Moor, Agur, & Dalley, 2011). 견갑극의 외측 끝단에는 견봉돌기가 존재해 있으며, 이는 쇄골과 관절을 이루고 있다.

쇄골(그림 4.4 참조)은 만곡을 이루고 있는 뼈로서, 축 골격과 사지 골격을 연결해주는 역할을 할 뿐만 아니라 상지에 힘을 전달하거나 상지로부터 힘을 전달받는 기능을 하기도 한다(Neumann 2010). 견갑골 상부에는 T2 레벨에 위치해 있는 견갑상각이 있는데다 견갑상 절흔(suprascapular notch)도 있다. 하부에는 견갑하각(inferior angle of scapula)이 존재해 있는데, 이것은 T7 레벨과 일치해 있다. 견갑하각은 견갑골의 내외측 경계면의 위치를 찾아내는 지표로 종종 사용되고 있다. 견갑골의 내측 경계면은 척추 경계면으로도 불리고 있는데, 첫 일곱 개의 흉추 극돌기와 밀접해 있다. 견갑골의 외측에는 오목한 형태의 하악와(glenoid fossa)가 존재하고 있는데, 상완골두와 관절을 이루면서 상완와 관절을 형성하고 있다(Moore 등, 2011).

상완골두에 관해 좀 더 첨언하자면, 상완골은 여러 몇 개의 더 많은 중요한 랜드마크가 있는데(그림 3.2), 상완골의 하부에는 상완골의 해부경(anatomical neck)이 있고, 그 아래에는 외과경(surgical neck), 대결절, 소결절, 그리고 결절간구(intertubercular groove or bicipital groove)가 존재해 있다(Moore 등, 2011). 상완골의 전방 중간 부위에는 삼각근 조면이 있는데, 여기가 삼각근이 종지하는 곳이다. 상완골의 후방 중간 부위에는 요골구(radial groove) 혹은 나선구(spiral

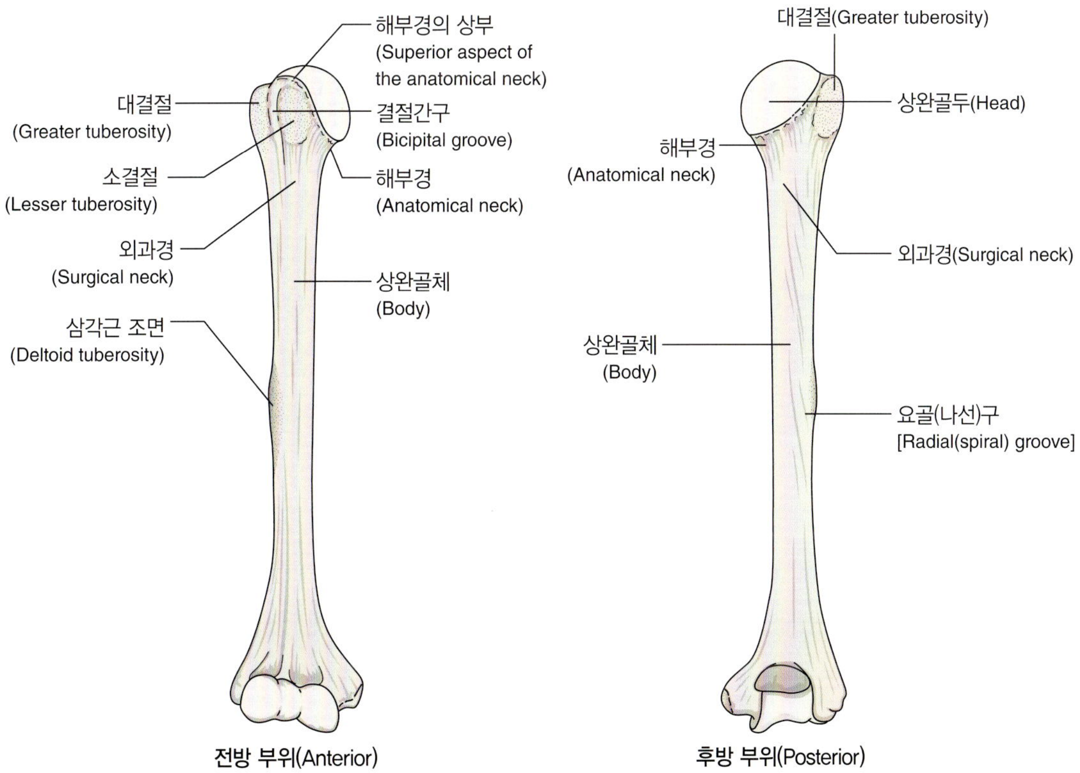

그림 3.2 우측 상완골

groove)가 있는데, 요골신경이 이 구를 통해 상완골 주변을 감싸고 있는 반면에 액와신경은 상완골의 외과경 주변을 감싸고 있다. 따라서 이곳에 골절이 발생하면 신경 손상이 수반될 수가 있다(Moore 등, 2011; Thompson, 2010).

또한 경흉추 부위와 견갑대 사이의 기능적 상호 연관관계는 반드시 지적하고 넘어가야 할 부분이다. 경추와 흉추의 많은 표면 근육들과 중간 근육들은 쇄골, 견갑골, 그리고 상완골의 원위부에 부착점을 가지고 있으므로 팔을 머리 위로 들어 올리는 동작을 할 때에 견갑골이나 상완골이 움직이게 되는 것이다. 이 장에서 경추와 흉추의 랜드마크에 관해 구체적인 묘사를 피하는 대신에, 우리는 여러분들에게 어깨 통증을 가진 환자를 검사하는 동안에 고려해야만 하는 어깨 복합체와 근접해 있는 척추와의 밀접한 상호 연관관계를 상기시켜 주고자 한다.

견갑대는 네 개의 관절로 구성되어 있는데, 상완와 관절, 견갑흉부 관절, 견쇄관절, 흉쇄관절(sternoclavicular joint)이 그것이다. 이 중에서 가장 크고 가장 가동성이 큰 관절은 상완와 관절이다. 이 관절이 가장 중요한 것이지만, 우리는 가능한 다른 관절도 철저하고 완벽한 검사의 중요성도 강조하고자 한다. 팔을 머리 위로 최대한 들어 올리는 동작은 이러한 모든 관절들이 함께 공조에서 일어나는 것이다. 검사를 하는 동안에는 어깨의 이러한 모든 관절들을 평가하는 것은 매우 중요한 부분이며, 이로서 문제의 근원을 확인해 낼 수 있다. 이것은 여러분들에게 각 해당 관절에 필요한 특정 치료법에 대한 임상적 결정을 내려 주는 가이드 역할을 해 줄 것이다.

상완와 관절은 볼과 소켓으로 구성되어 있는 관절로서, 시상면과 관상면 그리고 횡단면에서 움직임이 가능토록 해 준다. 상완와 관절은 해부학적 운동학적으로 디자인되어 있기 때문에 이 관절의 뼈의 조합성을 살펴보면 하악와(glenoid fossa)에 상완골두를 유지시켜 놓기에는 충분하지 않다는 것을 알 수 있다(Neumann, 2010). 상완와 관절은 견갑골과 흉곽 사이의 기능성 관절인 견갑흉부 관절과 함께 작용하며 어깨를 최대한 상승시키는 기능을 한다. 여기서 나오는 컨셉을 견갑상완 리듬(scapulohumeral rhythm)이라고 부르고 있으며 어깨를 검사하는 동안에 평가해야하는 아주 중요한 부분이다. 견갑골을 상방향으로 회전시킴으로서 어깨의 굴곡과 외전이 180도까지 가능해 지는 것이다.

어깨의 적절한 동작을 위해서는 견쇄관절과 흉쇄관절이 함께 작동되어야 한다. 견쇄관절은 쇄골의 원위부 끝단과 관절을 이루고 있는 평면 형태의 관절로서, 관절의 적합한 조화를 이루기 위해 디스크가 존재해 있다. 흉쇄관절은 안장 관절로서 흉골의 병골 부위와 쇄골의 내측 끝단에 의해 형성되어 있으며, 이것 역시 관절의 적합성을 위한 디스크가 존재해 있다. 이 두 개의 관절은 어깨의 완전한 상승 작용을 이루기 위한 골운동 동작(뼈의 움직임)과 관절운동 동작(관절 움직임)을 제공한다. 흉쇄관절은 어깨 상승의 초기 단계에서 견쇄관절의 움직임을 위한 일차적인 역할을 하는 반면에, 견쇄관절은 어깨 상승의 후기 단계에서 흉쇄관절의 움직임을 일으키는 역할을 한다(Neumann, 2010).

연부조직 해부학(Soft Tissue Anatomy)

몇 개의 근육은 어깨 복합체의 주변에 둘러 싸여 협응된 동작을 일으키는데 중요한 역할을 하고 있다. 이러한 근육들은 축견갑 근육과 견갑상완골 근육 그룹으로 나누어져 있다. 축견갑 근육 그룹(그림 3.3)은 승모근, 능형근, 견갑거근, 그리고 광배근으로 구성되어 있으며, 이 모든 근육들은 해부학적 부착점에 의해 견갑골과 경추를 움직인다. 이 근육들은 표면근육(승모근, 광배근)과 중간근육(견갑거근, 능형근)으로 더 세분화 된다. 표면 근육은 쉽게 촉진이 가능하지만 중간근육과 심부근육은 고립시키기가 매우 까다롭다(Moore 등, 2011). 따라서 이 근육들의 서로 다른 층의 깊이를 알면 촉진에 필요한 최적의 힘의 양을 판단하는데 많은 도움이 된다. 회전근개를 비롯해 이 근육들은 기능성 활동을 하는 동안에 역동적인 안정성을 제공해 주는 역할을 한다.

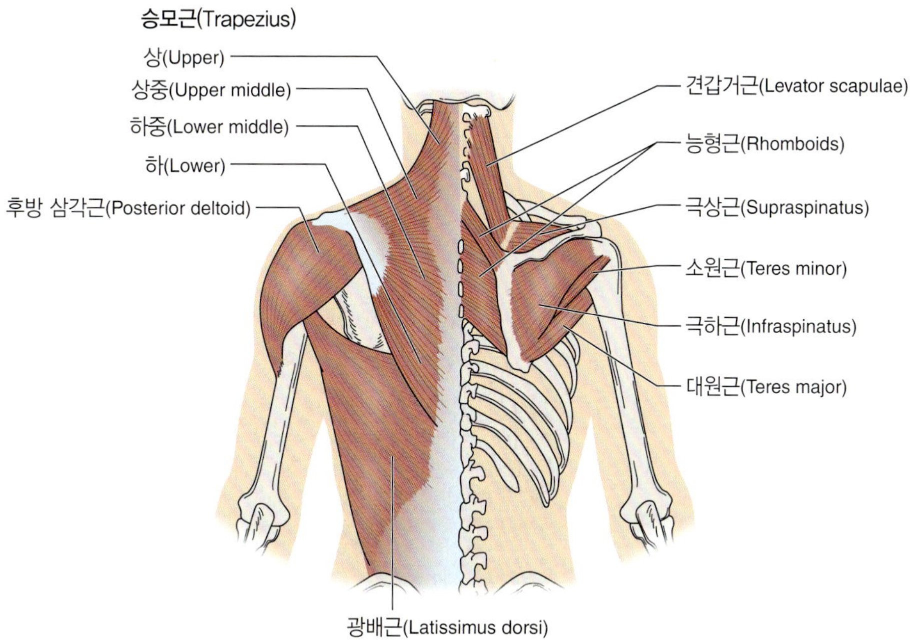

그림 3.3 후방 부위의 견갑흉추 근육과 회전근개

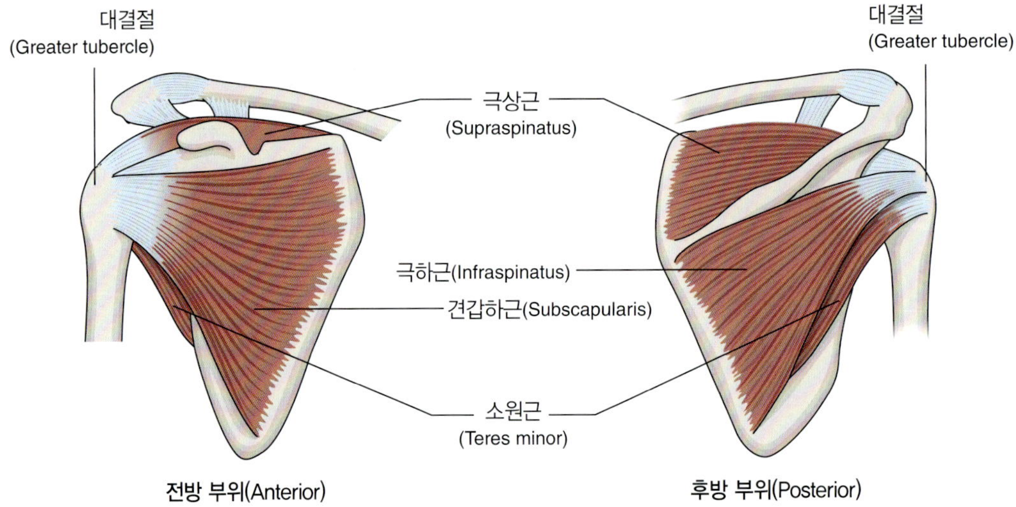

그림 3.4 우측 회전근개

견갑상완 근육 그룹들은 견갑골에서 주행하여 상완골에 부착해 있는 근육이다. 이러한 근육 중에서 더 크고 더 표면에 위치해 있는 근육은 삼각근과 대원근으로서, 상완골을 더 크게 움직이게 하는 역할을 담당하고 있다. 더 작고 더 심부에 있는 근육들로는 우리가 회전근개로 알고 있는 근육이다. 회전근개는 네 개의 근육으로 구성되어 있는데, 극상근, 극하근, 소원근, 그리고 견갑하근을 들 수 있다(그림 3.4). 극상근과 극하근 그리고 소원근은 견갑골의 후방 부위에 위치해 있으나 반면에 견갑하근은 견갑하 와(subscapular fossa)를 채우고 있다(Moore 등, 2011). 종합적으로 볼 때, 이 근육들은 지엽적으로 안정화시키는 근육으로 분류되어 있으면서, 어깨 관절의 역동적인 안정성을 증가시켜주는 기능을 하고 있다(Moore 등, 2011; Neumann, 2010).

어깨의 후방 부위에는 사각형의 공간이 존재해 있다. 이 사각형 공간의 상부 경계면은 소원근이며, 하부 경계면은 대원근으로 구성되어 있으며; 내측 경계면은 삼두근의 장두; 그리고 외측 경계면은 상완골의 외과경으로 구성되어 있다(Moore 등, 2011). 이 사각형의 공간 사이로 지나가는 구조로는 액와신경과 후방 상완회선동맥이 있다(그림4.6 참조). 액와신경은 이 사각형 공간을 빠져나와서 삼각근과 소원근 그리고 어깨의 표면 외측 피부를 지배하는 역할을 한다(Moore 등, 2011).

어깨 관절에는 또 다른 몇 개의 연부조직이 있는데, 이 근육들은 팔을 머리 위로 들어 올리는 동작이 일어나는 동안에 수동적인 안정성을 증가시켜 준다. 상완와 관절의 수동적인 구조로는 관절 순, 캡슐, 그리고 몇 개의 인대를 들 수 있다. 관절 순은 섬유연골성 조직인

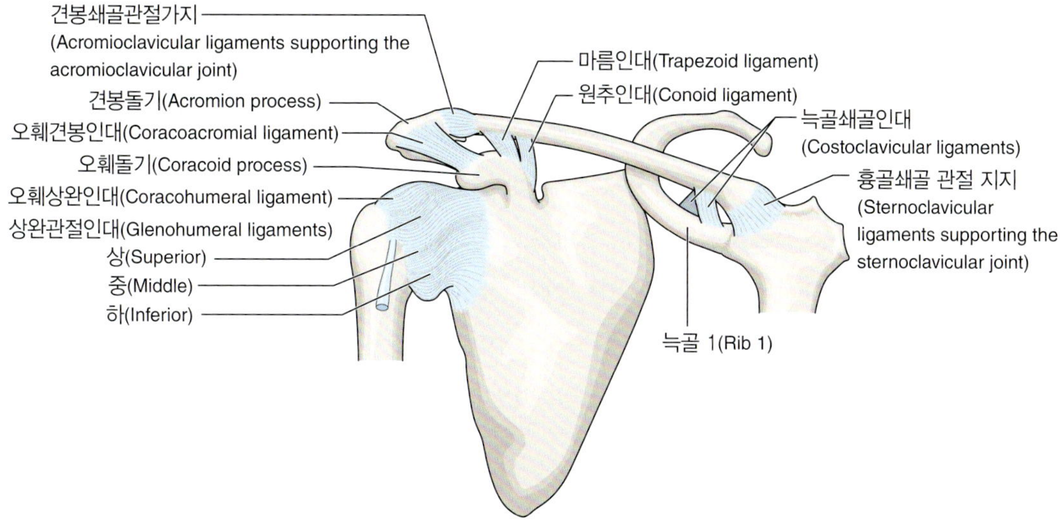

그림 3.5 어깨 복합체의 인대

데, 메커니컬하고도 고유 수용성적인 안정성을 더해 주며, 상완골두를 관절와에 좀 더 깊게 그리고 표면적을 좀 더 넓게 해주는 기능을 한다. 상완와 관절의 인대는 내적인 인대와 외적인 인대로 나누어진다. 내적인 인대는 관절 캡슐에 부착해 있으며, 상완와 관절 인대의 상, 중, 하 부분뿐만 아니라 오훼상완 인대를 포함하고 있다(그림 3.5)(Moore 등, 2011). 이 인대들은 어깨가 외전과 외회전의 각 다른 위치에 있을 때에 수동적인 안정성을 제공하는 기능을 한다(Burkart & Debski, 2002; Neumann, 2010). 상완와 관절의 유일한 외적인 인대는 오훼견봉 인대로서 오훼돌기와 견봉돌기에 부착해 있으며, 오훼견봉 아치(혹은 공간)를 형성하고 있다. 이 아치 아래에는 극상근의 건, 이두근의 장두가 지나가고 있고, 그리고 삼각근하낭(subdeltoid bursa)이 놓여 있다. 건강한 사람은 오훼견봉 아치의 높이가 단지 1cm에 불과하므로, 그 아치 밑을 지나가는 구조물들은 압박이나 충돌을 일으킬 가능성이 높다(Tillander & Norlin, 2002). 삼각근하낭은 표면 삼각근과 심부 회전근개의 건 사이에서 서로의 마찰을 막아 주는 역할을 한다(Neumann, 2010). 견쇄관절(ACJ)과 흉쇄관절(SCJ)은 모두 수동적인 안정성을 제공해 주는 인대를 가지고 있다. 견쇄관절은 견봉쇄골인대와 오훼쇄골인대에 의해 안정화 되어 있는 반면에, 흉쇄관절은 늑골흉쇄인대와 흉골쇄골인대에 의해 안정화되어 있다(그림 3.5 참조). 첨언하면, 이 두 개의 관절 모두 관절의 적합한 조화를 이루게 하는 디스크를 가지고 있다(Moore 등, 2011). 이 모든 구조물들은 관절의 캡슐을 따라 연결되어 있으며 수동적인 안정성을 제공하고 있다.

신경혈관 해부학(Neurovascular Anatomy)

2장에서 언급한 바와 같이, 우측 쇄골하동맥은 상완두동맥 줄기(brachiocephalic trunk)의 가지이며, 좌측 쇄골하동맥은 대동맥 아치(aortic arch)에 직접 연결되어 있다(그림 2.7 참조). 이 두 개의 동맥은 해부학적으로 같은 위치에 자리 잡고 있으며, 몸의 양쪽에서 동일한 경로를 가지고 있다. 쇄골하동맥은 쇄골의 후방 부위를 주행하다가, 첫 번째의 늑골에서 액와동맥으로 변하게 된다(그림 3.6). 액와동맥은 여러 개의 가지를 가지고 있는데, 이들은 어깨 부위에 혈액을 공급하는 역할을 한다. 이 동맥은 겨드랑이의 상완신경얼기의 내측과 외측 코드 후방 부위를 지나(4장), 훨씬 더 아래 대원근의 하방 경계면에까지 내려가서 상완동맥으로 변한다(Moore 등 2011).

어깨 부위에서, 견갑상신경과 액와신경 이 두 개 신경은 상완신경얼기로 부터 나온 것인데, 특별히 좀 더 중요하다(그림 3.7). 견갑상신경은 상완신경얼기의 상부 줄기에서 나와서 극상근과 극하근을 지배하는 역할을 한다. 이 신경은 견갑상 절흔(supraspinatus notch)을 지나가는데, 이 절흔에서 압박을 받게 되면서 극상근과 극하근에 위축을 일으키게 될 수도 있다(Moore 등, 2011; Shah 등, 2011). 액와신경은 상완신경얼기의 후방 코드의 가지로서, 사각형 공간을 지나가고 있으며, 삼각근과 소원근 그리고 어깨의 상부 외측 피부를 지배한다(Moore 등, 2011).

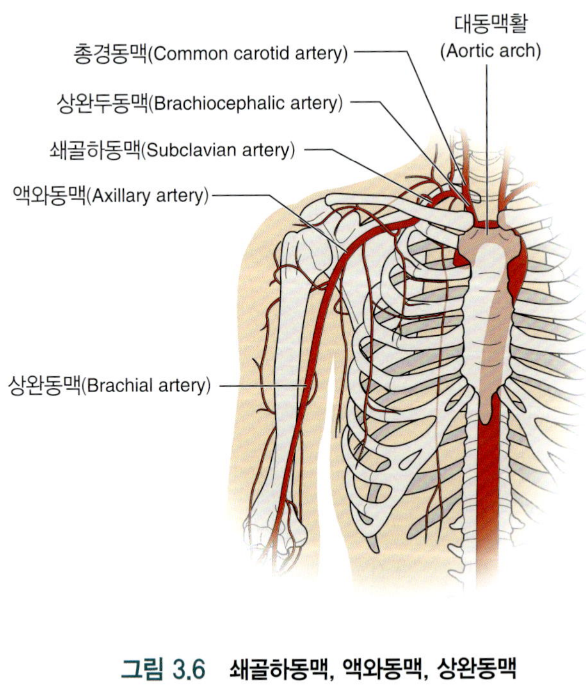

그림 3.6 쇄골하동맥, 액와동맥, 상완동맥

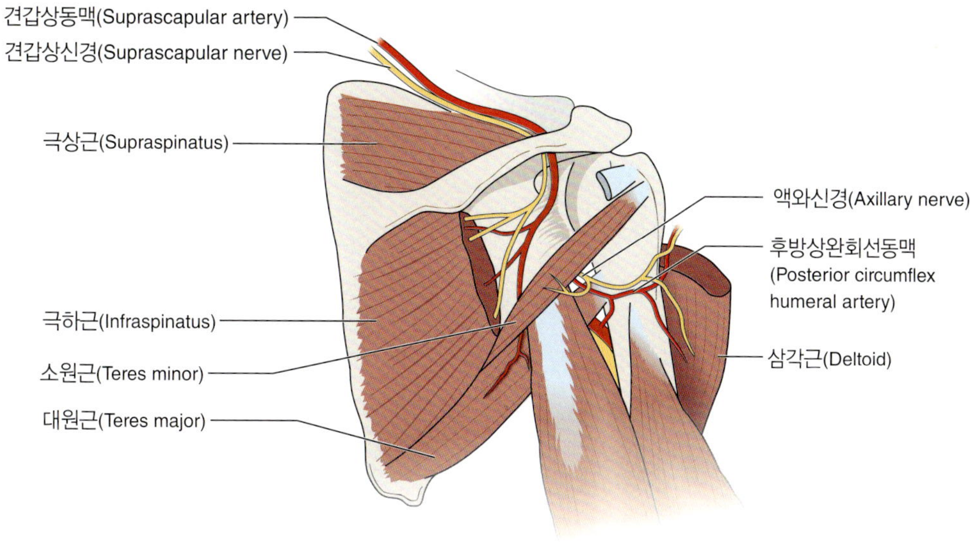

그림 3.7 어깨의 사각형 공간과 그와 관련된 신경과 동맥

촉진(Palpation)

다음의 장에서, 우리는 11개의 뼈의 구조물과 4개의 연부조직의 구조물에 대한 촉진을 보여 주고자 한다.

견갑골의 내측 경계면(Medial Boarder of the Scapula)

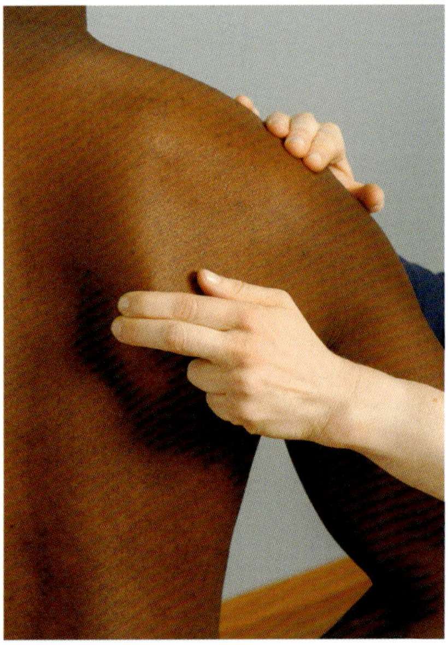

환자 및 임상의 위치

- 환자: 앉은 자세
- 임상의: 환자 후방에서 선 자세

지시사항

- 환자의 팔을 허리 뒤로 위치시켜, 견갑골의 내측 경계면을 더욱 두드러지게 한다.
- 견갑골의 내측 경계면을 따라 상방에서 하방으로 촉진해 간다.

임상적 중요성

견갑골의 내측면은 전거근의 위약이나 장흉신경의 손상으로 인해 더욱 두드러지게 된다(Steinmann & Wood, 2003). 이것을 익상견(아래 사진 참조)이라 부르며, 견봉하충돌증후군(sub-acromial impingment syndrome)이나 회전근개 파열이 있는 환자에게 많이 나타난다(Ludewig & Cook, 2002).

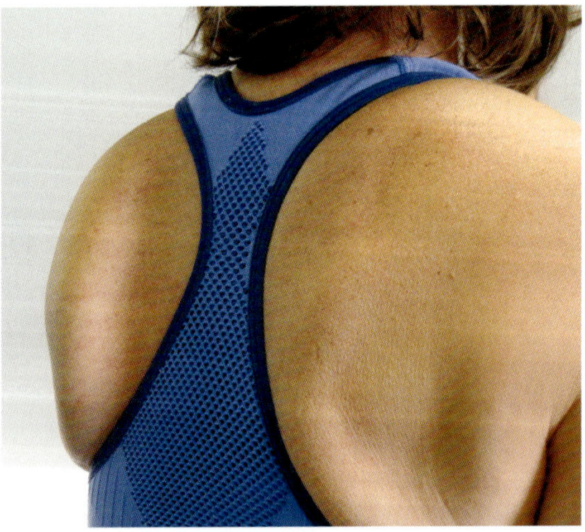

견갑골의 상각(Superior Angle of the Scapula)

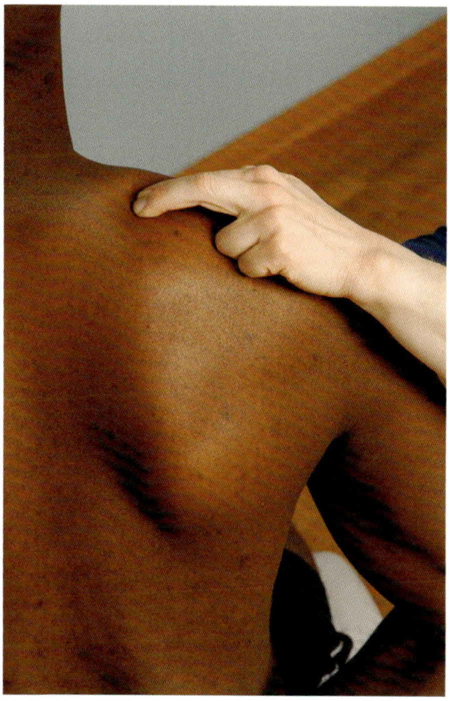

환자 및 임상의 위치

- 환자: 앉은 자세
- 임상의: 환자의 후방에서 선 자세

지시사항

- 환자의 팔을 허리 뒤로 위치시켜, 견갑골의 내측 경계면을 더욱 두드러지게 한다.
- 견갑골의 내측 경계면을 따라 최고의 상부 부위까지 따라 내려가면 곡선이 나 있는 뼈의 돌출부가 검사자의 손가락 아래에서 느껴지게 된다.

견갑골의 하각(Inferior Angle of the Scapula)

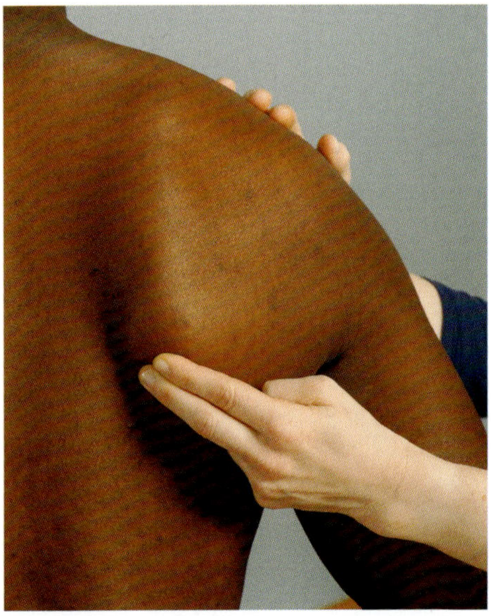

환자 및 임상의 위치

- 환자: 앉은 자세
- 임상의: 환자의 후방에서 선 자세

지시사항

- 환자의 팔을 허리 뒤로 위치시켜, 견갑골의 내측 경계면을 더욱 두드러지게 한다.
- 견갑골의 내측 경계면을 따라 최고의 하부 부위까지 따라 내려가면 곡선이 나 있는 뼈의 돌출부가 검사자의 손가락 아래에서 느껴지게 된다.

임상적 중요성

견갑골의 하각은 견갑상완 리듬을 검사할 때 그리고 승모근과 전거근에 의한 편심 견갑 조절을 할 때에 종종 사용되어 지고 있다(Neumann, 2010). 견봉하충돌증후군(subacromial impingment syndrome)이나 회전근개 파열이 있는 환자에게서, 이러한 근육들의 편심 조절은 어깨 복합체의 협응, 부드러움, 그리고 효과적인 동작을 위해서 매우 중요한 부분이다(Ludewig & Cook, 2002; Pegreffi 등, 2011). 팔을 머리 위로 들어 올리는 동작 중에, 익상견과 견갑골의 하강, 상승을 포함한 전반적인 견갑골 기능부전의 여러 타입에 대한 검사를 해야만 한다(Kibler, Sciascia, & Wilkes, 2012).

견갑골의 외측 경계면(Lateral Boarder of the Scapula))

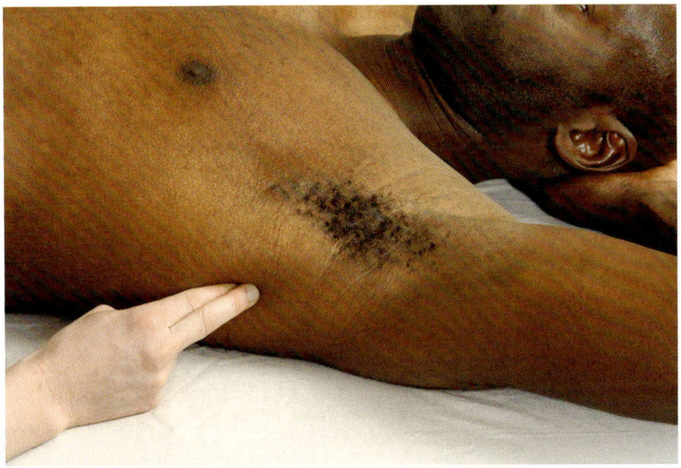

환자 및 임상의 위치

- 환자: 바로 누운자세
- 임상의: 촉진하고자 하는 부위의 측면에 앉은 자세

지시사항

- 환자의 팔을 머리 위로 올리고 손은 머리 밑에 두게 하여(어깨 굴곡, 외전, 외회전), 견갑골의 외측 경계면을 더욱 두드러지게 한다.
- 견갑골의 외측 경계면을 따라 상방에서 하방으로 촉진해 내려간다.

임상적 중요성

견갑골의 외측 경계면 주변에 위치해 있는 연부조직은 장시간의 긴장이나 고정화로 인해 압통점이나 저가동성이 발생할 수 있다.

견갑골의 극(Spine of Scapula)

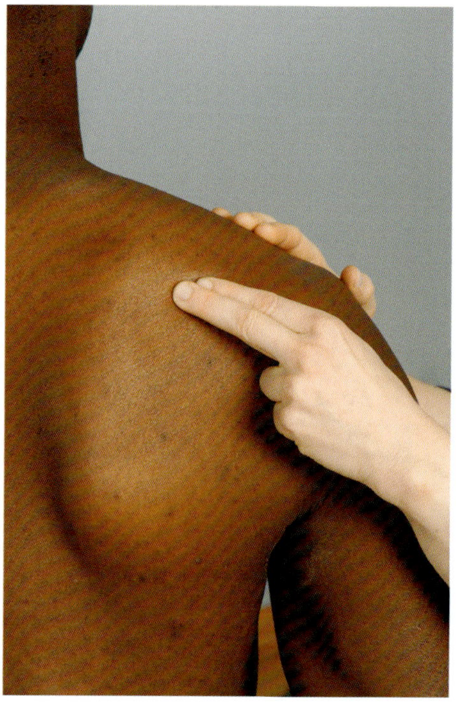

환자 및 임상의 위치

- 환자: 앉은 자세
- 임상의: 환자의 후방에 선 자세

지시사항

- 환자의 팔을 허리 뒤로 위치시켜, 견갑골의 내측 경계면을 더욱 두드러지게 한다.
- 견갑골의 내측 경계면을 따라 하방에서 상방으로 촉진해 올라간다.
- 대략 3/4 정도 올라가면(T3 레벨), 뼈의 융기 부분을 촉진하게 된다.
- 그 시점에서 손가락을 내측에서 외측으로 옮겨가면서 견갑골의 극을 촉진해 가도록 한다.

견봉돌기(Acromion Process)

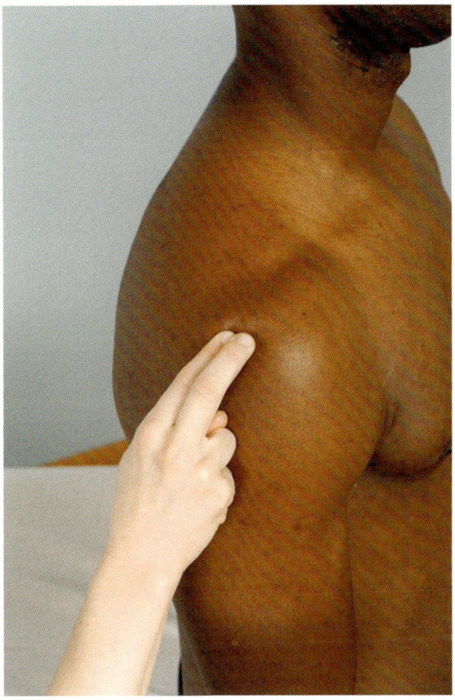

환자 및 임상의 위치

- 환자: 앉은 자세
- 임상의: 촉진하고자 하는 부위의 약간 후방에 선 자세

지시사항

- 환자의 팔을 측면에 편하게 내려놓게 한다.
- 견갑골의 극을 촉진한다.
- 견갑골의 극을 내측에서 외측으로 견봉돌기와 만나는 곳까지 따라 간다.
- 견봉돌기의 후방, 외측, 그리고 전방 부위를 촉진한다.

견봉하 공간(Subacromial Space)

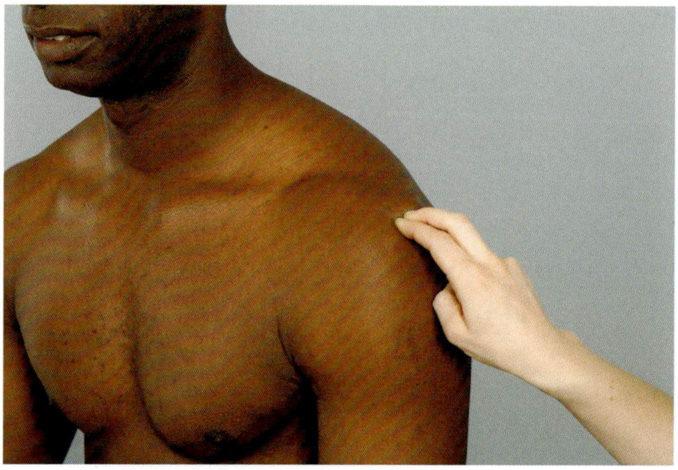

환자 및 임상의 위치

- 환자: 앉은 자세
- 임상의: 촉진하고자 하는 부위의 약간 측면에 선 자세

지시사항

- 환자의 팔을 측면에 편하게 늘어뜨려 놓게 한다.
- 견봉돌기를 촉진한다.
- 손가락을 견봉돌기의 가장 외측 부위로 옮겨간다.
- 손가락을 견봉돌기에서 하방 외측으로 공간이 느껴질 때까지 손가락의 반개에서 한 개 넓이만큼 내려온다.
- 견봉하 공간을 검사하기 위해서는 손가락을 천천히 공간을 따라 전방과 후방으로 움직여 보아야 한다.

오훼돌기(Coracoid Process)

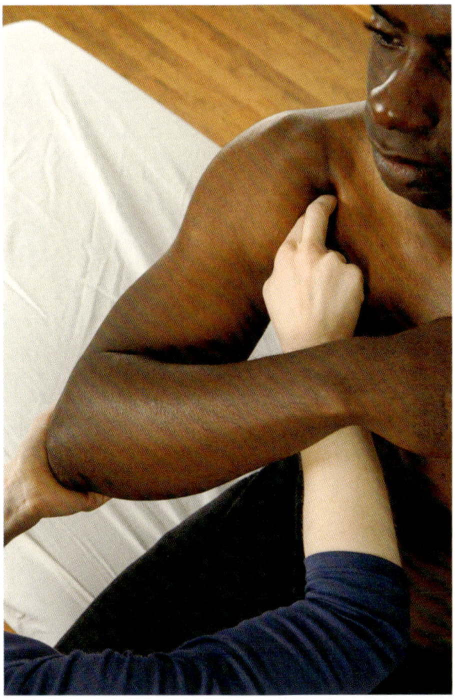

환자 및 임상의 위치

- 환자: 앉은 자세
- 임상의: 촉진하고자 하는 부위의 약간 측면에서 환자를 향해 선 자세

지시사항

- 검사자는 환자의 팔을 굴곡과 수평 내전시켜 손을 반대편 어깨에 위치시켜 놓는다.
- 한 두 개의 손가락을 사용하여 쇄골의 최 외측 하단 부위에서 상완골두를 향해 후방 외측 방향으로 힘을 가한다.
- 손가락 아래에서 뼈의 돌출부가 느껴지게 될 것이다.

주목사항

오훼돌기에는 여러 연부조직이 부착해 있으므로(이두근 단두, 오훼상완근, 소흉근, 그리고 오훼견봉인대), 이 부위에 대한 촉진은 환자에게 다소 불편함을 느끼게 할 수 있다.) 검사 과정에서 정상적인 압통점과 병리학적인 압통점과의 차이점을 구별하기 위해 문제가 없는 반대편도 촉진하여 비교해 볼 것을 당부한다.

상완골의 대결절(Greater Tubercle of the Humerus)

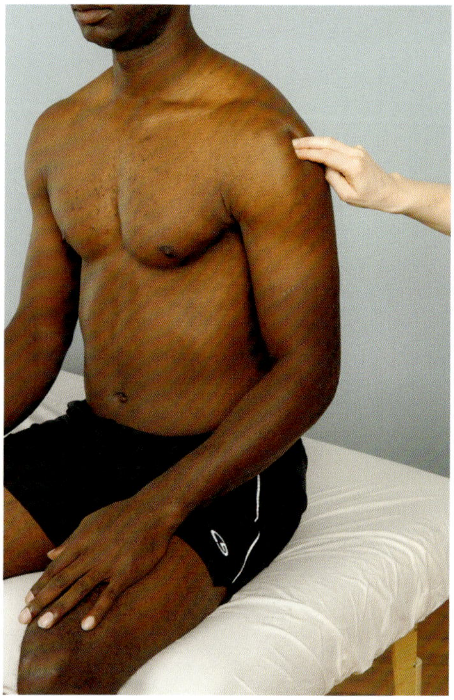

환자 및 임상의 위치

- 환자: 앉은 자세
- 임상의: 환자의 약간 후방 측면에 선 자세

지시사항

- 환자의 손은 허벅지 위에 편안하게 올려놓게 한다.
- 견봉돌기의 외측 경계면을 촉진한다.
- 검사자는 손가락을 하방으로 약 손가락 한 개 넓이만큼 내려와서 대결절을 촉진한다.
- 촉진을 확인하기 위하여, 환자에게 팔을 교대로 내회전과 외회전을 시키게 하면서, 대결절의 움직임을 느껴보도록 한다.

임상적 중요성

만약 어깨의 부상으로 인해 상완골의 대결절에서 압통점이 나타나면, 골절이나 회전근개의 파열을 배제하기 위해 임상의에게 이송할 것을 고려해야 한다.

상완골의 결절간구(Intertubercular Groove of the Humerus)

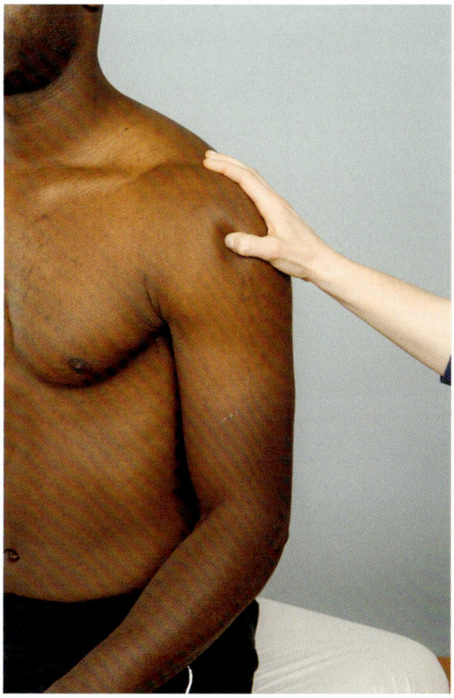

환자 및 임상의 위치

- 환자: 앉은 자세
- 임상의: 환자의 약간 후방 측면에 선 자세

지시사항

- 환자의 손은 허벅지 위에 편안하게 올려놓게 한다.
- 상완골의 대결절을 촉진한다.
- 한 개의 손가락 넓이만큼 내측으로 옮겨서 결절간구를 촉진한다.
- 결절간구 안에는 상완이두근의 장두가 위치해 있다. 이 근육을 촉진하기 위해서는, 환자의 팔을 교대로 내회전과 외전을 시켜보면 검사자의 손가락 아래에서 그것의 움직임을 느끼게 된다.

상완골의 소결절(Lesser Tubercle of the Humerus)

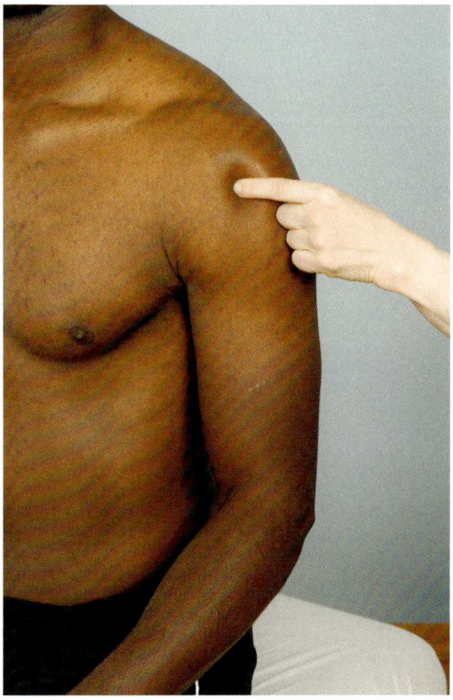

환자 및 임상의 위치

- 환자: 앉은 자세
- 임상의: 환자의 약간 후방 측면에 선 자세

지시사항

- 환자의 손은 허벅지 위에 편안하게 올려놓게 한다.
- 상완골의 결절간구를 촉진한다.
- 소결절을 촉진하기 위해서는 손가락을 내측으로 약간 옮기면 된다.

삼각근 조면(Deltoid Tuberocity)

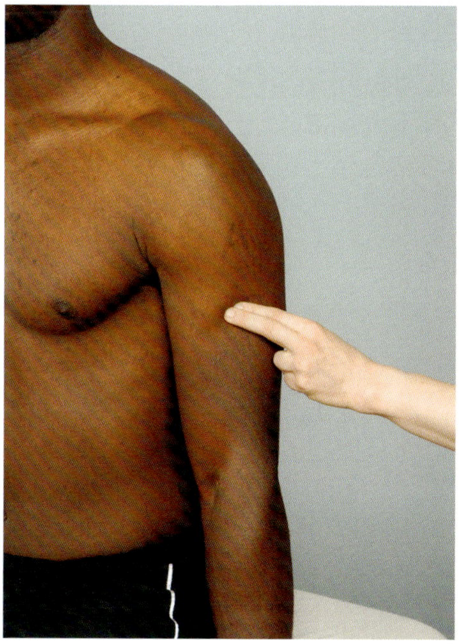

환자 및 임상의 위치

- 환자: 앉은 자세
- 임상의: 촉진하고자 하는 부위의 약간 측면에 선 자세

지시사항

- 환자의 팔을 측면에 편하게 늘어뜨려 놓게 한다.
- 견봉돌기의 외측 면을 촉진한다.
- 손가락을 약 2–2.5인치(5–6.4 센테미터) 하방으로 옮겨간다.
- 상완골의 전방 외측 부분에서 작은 뼈의 융기를 느끼게 될 것이다.
- 환자에게 팔을 외전시키게 하면 삼각근의 원위부 부착점을 고립시켜 촉진할 수 있다.
- 여기에서 환자에게 이완할 것을 지시함으로써 삼각근 조면을 정확하게 느낄 수가 있다.

등 표면과 어깨 부위의 근육(Muscles of the Superficial Back and Shoulder)

근육	기시점	종지점	신경지배	액션
축견갑근(AXISCAPULA)				
승모근	외후두융기, 상항선, C7–T12 극돌기	견봉돌기, 견갑극, 쇄골의 외측 부위	척수부신경 (뇌신경 IX)	중간 섬유: 견갑골 하강견갑골 상방 회전, 동측 굴곡, 목의 반대쪽 회전 상부 섬유: 견갑골 상승 하부 섬유: 견갑골 후인
광배근	장골릉, 하부 세 개 혹은 네 개의 늑골, 흉요추근막, 요추천골, 견갑골의 하각	상완골의 결절간구	흉배신경 (C5–C7)	어깨의 신전, 내회전, 그리고 내전
능형근	C5–C7 극돌기	견갑골의 내측 부위	견갑배신경(C5)	견갑골의 후인과 하방 회전
견갑거근	C1–C4 횡돌기	견갑골의 상각	견갑배신경(C5)	견갑골의 하방 회전, 목의 동측 굴곡과 회전
견갑상완근(SCAPULOHUMERAL)				
삼각근	견봉돌기, 견갑극, 쇄골의 외측 부위	상완골의 삼각근 조면	액와신경(C5–C6)	전방 섬유: 어깨 굴곡과 내회전 후방 섬유: 어깨 신전과 외회전 중간 섬유: 어깨 외전
극상근	견갑골의 극상와	상완골의 대결절	견갑상신경 (C5–C6)	어깨 외전
극하근	견갑골의 극하와	상완골의 대결절	견갑상신경 (C5–C6)	어깨 외회전
소원근	견갑골의 외측 경계면	상완골의 대결절	액와신경(C5–C6)	어깨 외회전
견갑하근	견갑골하와	상완골의 소결절	상부와 하부 견갑하신경 (C6–C8)	어깨 내회전
대원근	견갑골 하각	상완골의 결절간구	하부 견갑하신경 (C6–C8)	어깨 내회전

승모근(Trapezius)

환자 및 임상의 위치

- 환자: 엎드려 누운 자세
- 임상의: 촉진하고자 하는 부위의 측면에 선 자세

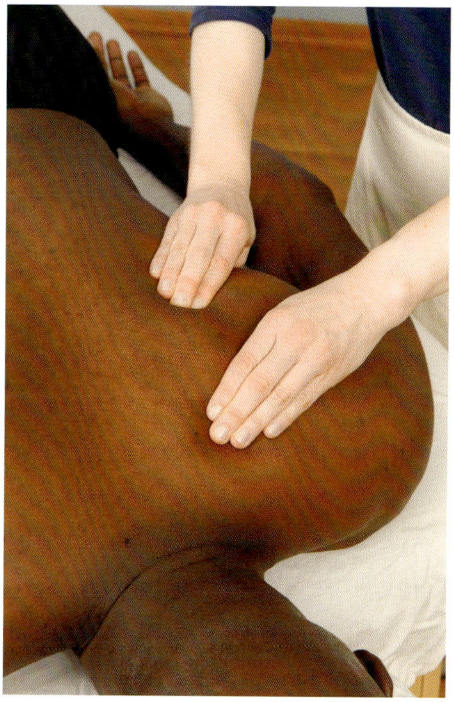

지시사항

- 우선 외후두융기를 찾아 그 바로 아래 외측 부위에 있는 승모근의 상부 섬유에 네 개의 손가락 패드를 위치시킨다.
- 한 손을 사용하여 승모근의 상부 섬유를 촉진하고, 다른 한 손으로는 중간 섬유와 하부 섬유를 촉진한다.
- 상부 섬유를 평가하기 위해서는 환자에게 견갑골을 상승시키게 하면 된다.
- 환자에게 견갑골을 교대로 후인과 하강을 시키게 함으로서 승모근의 중간 섬유와 하부 섬유를 평가할 수 있다.

임상적 중요성

상승모근은 종종 단축과 경직이 쉽게 일으키며, 중간 섬유 하부 섬유는 약해지게 됨으로서 견봉하충돌증후군(subacromial impingment)과 회전근개 파열과 같은 어깨의 병리학적인 현상이 나타나게 된다(Janda, 1978, 1996; Ludewig & Cook, 2002).

광배근(Latissimus Doesi)

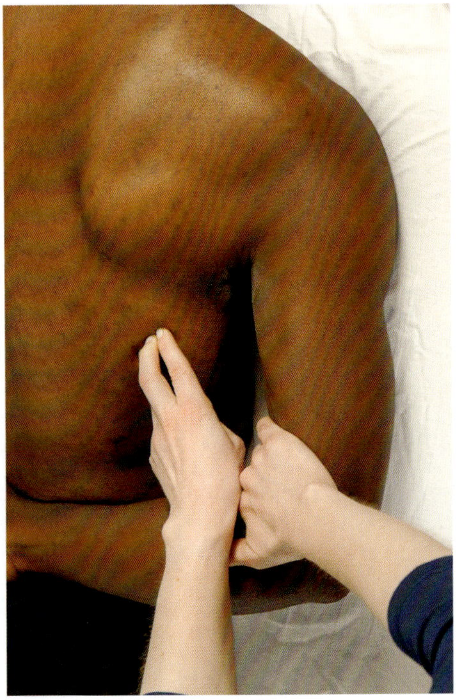

환자 및 임상의 위치

- 환자: 손등을 허리 위에 얹어 놓은 채 엎드려 누운 자세
- 임상의: 촉진하고자 하는 부위의 측면에 앉은 자세

지시사항

- 광배근을 수축시키기 위하여 환자에게 팔을 신전과 내전 동작을 하게하고, 검사자는 팔목을 후방 내측 방향으로 저항을 한다.
- 검사자는 장골릉에서부터 견갑골의 외측 경계면에까지 몸통의 후방 외측 부위를 따라 올라가면서 촉진한다.

능형근(Rhomboid)

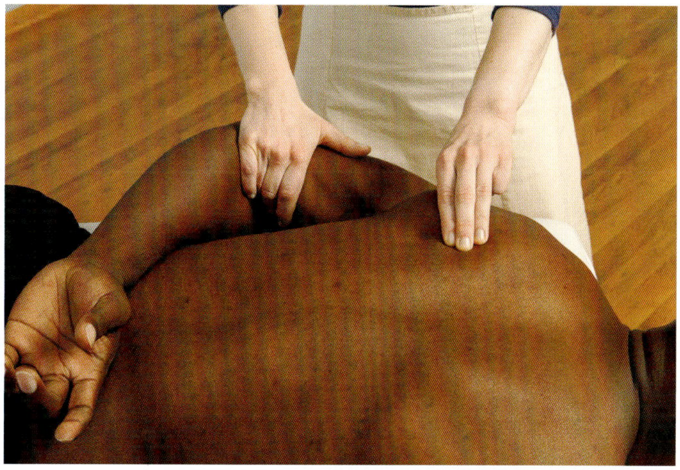

환자 및 임상의 위치

- 환자: 손등을 허리 위에 얹어 놓은 채 엎드려 누운 자세
- 임상의: 촉진하고자 하는 부위의 약간 후방 외측에 선 자세

지시사항

- 견갑골의 내측 경계면을 촉진한다.
- 손가락을 연부조직이 촉진될 때까지 내측으로 옮긴다.
- 촉진을 확인하기 위하여, 환자에게 견갑골을 후인시켜 능형근을 수축시키도록 지시하고 검사자는 환자의 팔목에 후방 내측으로 저항의 힘을 가한다.

주목사항

환자가 손을 허리 위에 갖다 대면, 견갑골은 하방 회전을 일으키게 되면서 승모근이 억제되어 능형근을 더욱 쉽게 촉진할 수 있게 된다.

견갑거근(Levator Scapulae)

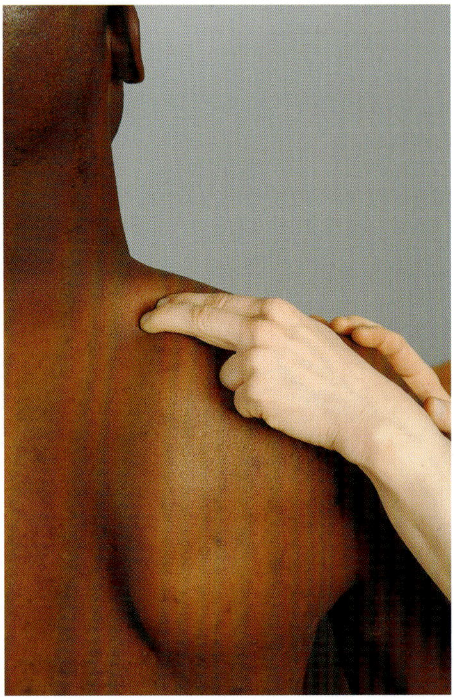

환자 및 임상의 위치

- 환자: 손등을 허리 위에 얹어 놓은 채 엎드려 누운 자세
- 임상의: 촉진하고자 하는 부위의 약간 후방에 선 자세

지시사항

- 견갑골의 상각을 촉진한다.
- 견고한 압박을 가해 견갑거근의 종지점을 느끼도록 한다.
- 근육의 수축을 통해 촉진을 확인하기 위해, 환자에게 견갑골을 천천히 들어 올리게 지시한다.

주목사항

- 손등을 허리 위에 둔 이 자세에서는 승모근이 억제되어 견갑거근을 더욱 정확하게 촉진할 수 있게 된다. 이 근육을 따라 후방 경추 삼각(cervical triangle) 부분까지 올라가면 그 곳에는 더 이상 승모근에 의해 덮혀 있지 않다.
- 견갑거근에 의해서는 견갑골이 천천히 상승하게 되는 반면에, 상승모근의 수축에 의해서는 견갑골이 급하게 상승하는 경향이 있다.

삼각근(Deltoid)

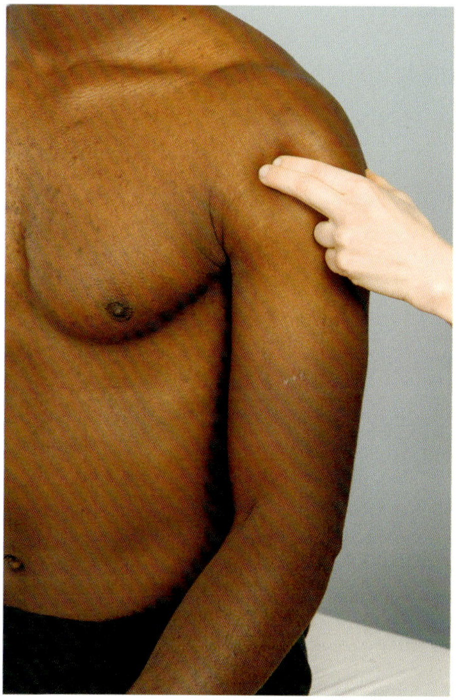

환자 및 임상의 위치

- 환자: 앉은 자세
- 임상의: 촉진하고자 하는 부위의 측면에 선 자세

지시사항

- 어깨의 윤곽을 촉진한다.
- 삼각근의 전방, 중간, 후방 섬유의 기시점을 촉진한다. 전방에서 시작하여 외측으로 옮기고, 그러고 나서 후방으로 삼각근의 세 부분 모두를 검사하도록 한다.
- 섬유를 따라 삼각근 조면에 있는 이 근육의 종지점까지 내려간다.
- 촉진을 확인하기 위하여, 환자에게 삼각근을 수축시키기 위해 다양한 동작을 취하도록 지시한다.

극상근(Supraspinatus)

환자 및 임상의 위치

- 환자: 손등을 허리 위에 얹어 놓은 채 앉은 자세
- 임상의: 촉진하고자 하는 부위의 후방에 선 자세

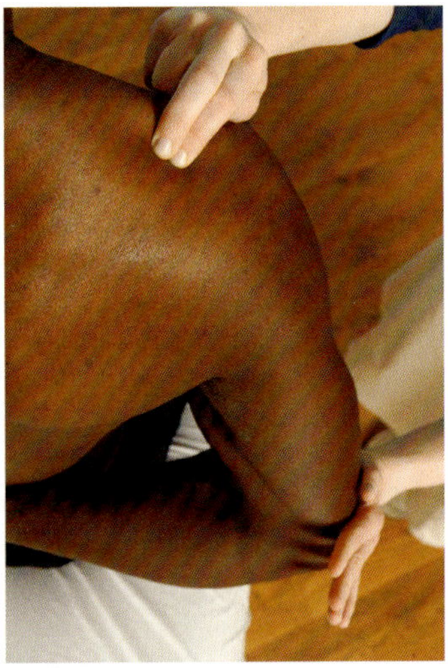

근복(Muscle belly)

지시사항

- 견갑극을 내측에서 외측으로 촉진한다.
- 견봉돌기의 후방 부위 가까이에서, 손가락을 표면에 나 있는 작은 홈으로 옮겨 가도록 하는데, 그 곳이 바로 극상와이다.
- 촉진을 확인하기 위하여, 환자에게 극상근의 근복을 수축시킬 수 있도록 어깨를 외전시키게 한다.

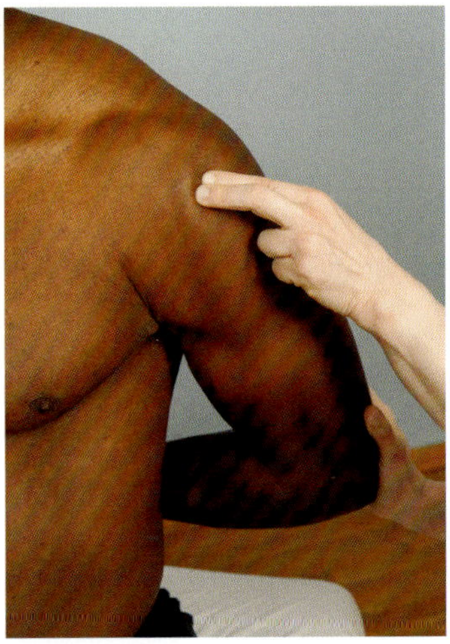

건(Tendon)

지시사항

- 견봉돌기의 전방 부위를 촉진한다.
- 견봉돌기의 전방 부위 아래로 한 개의 손가락 넓이만큼 내려와서 대결절에 부착해 있는 극상근의 건을 촉진한다.

임상적 중요성

손등을 허리 뒤로 한 채, 삼각근에서 찾아 올라가면 촉진에 정확성이 더해지므로, 극상근의 건을 검사하는데 더 나은 방법이 될 수도 있다(Mattingly & Mackarey, 1996). 이 방법은 임상가가 근육과 건의 접합부(musculotendon)와 뼈와 건의 접합부(tenoperiosteal)에 교차–마찰 마사지(cross–friction massage)를 할 때에 도움이 된다.

극하근과 소원근(Infraspinatus and Teres Minor)

환자 및 임상의 위치

- 환자: 팔꿈치를 대고 엎드려 누운 자세
- 임상의: 촉진하고자 하는 부위의 측면에 선 자세

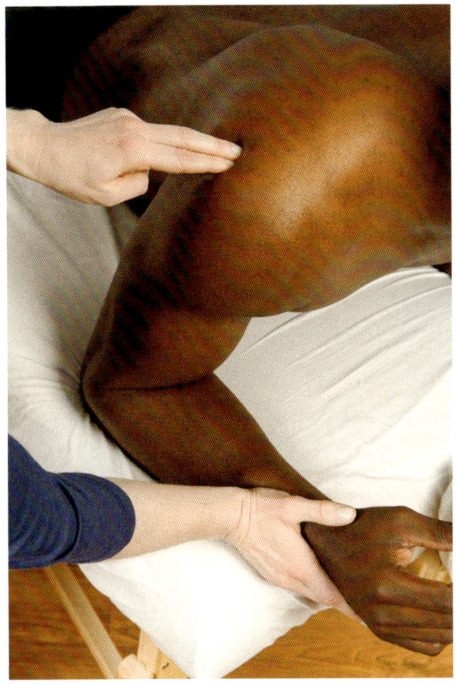

지시사항

- 환자에게 촉진하고자 하는 부위에 체중을 이동시키게 한다.
- 견갑극을 내측에서 외측으로 촉진한다.
- 견봉돌기의 외측 면을 찾아낸다.
- 손가락을 하방으로 옮겨 대결절상완골의 대결절을 촉진한다.
- 손가락 한 개의 넓이만큼 아래로 내려와 극하근과 소원근의 건을 촉진한다.
- 촉진을 확인하기 위하여, 환자에게 팔을 외회전시켜 건을 수축시키게 한다.

임상적 중요성

이 자세를 취하게 하는 것은 후방 회전근개의 건을 검사하는데 아주 좋은 방법이다(mattingly & Mackarey, 1996). 이 건들은 종종 회전근개 파열, 견봉하충돌증후군, 그리고 회전근개 건의 염증이나 퇴행성과 같은 임상적 병리 현상을 가져오기도 한다(Prentice, 2011; Waugh, 2005).

견갑하근(Subscapularis)

환자 및 임상의 위치

- 환자: 어깨를 외전시킨 채(예, 손이 전상장골극 위에 위치) 바로 누운 자세
- 임상의: 촉진하고자 하는 부위의 측면에 앉은 자세

근복(Muscle belly)

지시사항

- 견갑골의 외측 경계면을 촉진한다.
- 외측 경계면에서 전방으로 손가락을 옮겨 가면 연부조직이 느껴지는데, 그것이 견갑하근이다.
- 촉진을 확인하기 위하여, 환자에게 내회전을 시켜 이 근육을 수축시키게 한다.

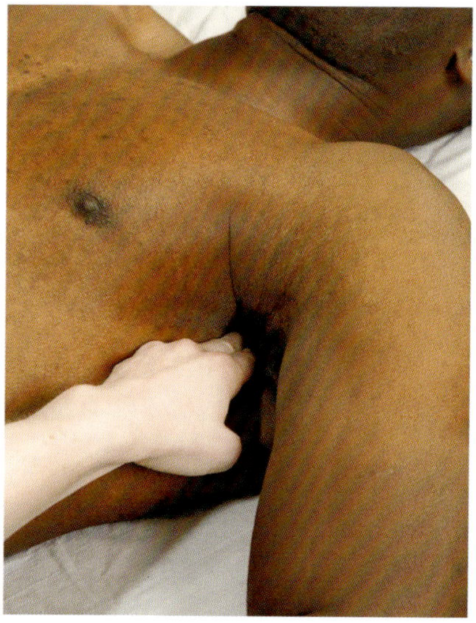

건(Tendon)

지시사항

- 검사자는 엄지와 검지로 다이아몬드 모양을 만들어, 검지를 환자의 어깨 상부 부위에 오목한 형태로 위치시켜 놓는다.
- 엄지를 겨드랑이에 위치시켜 놓고, 겨드랑이의 상부 부위를 촉진하기 시작한다.
- 천천히 견고한 압박을 상 방향으로 가하여 견갑하근의 건을 촉진한다.
- 촉진을 확인하기 위하여, 환자에게 내회전을 시켜 이 건을 수축시키게 한다.

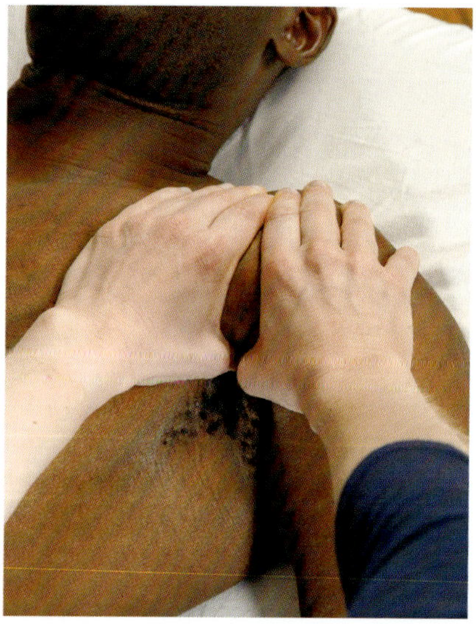

주목사항

- 이 근육은 아주 심부에 위치해 있어서 촉진 시에 환자가 불편함을 느낄 수 있으니, 이 근육을 촉진할 때에는 환자와 대화를 잘 하는 능력이 매우 중요한 부분이 된다.
- 근육을 좀 더 잘 검사하기 위해서는, 환자에게 손을 옆구리에 편안하게 두게 하여 어깨의 견갑골이 바닥에 잘 닿게 한다.

임상적 중요성

견갑하근의 건을 촉진할 때에, 상완신경얼기과 액와동맥이 이 건 주변에 있다는 것을 반드시 기억해야한다. 환자에게 손에서 무감각증이나 저림 현상이 나타날 수 있다는 점을 주지시켜 주어야 한다. 이러한 특정 견갑하근의 건을 촉진하는 테크닉은 일정기간 내회전과 내전 상태에서 고정시켜 놓은 환자를 치료할 때에 특히 중요한 부분이 된다. 이러한 환자는 종종 어깨 외회전에 제한이 나타난다. 이 근육 건의 정확한 촉진은 연부조직의 가동술을 가능하게 해 줌으로서, 통증 감소와 혈액 공급의 증가 그리고 근육 조직의 확장성을 증대시켜 주게 된다(Mattingly & Mackarey, 1996; neumann, 2010; Pegreffi 등, 2011).

대원근(Teres Major)

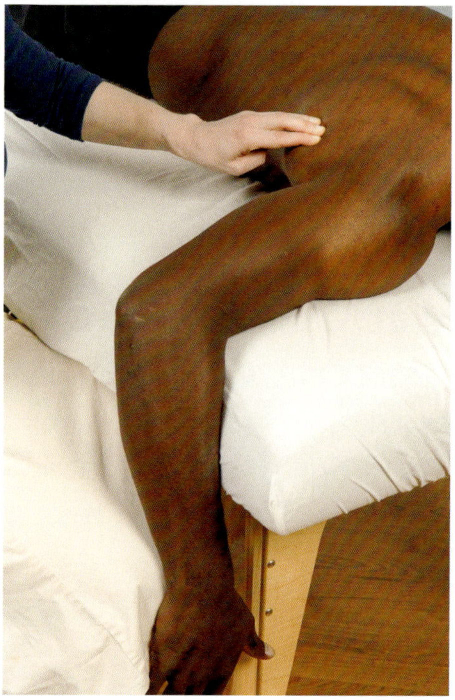

환자 및 임상의 위치

- 환자: 어깨를 테이블 밖으로 90도 외전시켜 편하게 위치시켜 놓은 채 엎드려 누운 자세
- 임상의: 촉진하고자 하는 부위의 측면에 앉은 자세

지시사항

- 견갑골의 하각을 촉진한다.
- 손가락을 내측에서 외측으로 옮겨가면서 대원근의 경계면을 따라 검사해 간다.
- 촉진을 확인하기 위하여, 환자에게 내회전을 시켜 이 근육을 수축시키게 한다.

증례 연구(Case Study)

병력(History)

18세의 고등학교 야구선수(투수)가 우측 어깨 통증으로 클리닉을 방문하였는데, 그는 3주 전에 야구 연습을 하고 난 후부터 어깨의 후방과 외측 부분에 통증이 발생하였다고 호소하였다. 그는 학교에서 트레이너에게 말하였더니 그가 아이스를 어깨에 대 주었다고 하였다. 그는 지난 3주 동안 통증의 강도가 점점 더 심해 졌으나 야구공을 던질 때 증상의 발현 시간은 약해졌다고 한다. 증상은 아이스 적용과 소염제 복용으로 일시적으로 감소되는 상태였다. 그는 오른손잡이이고 부모와 함께 거주하고 있으며, 스포츠 센터에서 파트타임으로 아르바이트를 하고 있었다. 그는 학교 야구팀의 주전 멤버이고, 1주일에 5회 2시간씩 연습을 하고, 시합은 매주 1회를 하고 있었다. 환자는 매 5일마다 1회 게임을 즐기고 있었다.

- 이 정보에만 기초로 하여 볼 때, 가장 유력한 세 가지의 진단은 무엇이라고 보는가?

검사(Examination)

과거 치료 병력	없음
약 복용	알리브(Aleve)
관찰	익상견 증가, 머리 전방 돌출, 흉추 후만 증가
능동적 가동범위	우측 어깨 굴곡 = 0°–160°, 외전 = 0°–160°, 내회전 0°–50°, 외회전 = 0°–125°
수동적 가동범위	우측 어깨 외회전을 제외한 정상 가동범위, 외회전 = 0°–132°
수기적 근력 검사	우측 외회전을 제외하고 정상, 우측 외회전 = 3+/5(통증 유발), 전거근, 중,하 승모근 = 4–/5
특별 테스트	Neer 테스트 음성 Hawkin–Kennedy 테스트 음성 Yocum 테스트 음성 labral 테스트 음성(Crank, O'Brien, 이두근 하중 II) 내회전 저항 테스트 양성 재위치 테스트(relocation test) 양성 내회전 외회전 쳐짐 사인 음성
그 외	능동적, 수동적 외회전 가동범위의 끝 부분에서 통증 발생 피칭에서 코킹 후반부와 감속 단계에서 통증 발생 견갑상완 리듬의 변화(굴곡, 외전과 함께 조기 상방으로의 회전) 원심성 견갑골 컨트롤의 저하

- 주관적인 정보와 객관적인 정보를 함께 기초로 하여 볼 때, 가장 유력한 두 개의 진단은 무엇이라고 보는가? 세 번째 진단을 배제하는 근거를 제시하라.
- 여러분의 감별 진단에 기초하여 볼 때, 이 환자의 어느 구조를 촉진해야 할 것인가?
- 나타난 모든 정보를 바탕으로 하여 볼 때, 여러분은 이러한 구조물의 촉진에서 무엇을 발견할 것이라고 기대하는가?

증례의 해결과 논의(Case Solution and Discussion)

병력에 기초한 잠재적인 진단

- 충돌증후군
- 관골순 파열
- 회전근개 파열

병력과 검사에 기초한 잠재적인 진단

- 관골순 파열
- 후방 충돌증후군

회전근개 파열: 이 진단은 사고의 특정성에 대한 부족으로 배제될 수 있다. 주어진 환자의 나이로 보아 파열은 외상 사고로 인해 일어나야 할 것이다. 첨언하면, 내회전과 외회전 시 어깨가 쳐지는 사인이 없을 뿐만 아니라 외전의 강도 테스트에서도 위약함이 나타나지 않는 것은 이 진단을 강력하게 부정하는 결과로 볼 수 있다.

촉진할 구조물

- 승모근
- 견갑거근
- 이두근의 장두
- 견갑하근
- C7–T1 극돌기와 횡돌기
- 극상근
- 극하근과 소원근

촉진의 결과

- 우측 상, 중, 하 승모근과 견갑거근의 촉진에 의한 압통점 발생
- 우측 극하근, 소원근, 견갑하근, 그리고 이두근 장두의 촉진에 의한 압통점 발생

임상적 추론

- 어깨충돌증후군: 충돌증후군에는 두 개의 타입이 있다. 견봉하 충돌증후군이 흔히 일어나는 것인데, 회전근개의 건은 오훼견봉 아치 아래에서 충돌이 발생하고 있다. 또 다른 하나는, 후방 혹은 내부 충돌증후군으로서 상완골두가 전방 병진 변위가 발생할 때에 일어나고, 상완골두와 관골순 사이의 압박으로 인해 극상근과 극하근이 관절 표면에 의해 자극을 받게 된다. 이러한 현상은 특히 젊은 층에서 팔을 머리 위로 들어 올리는 운동종목에서 흔히 발생하고 있다. 이 환자는 투수이므로, 후방 충돌증후군이 일어나는 그룹에 해당된다. 그의 젊은 나이, 어깨의 후방과 외측에 통증 발생, 피칭에서 코킹 후반부와 감속 단계에서 통증 발생, 견봉하 충돌증후군을 위한 특정 테스트 음성, 재위치 테스트(relocation test) 양성, 수동적 외회전 테스트에서 통증 발생, 외회전근과 견갑근의 위약과 압통점 존재, 견갑상완 리듬의 변화, 그리고 원심성 견갑골 컨트롤의 저하와 같은 이 모든 것들은 후방 충돌증후군을 가리키는 것이다.
- 관절순 파열: 회전근개의 촉진에 의한 위약과 압통점, 변화된 견갑상완 리듬, 그리고 외회전 가동범위 끝 부분에서와 수동직 가동범위에서 통증이 발생하는 것은 관절순의 파열을 의미하는 것으로 볼 수 있다. 이러한 것은 팔을 머리 위로 들어 올리는 투수에게는 흔히 일어나는 반면에, 관절음이 적게 난다거나 특정 테스트에서 음성으로 나타나는 것으로 보아 이것은 배제된다.

4

가슴과 겨드랑이 부위 (Pectoral and Axillary Region)

가슴과 겨드랑이 부위의 검사와 치료는 종종 몸통의 상부 사분 영역(upper quarter)이나 경추의 기능부전을 가진 환자에게서 많이 나타난다. 혈관과 신경계통이 해부학적으로 이 부분과 밀접한 연관관계가 있다는 점을 반드시 염두에 두어야 한다. 상완신경얼기(brachial plexus)뿐만 아니라 액와동맥(axillary artery)과 그 가지에 대한 증상과 징후 그리고 기능부전이 어깨 거들(shoulder girdle)이나 경추에서 독립적으로 나타날 수가 있다. 이러한 식견은 당신이 정확한 진단을 내리는데 많은 도움이 될 것이다. 치료사는 이 부위를 촉진하는 동안에, 환자에게 이러한 해부학적 영역에서 어떠한 혈관이나 신경계통의 불편함이나 증상이 나타나면 알려 주어야 한다는 점을 반드시 주지시켜야 한다.

가슴 부위의 기능(Functions of the Pectoral Region)

이 부위의 해부학적 영역에서 가장 중요한 기능 중의 하나는 흉부에 자리하고 있는 장기를 보호하는 것인데, 가장 중요한 것으로는 심장과 폐이다. 첨언하자면, 흉곽은 절대 경직된 것이 아니며, 호흡 시 수축과 팽창이 필요한 적절한 움직임이 필요하다. 어깨 거들과 접점을 이루고 있는 해부학적 영역은 겨드랑이와 축골격 사이에서 가교 역할을 하는데, 이 영역에 적절한 안정성이 보장되지 않으면 상지의 가동성에 소실이 나타나거나 손상이 발생할 수 있게 된다.

골 해부학(Bony anatomy)

가슴 부위는 흉골(sternum), 흉곽(rib cage), 쇄골(clavicle), 그리고 어깨 거들(이 부위에 관해서는 3장

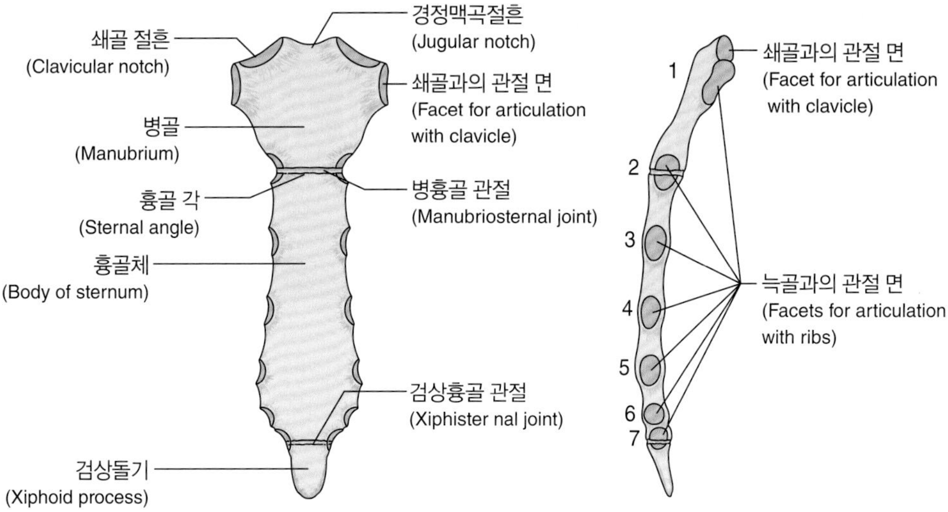

그림 4.1 흉골의 해부학

에 논의되어 있음)로 구성되어 있다. 흉골은 평평한 뼈로서 세 개의 부분으로 나누어져 있는데; 흉골(manubrium), 흉골체(body), 그리고 검상돌기(xiphoid process)(그림 4.1)이다. 흉골은 흉골병의 상부에 위치하고 있으면서, 두 개의 다른 해부학적 구조 즉 경정맥공절흔(jugular notch)과 흉골각(sternal angle)을 찾기 위해 중요한 랜드마크가 된다. 경정맥공절흔은 흉골의 바로 위에 위치해 있고, 흉골각은 흉골의 바로 아래에 위치해 있다. 흉골각은 흉골과 흉골체 사이에 위치해 있으며, 개인의 차이에 따라 촉진이 가능하다(Moore, Agur, & Dalley, 2011).

늑골은 길고 곡선 형태를 가진 뼈로서 흉곽의 대부분을 형성하고 있다(그림 4.2). 늑골은 흉곽의 양쪽에서 12쌍으로 구성되어 있고 흉골에 마지막으로 부착하기 전에 관련 늑연골에 관절을 이루고 있다. 1번 늑골은 흉골에 부착해 있는 반면에, 2번 늑골은 흉골각에 부착해 있으며, 3, 4, 5, 6 그리고 7번 늑골은 흉골체에 부착해 있다. 늑골 8, 9 그리고 10번은 흉골에 부착해 있지 않고 상부 늑골에 부착해 있다. 마지막 두 개 11번과 12번의 늑골은 전방에 어느 곳에도 부착해 있지 않는데, 따라서 이를 부유늑골(floating rib)이라고 부른다. 후방에서 살펴보면, 각 늑골들은 흉추의 척추체(늑골척추관절)와 횡돌기(늑골횡돌기관절)에 부착해 있다(Moore 등 2011). 각 늑골 사이에는 늑골간 공간(intercostal space)이 존재하고 있는데, 이 늑골간 공간은 심장과 폐의 소리를 청진할 때에 중요한 해부학적 랜드마크를 제공해 준다.

후방 부위에서, 각 늑골은 머리와 목 그리고 관절 돌기를 가지고 있다(그림 4.3). 각 늑골의 머리와 관절 돌기는 늑골척추관절과 늑골횡돌기관절을 형성하기 위해 흉추와 관절을 이루고 있다(Moore 등 2011). 이러한 두 개의 윤활관절(synovial joint)은 환기(ventilation) 시에 움직

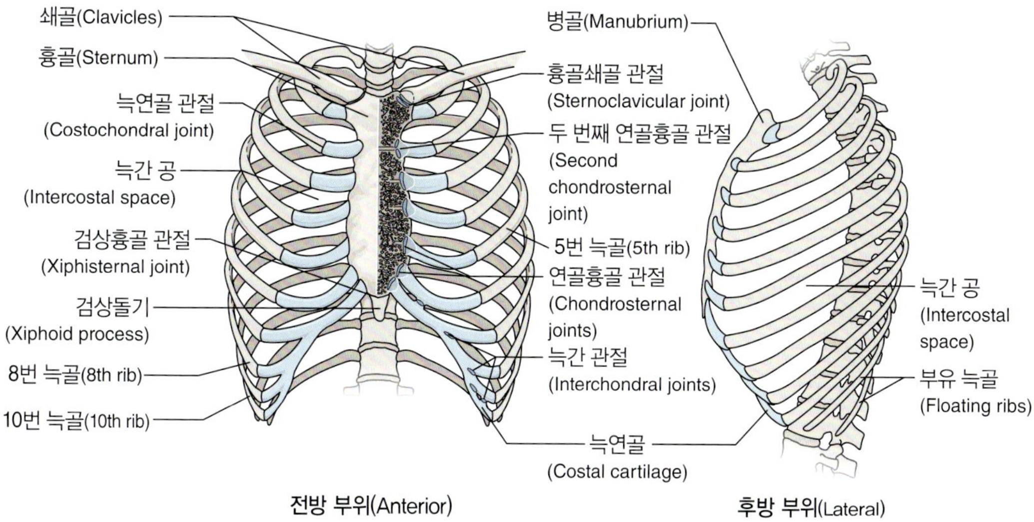

그림 4.2 진늑골과 부유늑골이 나타나 있는 흉곽

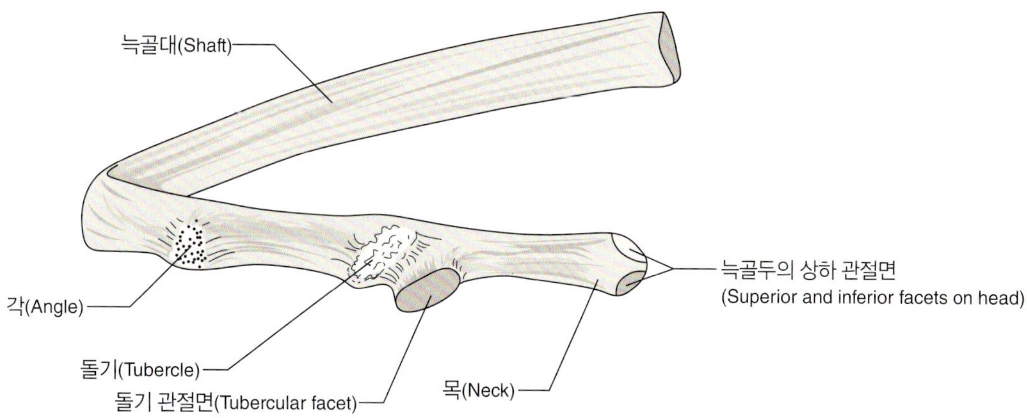

그림 4.3 전형적인 늑골

임을 가능하게 해 주고 그리고 흉추와의 연관 움직임을 일으키게 해 주는데, 따라서 이것은 인대에 의해 안정화되어 있다(Moore 등, 2011; Neumann, 2010).

흉곽의 상부 부위에는 쇄골이 존재해 있는데(그림 4.4), 이 뼈는 긴 곡선 형태를 하고 있으며, 축골격과 사지골격을 연결해 주고 있다. 쇄골의 내측 부위는 전방이 볼록하게 되어 있으므로 촉진이 용이한 반면에, 외측 1/3은 전방 부위가 오목하게 되어 있어서 촉진하기에 약간 어려움이 있다. 쇄골의 외측 끝 부분은 견봉의 끝단(acromial end)으로 불리고 있는데, 이것은 견봉돌기와 관절을 이루면서 견봉쇄골관절(AC joint)을 형성하고 있다. 쇄골의 내측 끝 부

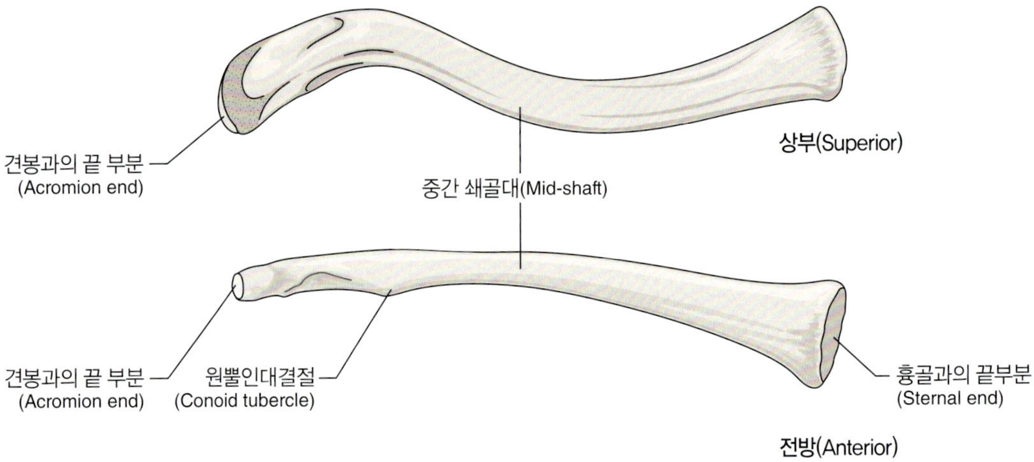

그림 4.4 쇄골

분은 흉골의 끝단(sternal end)으로 불리면서 쇄골절흔(clavicular notch)에서 흉골과 관절을 이루어 흉골쇄골관절(SC joint)을 형성하고 있다(Moore 등 2011). 쇄골의 상부에서 약간 후방 부위에 쇄골상삼각(suprclavicular triangle)이라는 것이 있는데, 이 삼각은 전방으로는 쇄골, 후방으로는 승모근, 외측으로는 견봉돌기에 의해 형성되어 있다(Moore 등 2011). 이 삼각 부위 안에서 첫 번째 늑골의 촉진이 가능하다.

연부조직 해부학(Soft Tissue Anatomy)

네 개의 근육이 가슴과 겨드랑이 부위에 위치해 있는데; 그것은 대흉근, 소흉근, 전거근, 그리고 쇄골하근이다(그림 4.5). 첫 세 개의 근육은 상완골과 견갑골의 움직임을 제공하는 반면에, 쇄골하근은 쇄골의 외측 부위를 안정화시켜주는 역할을 한다(Moore 등 2011). 이 들 근육 중에서 대흉근이 가장 큰 근육이다. 대흉근은 세 개의 머리 즉, 쇄골 머리(clavicular head)와 흉늑골 머리(sternocostal head) 그리고 복부 머리(abdominal head)를 가지고 있으며, 가슴 전방 부위의 피부 바로 아래에 위치해 있다. 이 근육의 심부 영역에서 근막에 의해 덮혀 있는 것이 소흉근이다(Moore 등 2011). 전거근은 흉곽의 전방과 외측 부위에 위치해 있으며, 쇄골하근은 쇄골 바로 아래에 위치해 있다(Moore 등 2011).

이 부위에서 네 개의 근육 중에 세 개는 겨드랑이를 형성하고 있다. 겨드랑이는 전후 내외측의 네 개의 경계면을 가지고 있다. 전방의 경계면은 대흉근과 소흉근에 의해 형성되어 있고(그림 4.5), 광배근과 견갑하근 그리고 대원근은 후방 경계면을 형성하고 있다(그림 3.3과 3.4 참조). 내측 경계면은 전거근, 외측 경계면은 상완골의 결절간구(intertubercular groove)에 의

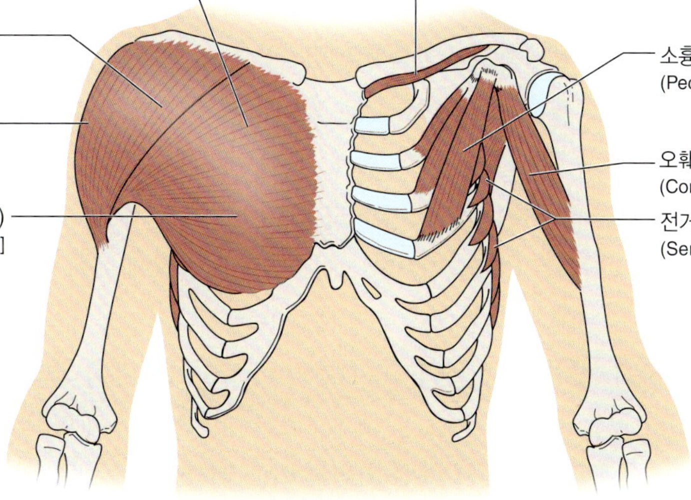

그림 4.5 어깨와 겨드랑이의 전방 부위에 위치해 있는 근육

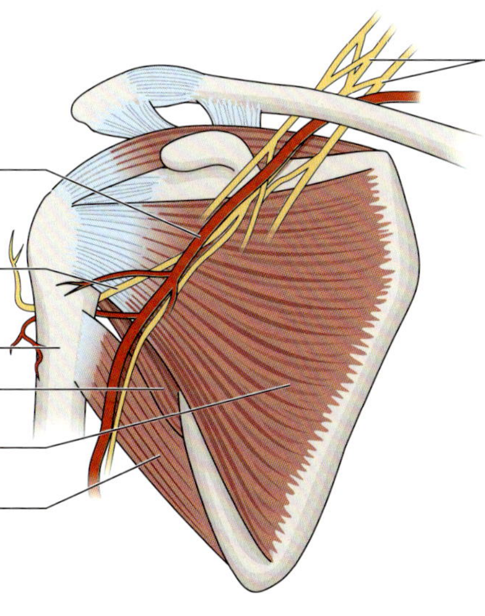

그림 4.6 겨드랑이 부위의 신경혈관 구조

해 형성되어 있다. 겨드랑이의 후방 경계면은 사각형의 공간이 존재해 있다(좀 더 구체적인 내용에 관하여는 3장 참조). 더 많은 해부학적 구조물들이 겨드랑이의 심부 부위에 위치해 있는데, 액와동맥과 정맥 그리고 상완신경얼기의 코드(cord), 그리고 전거근을 지배하는 장흉신경(long thoracic nerve)이 그것이다(Moore 등 2011).

신경혈관 해부학(Neurovascular Anatomy)

겨드랑이 부위에서 몇 개의 중요한 신경혈관 구조는 상지에 혈액 공급과 신경지배를 담당하는 역할을 한다. 액와동맥은 쇄골하동맥의 연속체로서, 첫 번째 늑골의 외측 부위에서 시작하며 세 개의 파트를 가지고 있다(그림 4.7). 첫 번째 파트는 첫 번째 쇄골의 외측 부위에서 시작하여 소흉근으로 주행하고 있고, 두 번째 파트는 소흉근의 후방부로 주행하고 있으며, 세 번째 파트는 소흉근에서 대원근으로 향하고 있다.

액와동맥과 그 가지는 겨드랑이뿐만 아니라 상완와관절에 혈액을 공급하는 역할을 담당하고 있다(Moore 등 2011). 액와동맥의 두 번째 파트는 상완신경얼기의 코드(cord)와 관련이 있어 더욱 중요하게 여겨지고 있는데, 이 신경의 이름도 이것에 유래되어 불려지고 있다. 예를 들면, 상완신경얼기의 내측 코드는 액와동맥의 내측에 위치해 있는 반면에, 외측 코드는 액와동맥의 외측에 위치해 있다. 상완신경얼기의 내측과 외측 코드의 전방 부위에는 액와정맥이 위치해 있다(Moore 등 2011). 상완신경얼기는 C5–T1 신경근의 전피지(ventral rami)에서 형성된 것이다(그림 4.8). 그것은 세 개의 다른 부분으로 나누어지는데; 뿌리(root), 줄기(trunk), 다발(cord), 그리고 종말 가지(terminal branch)가 그것이다. 상완신경얼기의 뿌리(C5–T1)은 견갑배신경과 장흉신경 이 두 개의 신경을 발생시킨다(Moore 등 2011). 그러고 나서 상부 줄기(superior trunk; C5–C6), 중간 줄기(medial trunk; C7), 하부 줄기(inferior trunk C8–T1)를 형성하기 위하여 결합하게 된다. 상부 줄기는 견갑상신경과 쇄골하신경을 발생시킨다. 그러고 나서 각 줄기는 전방에 세 개의 분열(division)과 후방에 세 개의 분열(division)로 나누어진다. 이러한 분열은 외측 코드(C5–C7)와 내측 다발(C8–T1) 그리고 후방 코드(C5–T1)를 형성하기 위하여 재결합을 하게 된다. 일곱 개의 신경이 상완신경얼기로 부터 나온다. 외측 흉근신경(pectoral nerve)은 외측 다발에서 나오고, 내측 흉근신경과 상지의 내측 피부신

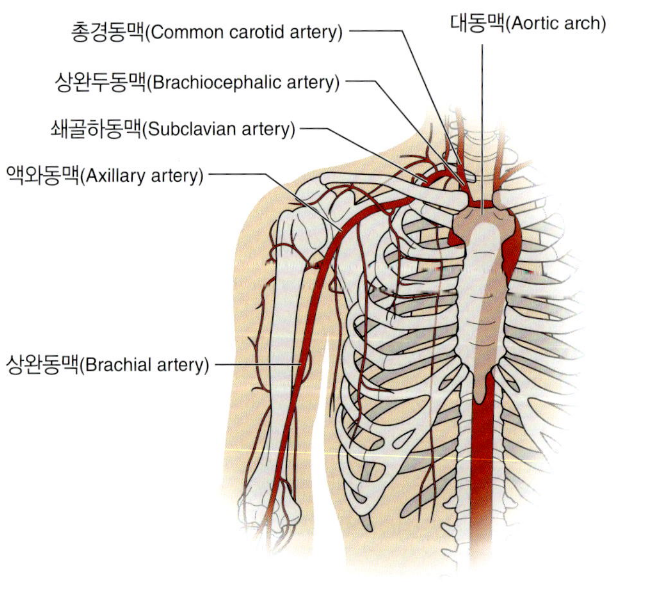

그림 4.7 가슴 부위의 동맥

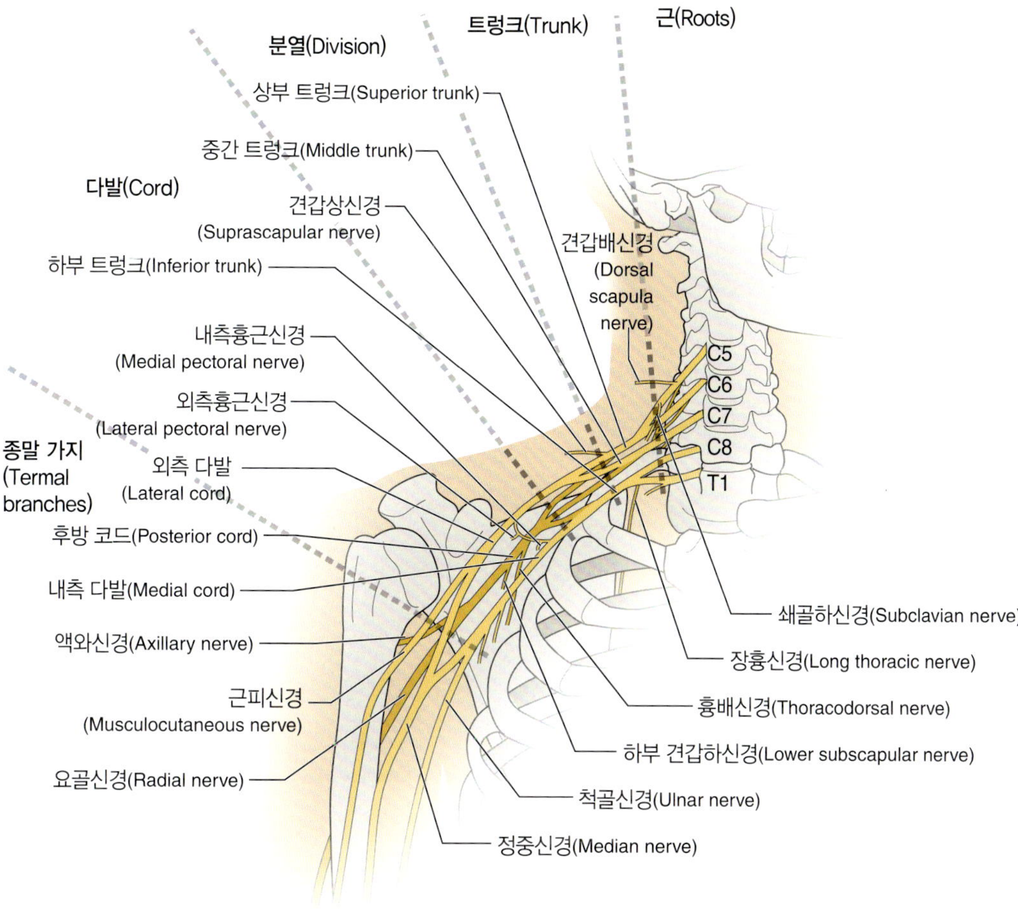

그림 4.8 상완신경얼기

경은 내측 다발에서 나오며, 그리고 상, 중(흉배신경), 하부 견갑하신경은 후방 다발에서 나온다(Moore 등 2011). 이제 각 다발은 종말 가지로 갈라지게 되는데, 외측 다발은 근피신경과 정중신경의 외측 부분으로 갈라지고, 내측 다발은 척골신경과 정중신경의 내측 부분으로 갈라지며, 후방 다발은 액와신경과 요골신경으로 갈라진다. 이러한 신경들은 상지의 모든 근육들을 지배하게 된다(Moore 등 2011).

촉진(Palpation)

다음의 장에서, 우리는 11개의 뼈의 구조물과 4개의 연부조직의 구조물에 대한 촉진을 보여 주고자 한다.

쇄골의 흉골 끝단 부위(Sternal End of Clavicle)

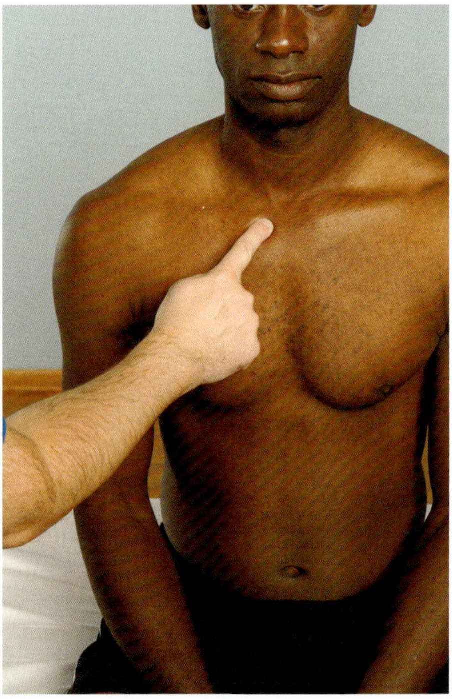

환자 및 임상의 위치

- 환자: 앉거나 바로 누운 자세
- 임상의: 환자를 향해 선 자세

지시사항

- 쇄골의 내측 1/3 부위에서 시작하여 경정맥공절흔까지 촉진해 간다.
- 한 손가락 넓이만큼 외측으로 이동하면 쇄골의 내측 흉골 끝단 부분을 촉진할 수 있다.

임상적 중요성

쇄골의 흉골 끝단 부위를 포함한 내측 1/3 부위의 골절은 임상에서는 그리 흔하지 않게 일어나는 부위이다(Bourghli & Fabre, 2012; Thompson, 2010). 그러나 쇄골하동맥이나 상완신경얼기와 같은 신경혈관 계통에 손상이 일어날 가능성이 있으므로, 검사를 하는 동안에 정중신경과 요척골신경의 원위부에 대한 감각을 평가할 뿐만 아니라 상완동맥과 요골동맥의 맥박도 점검해 보아야 한다.

쇄골의 견봉 끝단 부위(Acromial End of Clavicle)

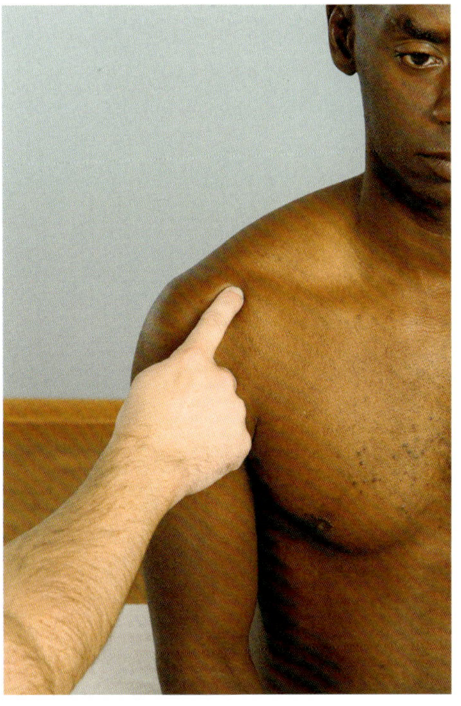

환자 및 임상의 위치

- 환자: 앉거나 바로 누운 자세
- 임상의: 환자를 향해 선 자세

지시사항

- 쇄골의 흉골 끝단 부위를 촉진한다.
- 검사자는 손가락을 쇄골의 골단을 따라 견봉돌기에 다다를 때까지 외측으로 움직여 간다.
- 한 손가락 넓이만큼 내측으로 이동하면 쇄골의 견봉 끝단 부분을 촉진할 수 있다.

임상적 중요성

쇄골의 견봉 끝단 부분을 포함한 외측 1/3 부위의 골절은 그리 흔한 일이 아니다(Banerjee, Waterman, Padalecki, & Robertson, 2011; Thompson, 2010). 견쇄관절에 손상이 일어났을 때, 수술로 안정화를 시키지 않으면 그 관절에 조기 퇴행성관절염이 발생할 수 있다. 촉진하면서 검사자는 견쇄관절에서 관절음이나 비대칭성을 느낄 수가 있다.

경정맥공 절흔(Jugular Notch)

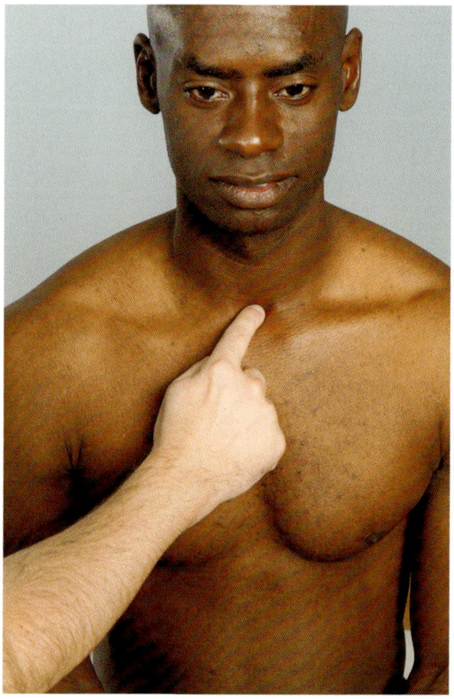

환자 및 임상의 위치

- 환자: 앉거나 바로 누운 자세
- 임상의: 환자를 향해 선 자세

지시사항

- 쇄골의 흉골 끝단 부분을 촉진한다.
- 손가락의 1/2 넓이만큼 내측으로 옮기면 경정맥공절흔을 촉진할 수 있다.

주목사항

이 부위의 상부에 기도가 있기 때문에 부드럽게 촉진하도록 한다.

흉골병(Manibrium)

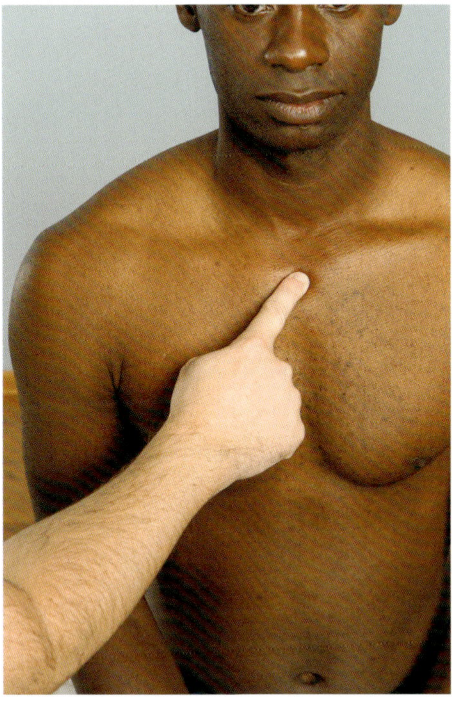

환자 및 임상의 위치

- 환자: 앉거나 바로 누운 자세
- 임상의: 환자를 향해 선 자세

지시사항

- 경정맥공절흔을 촉진한다.
- 하방으로 1-2인치(2.5-5㎝) 옮겨가면 병골을 촉진할 수 있다.

흉골 각(Sternal angle)

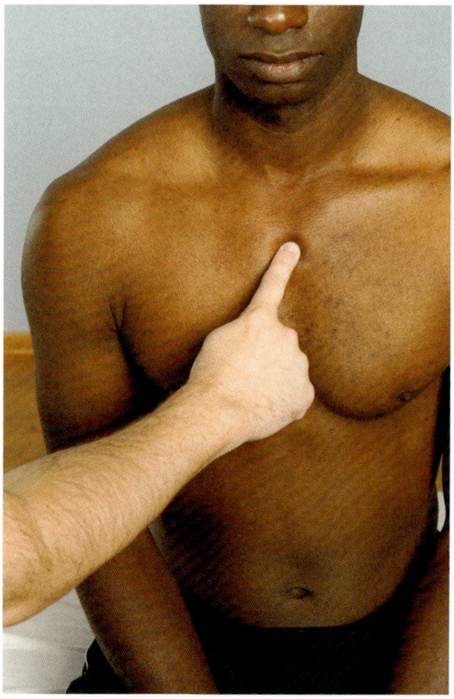

환자 및 임상의 위치

- 환자: 앉거나 바로 누운 자세
- 임상의: 환자를 향해 선 자세

지시사항

- 흉골병을 촉진한다.
- 흉골병을 따라 하방으로 옮겨 내려가면 뼈의 융기 부분이 느껴지게 된다.

주목사항

두 번째 늑골이 이 흉골 각에서 관절을 이루고 있다.

흉골 체(Body of the Sternum)

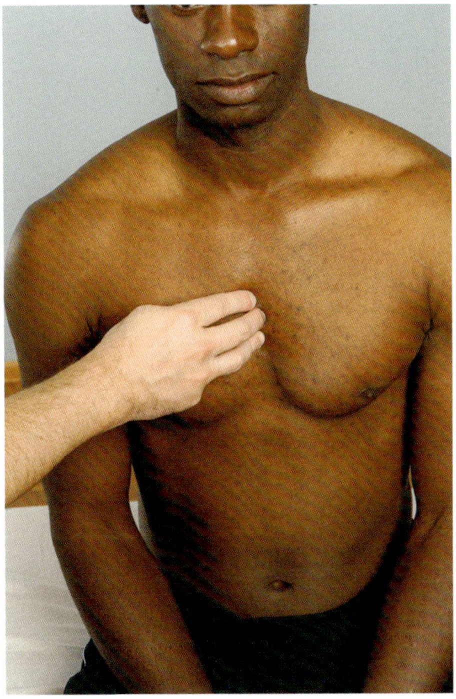

환자 및 임상의 위치

- 환자: 앉거나 바로 누운 자세
- 임상의: 환자를 향해 선 자세

지시사항

- 흉골 각을 촉진한다.
- 흉골 체의 전체의 길이를 따라 하방(약 5인치 혹은 13㎝)으로 촉진해 옮겨 내려간다.

검상돌기(Xiphoid Process)

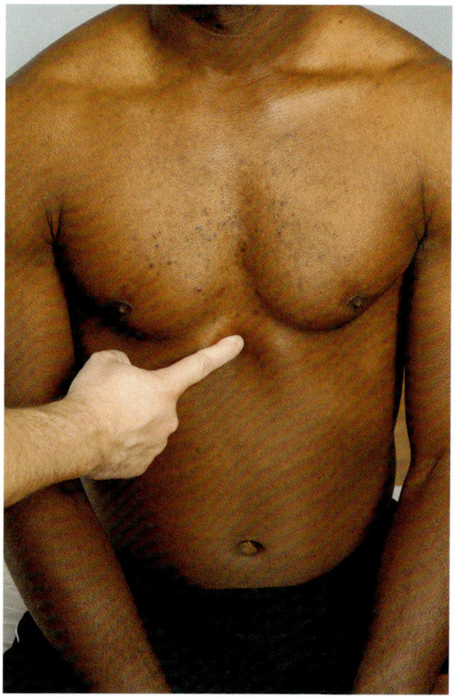

환자 및 임상의 위치

- 환자: 앉거나 바로 누운 자세
- 임상의: 환자를 향해 선 자세

지시사항

- 흉골 체를 촉진한다.
- 흉골 체에서 하방으로 촉진해 가는데, 가장 아래에 있는 늑골이 흉골에 관절을 이루고 있는 부위까지 내려간다.
- 거기에서 뾰족한 구조물을 느끼게 될 것이다.

늑골 1(Rib 1)

전방에서의 접근

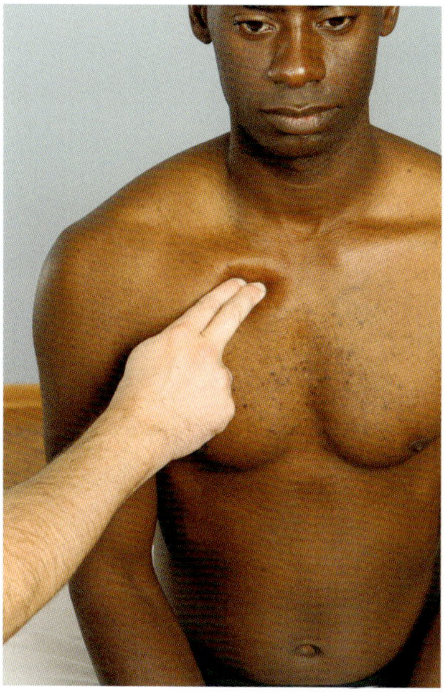

환자 및 임상의 위치

- 환자: 앉거나 바로 누운 자세
- 임상의: 환자를 향해 선 자세

지시사항

- 쇄골의 흉골 끝단 하부 표면을 촉진한다.
- 손가락을 하부 외측으로 옮기면, 쇄골 아래에서 첫 번째 늑골을 촉진할 수 있다.

후방에서의 접근

환자 및 임상의 위치

- 환자: 바로 누운 자세
- 임상의: 환자의 머리맡에 앉거나 선 자세

지시사항

- 쇄골의 전방 부위를 촉진한다.
- 손가락을 후방 쇄골상삼각(supraclavicular triangle)으로 옮겨간다.
- 두 번째 세 번째 손가락의 패드를 사용하여, 하방으로 약간의 힘을 직접 가하면 첫 번째 늑골의 후방 부위를 촉진할 수 있다. 여기가 쇄골의 후방 부위이며 승모근의 전방 부위이어야 한다.

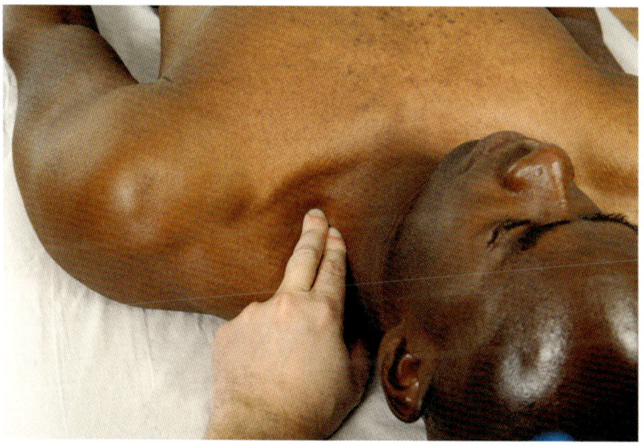

주목사항

대상자가 숨을 들이 쉴 때에, 첫 번째 늑골은 상부로 움직여 검사자의 손가락에 닿아야 한다.

임상적 중요성

첫 번째 늑골은 사각근의 전방, 중간 부위가 단축되면 상승하거나 저가동성이 나타나게 되면서 경흉추에 통증을 발생시키기도 하고, 그 병변 부위의 일측 혹은 양측에 증상을 일으키는 원인이 된다. 상승된 첫 번째 늑골을 교정하기 위한 가동술이나 도수치료는 후방 부위에서 접근하는 것이 옳다. 첫 번째 늑골의 기능부전을 평가하기 위한 테스트가 개발되어 있는데, 경추회전외측굴곡 테스트(Lindgren, Leino, Hakola, & Hamberg, 1990)가 그것이다.

늑골 2(Rib 2)

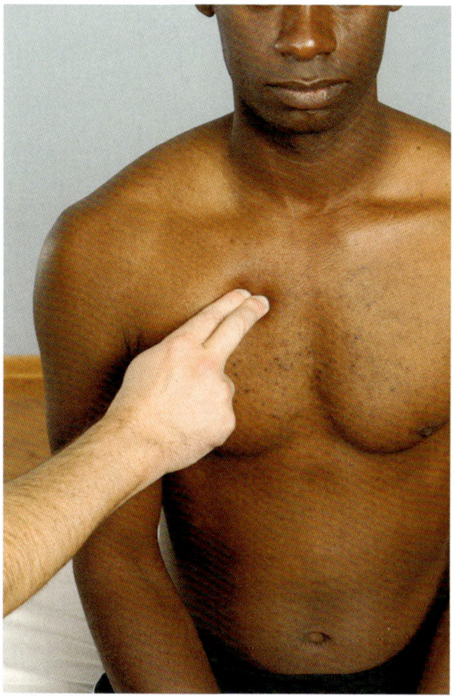

환자 및 임상의 위치

- 환자: 앉거나 바로 누운 자세
- 임상의: 환자를 향해 선 자세

지시사항

- 흉골 각을 촉진한다.
- 손가락을 외측으로 옮기면, 두 번째 늑골의 경계면 전반을 따라 촉진할 수가 있다.

늑골 12(Rib 12)

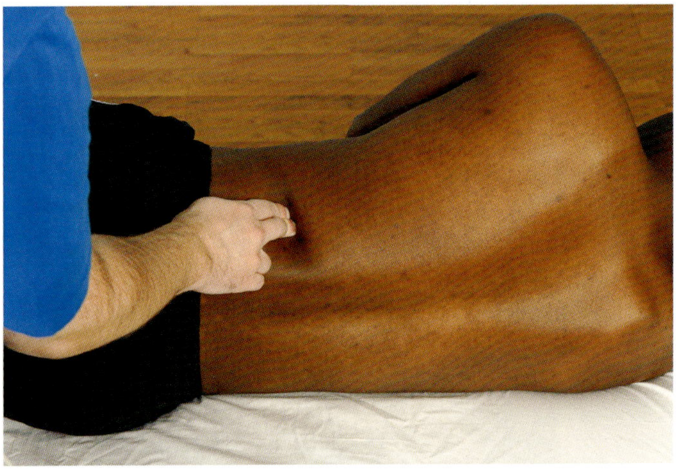

환자 및 임상의 위치

- 환자: 앉거나 옆으로 누운 자세
- 임상의: 환자의 촉진하고자 하는 부위의 측면이나 혹은 후방에 선 자세

지시사항

- 견갑골의 하각을 촉진한다.
- 손가락을 내측으로 옮겨, T7의 극돌기를 촉진한다.
- 여기에서 T12의 극돌기가 나타날 때까지 손가락을 아래로 옮겨내려 간다.
- 두 번째 세 번째 손가락의 패드를 사용하여, 외측으로 옮겨가면 열두 번째의 늑골의 전체 길이를 촉진할 수 있다.

늑간 강(Intercostal Spaces)

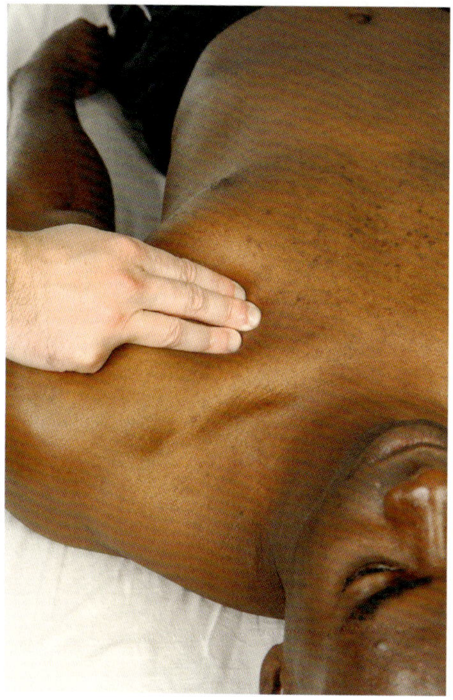

환자 및 임상의 위치

- 환자: 앉거나 바로 누운 자세
- 임상의: 환자를 향해 선 자세

지시사항

- 흉골의 흉골병 부위를 촉진하고, 한 개 혹은 두 개 손가락 넓이만큼 외측으로 옮겨간다.
- 세 개의 손가락을 사용하되, 세 번째 손가락은 늑간 강에 위치시키고 두 번째와 네 번째 손가락은 관련 늑간 강의 아래 위 늑골에 위치시키도록 한다.

주목사항

네 번째 늑간 강은 거의 유두 레벨에 위치해 있다.

가슴과 겨드랑이 부위의 근육(Muscles of the Pectoral and Axillary Region)

근육	기시점	종지점	신경지배	액션
대흉근	쇄골의 머리: 쇄골의 전방 부위 흉늑골의 머리: 흉골과 여섯 개의 늑연골 상부 복부의 머리: 외복사근의 근막	상완골의 결절간구	내측과 외측의 흉근신경	어깨의 내회전과 수평 내전 쇄골의 머리: 어깨 굴곡 흉늑골 머리: 어깨 신전
소흉근	3–5번 늑골의 외측 부위	오훼돌기	내측 흉근신경(C8–T1)	견갑골의 전인과 하방 회전동작의 보조
전거근	1–8번 늑골의 외측 부위	견갑골의 내측 경계면	장흉신경(C5–C7)	견갑골의 상방 회전과 전인
쇄골하근	1번 늑골의 외측, 하부 부위	쇄골의 하부 부위	쇄골하근신경(C5–C6)	쇄골의 외측 변위 방지

대흉근(Pectoralis Major)

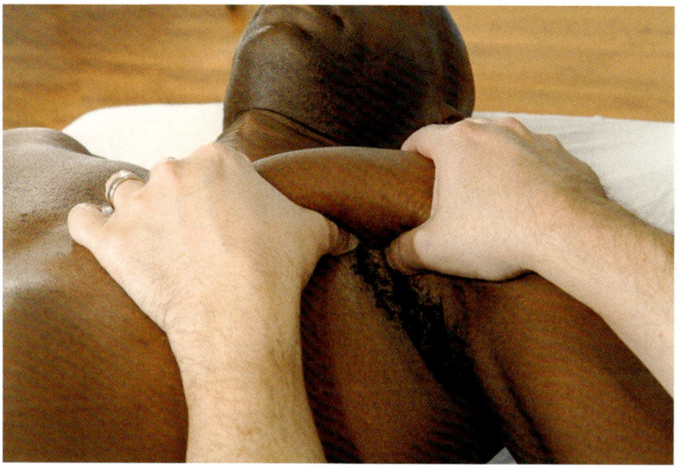

환자 및 임상의 위치

- 환자: 바로 누워있는 자세
- 임상의: 촉진하고자 하는 부위에서 환자를 향해 보고 앉은 자세

지시사항

- 환자의 팔목을 90도로 굴곡시키고 손은 환자의 허리에 두게 한다.
- 대흉근의 쇄골의 머리와 흉골의 머리의 기시점을 촉진한다.
- 환자에게 수평 내전을 하도록 지시하여 대흉근이 작동하도록 함으로서 촉진을 확인하도록 한다.
- 상완골에 부착해 있는 이 근육의 종지점을 찾아 이 섬유를 따라 외측으로 이동한다.

소흉근(Pectoralis Minor)

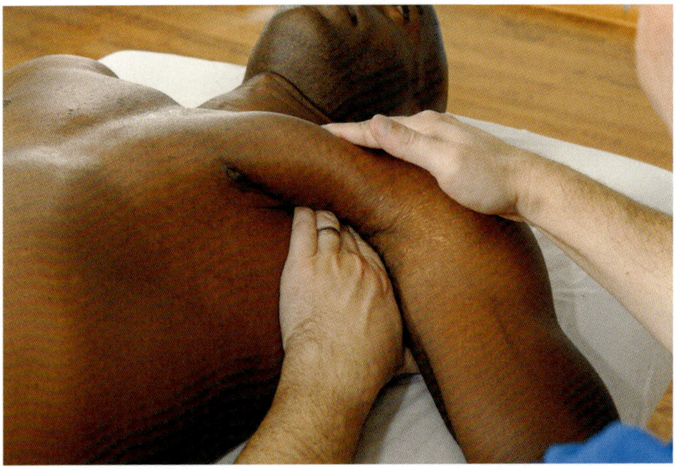

환자 및 임상의 위치

- 환자: 테이블 위에 바로 누워있는 자세
- 임상의: 촉진하고자 하는 부위에서 환자를 향해 앉은 자세

지시사항

- 환자의 팔목을 90도로 굴곡시키고 손은 환자의 허리에 두게 한다.
- 한 손으로 대흉근의 외측 경계면을 따라 촉진한다.
- 소흉근을 촉진하기 위해서 한 손으로 대흉근의 아래를 미끄러져 들어간다. 3–5번 늑골의 외측 부위의 촉진을 시작으로 하여, 손가락을 오훼돌기를 향해 외측 상방으로 옮겨 가도록 한다.
- 다른 한 손으로는 촉진하고 있는 손 위에서 대흉근을 단축시키도록 한다.
- 촉진을 확인하고 소흉근을 고립시키기 위해서, 환자에게 어깨를 앞으로 들어 올려 견갑골이 전방으로 기울어지게 지시한다.

임상적 중요성

소흉근은 오훼돌기에 종지하고 있으며, 이 근육이 경직되면 견갑골이 전방으로 기울어지게 되면서 오훼견봉 공간의 길이가 감소하게 된다(Tillander & Norlin, 2002). 비록 지지하는 문헌이 결정적인 것은 아니지만, 소흉근의 경직은 견봉하충돌증후군(subacromial impingment)을 야기시킬 수도 있다고 한다(Borstad, 2008; Lewis & Valentine, 2007).

전거근(Serratus Anterior)

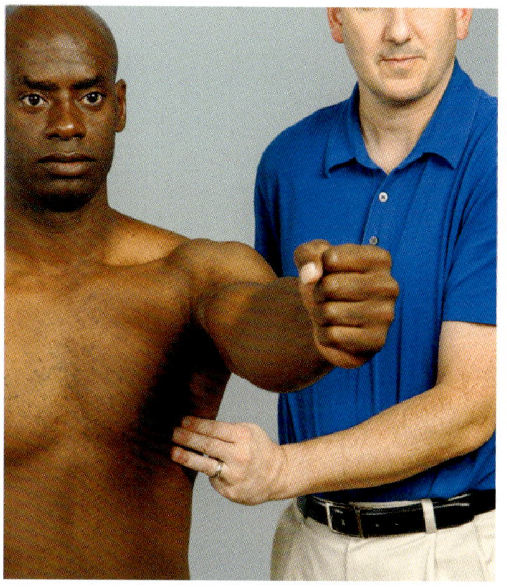

환자 및 임상의 위치

- 환자: 앉아있는 자세
- 임상의: 촉진하고자 하는 부위의 측면 후방에 선 자세

지시사항

- 환자에게 어깨를 90도로 굴곡시키게 한다.
- 한 손으로 늑골 1번에서 부터 8번까지 가슴의 전측방 부위를 따라 촉진한다.
- 전거근의 촉진을 확인하고 그리고 전거근을 고립시키기 위해, 환자에게 견갑골을 전인시키게 한다.

임상적 중요성

전거근은 장흉신경에 의해 지배를 받고 있다. 이 신경에 손상이나, 이 근육의 위약은 익상견이 발생시키는 원인이 된다(아래 사진 참조). 이 근육은 회전근개(rotator cuff)와 함께 견갑상완골 리듬(scapulohumeral rhythm)에 협응을 하기 때문에 중요한 근육이 된다(Neumann, 2010). 전거근은 상승모근과 하승모근과 공동으로 작용하여 견갑골을 상방 회전시켜 줌으로서 어깨 복합체가 180도까지 상승시킬 수 있게 한다(Neumann, 2010).

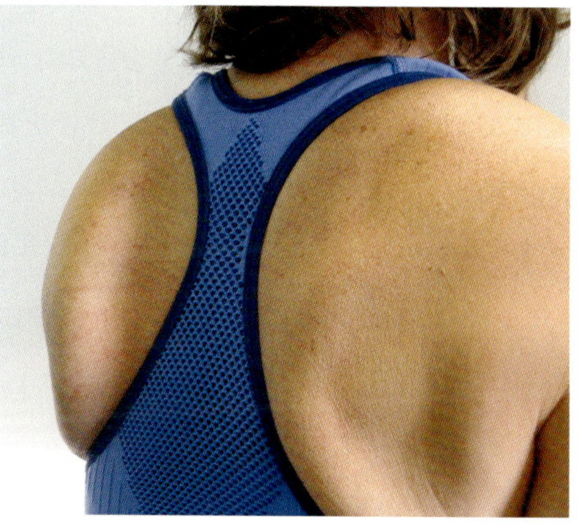

쇄골하근(Subclavius)

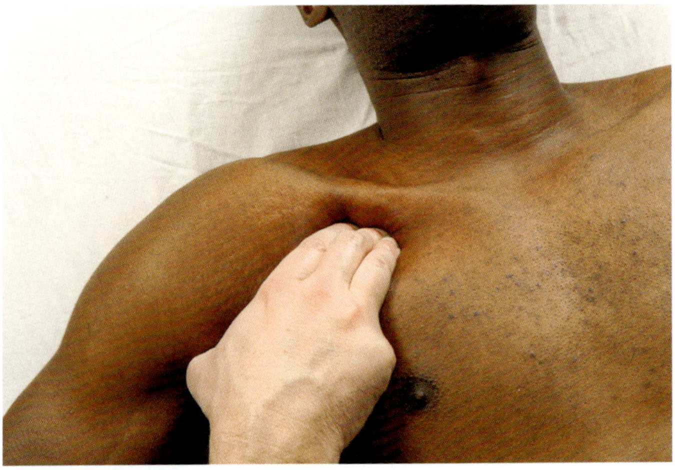

환자 및 임상의 위치

- 환자: 테이블 위에 바로 누워있는 자세
- 임상의: 촉진하고자 하는 부위에서 환자를 향해 보고 앉은 자세

지시사항

- 환자에게 팔목을 90도로 굴곡시켜 손을 허리에 두게 한다.
- 쇄골의 중간 부위를 촉진한다.
- 손가락을 하방으로 옮기면 쇄골하근을 촉진할 수 있다.

주목사항

쇄골 하부 주변에는 여러 연부조직들이 위치해 있으므로, 촉진할 때에 많은 경우에 민감성이나 압통점이 나타날 수 있다. 따라서 이 부위는 천천히 그리고 아주 부드럽게 힘을 더해 가며 촉진을 하도록 해야 한다.

증례 연구(Case Study)

병력(History)

50세의 남성이 우측 전방 쇄골과 가슴에 나타난 통증으로 클리닉을 방문하였는데, 그는 이틀 전 주말에 축구를 하다가 태클을 당하였는데 그 후부터 통증이 발생하였다고 호소하였다. 그는 그 즉시 전압 부위의 흉곽과 우측 어깨에서 통증을 느꼈고, 우측 대흉근이 부어오른 것을 알았고, 통증으로 인해 우측 팔을 완전하게 들어 올릴 수가 없었다. 그는 그 당시 의식을 잃지 않았고, 무감각이나, 저림 증상도 나타나지 않았으며 병원에서 방사선 검사에서도 음성으로 나왔다고 하였다. 그는 결혼해서 두 아이를 둔 가장으로서 주말에는 축구를 즐기는 법무사이다.

- 이 정보에만 기초로 하여 볼 때, 가장 유력한 세 가지의 진단은 무엇이라고 보는가?

검사(Examination)

과거 치료 병력	없음
약 복용	알리브(Alcve)
관찰	우측 팔을 가슴에 붙여 놓고, 움직이기를 꺼려함 우측 전방 가슴 위에 반상출혈이 보임
능동적 가동범위	우측 어깨 굴곡 = 0°–113°, 외전 = 0°–112°, 내회전 = 0°–60°, 외회전 = 0°–54°
수동적 가동범위	능동적 가동범위와 동일
수기적 근력 검사	우측 어깨의 굴곡과 내회전 그리고 수평 내전 = 3+/5(통증으로 인한)을 제외하고는 정상 가동범위
특별 테스트	견봉쇄골 전단 테스트(shear test) 결과 음성 수동 수평 내전 테스트 결과 음성
그 외	신경 혈관계 검사 결과 정상

- 주관적인 정보와 객관적인 정보를 함께 기초로 하여 볼 때, 가장 유력한 두 개의 진단은 무엇이라고 보는가? 세 번째 진단을 배제하는 근거를 제시하라.
- 여러분의 감별 진단에 기초하여 볼 때, 이 환자의 어느 구조를 촉진해야 할 것인가?
- 나타난 모든 정보를 바탕으로 하여 볼 때, 여러분은 이러한 구조물의 촉진에서 무엇을 발견할 것이라고 기대하는가?

증례의 해결과 논의(Case Solution and Discussion)

병력에 기초한 잠재적인 진단

- 견봉쇄골 관절 분리
- 쇄골 골절
- 대흉근 타박상

병력과 검사에 기초한 잠재적인 진단

- 쇄골 골절
- 대흉근 타박상

견봉쇄골 관절 분리: 이 진단은 견봉쇄골 전단 테스트에 대한 음성 결과와 견봉쇄골 관절의 압통점 부재로 인해 배제될 수 있다.

촉진할 구조물

- 쇄골
- 대흉근
- 소흉근
- 이두근의 장두
- 견갑하근
- 견봉쇄골 관절
- 첫 번째 늑골
- 두 번째 늑골

촉진의 결과

- 대흉근 전반에 걸친 촉진에 의한 압통점 발생
- 소흉근의 촉진에 의한 압통점 발생
- 늑골 1–2번의 촉진에 의한 압통점 발생

임상적 추론

- 쇄골 골절: 부상의 기전이나 가슴 전방 부위의 반상출혈 그리고 환자가 팔을 움직이는 것을 꺼리는 것으로 보아서는 쇄골 골절을 의미하는 것이다. 그러나 쇄골에 압통점이 부족한 것이나 견봉쇄골 전단 테스트의 음성, 그리고 구조적 변형이 없다는 것은 이 진단을 배제하는 것이다.

- 대흉근 타박상: 부상의 기전이나 가슴 전방 부위의 멍(좌상) 그리고 환자가 팔 움직이기를 꺼리는 점, 대흉근에 의한 동작의 위약, 그리고 늑골 1-2번과 대흉근의 촉진에 의한 압통점이 나타는 것을 감안할 때 대흉근의 타박상으로 보아야 한다.

5

팔꿈치와 전완
(Elbow and Foreman)

팔꿈치와 전완은 상지에서 중간에 위치하는 관절이며, 상완골의 원위부와 요골, 척골의 근위부가 세 개의 관절을 이루고 있는 곳인데, 그 관절은 상완척골관절, 상완요골관절, 근위부 요골척골관절이다. 척골신경은 주상관절의 내측 표면을 지나가고 있으므로, 이러한 위치상으로 쉽게 자극을 받을 수 있다.

팔꿈치와 전완의 기능(Functions of the Elbow and Forearm)

팔꿈치와 전완은 가장 기능적인 활동을 하기 위한 손의 위치를 잡아주는 역할을 하고, 그리고 종종 상지에 최적의 위치를 잡아 주기 위해 어깨거들과 함께 작동을 하기도 한다(Neumann, 2010). 전완을 구성하고 있는 뼈는 요골과 척골이며, 힘을 근위부로 상완골에 전달하는 기능을 한다(Neumann, 2010). 이 뼈는 근위부와 원위부에 요골척골 관절을 형성하고 있고, 여기에서 전완의 회내, 회외 동작이 일어나게 된다. 이것은 팔꿈치의 굴곡 신전과 결합되면서, 커다란 움직임이 발생하게 되고, 이는 다양한 기능적인 활동을 수행할 수 있게 해준다.

골 해부학(Bone anatomy)

팔꿈치와 전완은 세 개의 뼈, 즉 상완골, 요골, 척골로 구성되어 있다. 상완골의 원위부에는 관절융기위능선(supracondylar ridges)이 있다(그림 5.1). 이 원위부의 해부학적 랜드마크로는 내측 상과(epicondyle)와 외측 상과가 있으며, 여기는 여러 많은 근육과 인대가 부착하는 곳이므로 중요한 부위이다. 외측 상과는 공통신전근의 건 뿐만 아니라, 요골척부인대(radial collateral

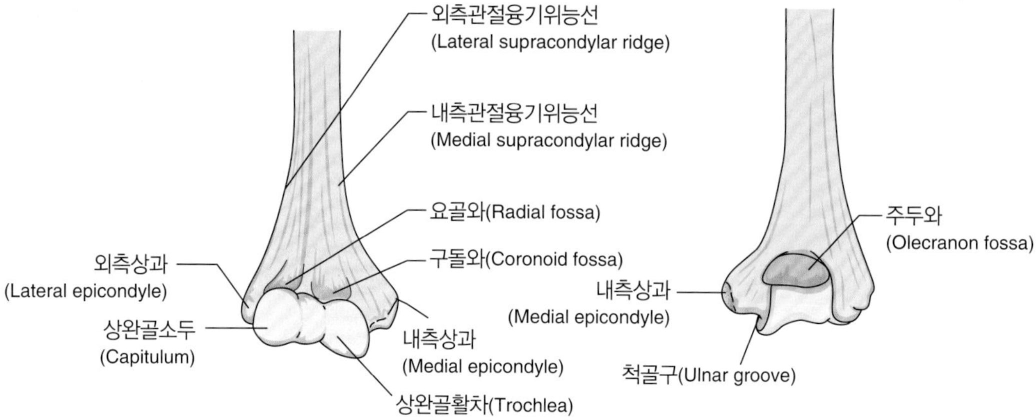

그림 5.1 상완골의 해부학

ligament)가 부착해 있는 반면, 내측 상과에는 척골측부인대(ulnar collateral ligament)와 공통굴곡근의 건이 부착해 있다. 내측 상과의 바로 후방에는 작은 홈이 있는데, 이것은 주관절 터널(cubital tunnel)로서, 거기에는 척골신경이 위치해 있다. 상완골에서 관절을 이루고 있는 융기부를 상완골 소두(capitulum), 상완골 활차(trochlea)로 부르고 있는데, 상완골 소두는 외측에 위치해 있고, 상완골 활차는 내측에 위치해 있다. 상완골 과(condyle)는 세 개의 와(fossa)가 있는데, 요골와(radial fossa)와 구돌와(coronoid fossa)는 전방에 위치해 있는 반면에, 주두와(olecranon fossa)는 후방에 위치해 있다(그림 5.1). 주두돌기는 주두와와 함께 팔꿈치 신전시에 관절을 이루게 된다(Moore, Agur, & Dalley, 2011).

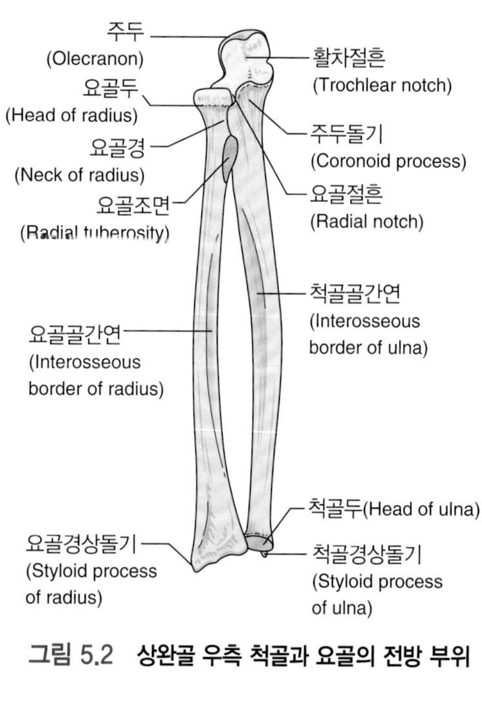

그림 5.2 상완골 우측 척골과 요골의 전방 부위

전완은 두 개의 뼈 즉 요골과 척골로 구성되어 있는데(그림 5.2), 척골은 전완의 내측 면에 위치해 있으며, 요골보다 좀 더 튼튼하다. 척골의 근위부에는 몇 개의 해부학적 랜드마크를 가지고 있다. 척골 결절과 오구돌기(coronoid process)는 전방에 위치해 있고, 주두돌기(olecranon process)는 후방에 위치해 있으며 외측 부위에는 근위부 요골척골을 형성하는 요골절흔(radial notch)이 있다(Moore 등, 2011). 요골은 전완의 외측 부위를 차지하고 있다. 근위부 요골은 머리와 목 그리고 결절을 가지고 있으며, 내측으로는 척골과 근위부로는 상완골과 관절을 이루고 있다(Neumann, 2010).

팔꿈치와 전완은 상완척골 관절과 상완요골 관절 그리고 요골척골 관절 이 세 개의 관절로 구성되어 있으며, 이 모든 관절은 한 개의 관절 캡슐로 덮혀 있다. 상완척골 관절은 상완골의 활차와 척골의 활차 절흔(trochlear notch)에 의해 형성되어 있고, 상완요골관절은 상완골의 소두와 요골두(radial head)에 의해 형성되어 있으며, 이 둘 모두 경첩관절(hinge joint)과 중쇠관절(pivot joint)로서 그 기능을 한다. 이 두 개의 관절은 함께 팔꿈치의 굴곡과 신전을 일으킨다. 근위부 요척골 관절은 요골두와 척골의 요골 절흔에 의해 형성되어 있다. 상완요골 관절뿐만 아니라 원위부 요척골 관절은 전완을 회내와 회외 동작을 일으킨다.

연부조직 해부학(Soft Tissue Anatomy)

많은 근육 그룹이 팔꿈치와 전완을 둘러싸고 있다. 전방에는 상완이두근(biceps brachii), 상완근(brachialis), 그리고 상완요골근(brachioradialis)으로 구성되어 있는 반면에, 후방에는 팔꿈치

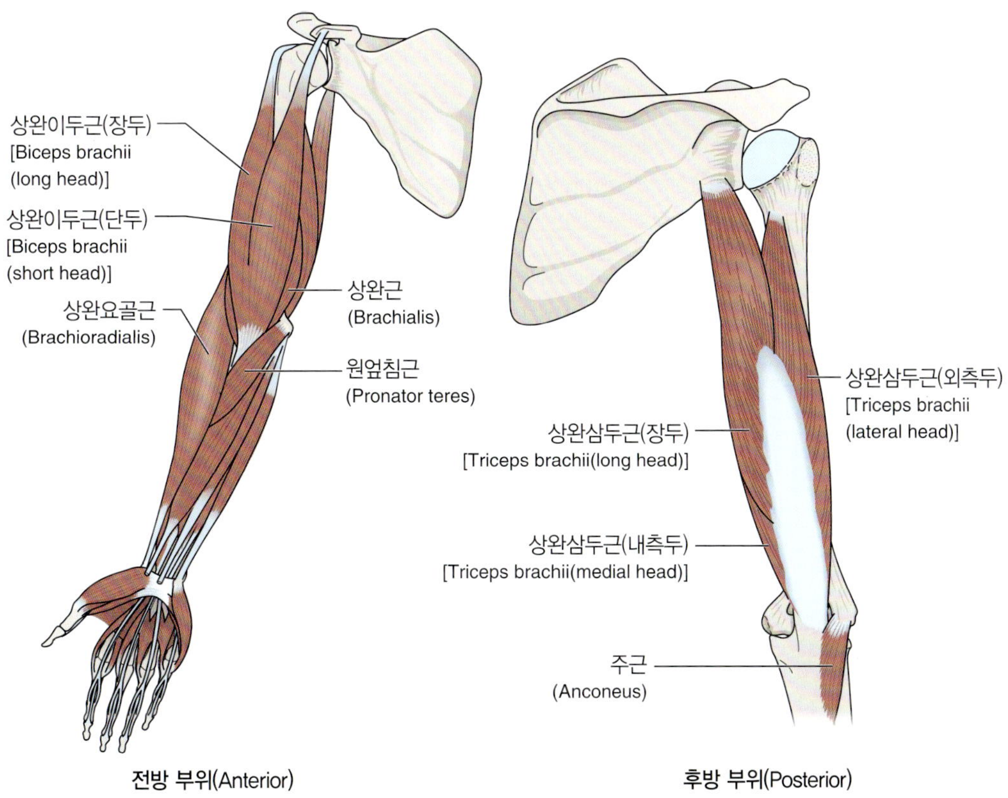

그림 5.3 팔의 근육

신전근인 상완삼두근(triceps brachii), 주근(anconeus)으로 구성되어 있다(그림 5.3). 내측 팔꿈치는 굴근–회내근 그룹으로 덮혀 있고, 외측은 신근–회외근으로 채워져 있다. 해부학적으로 이 근육 그룹들은 층을 이루면서 분리되어 있으므로, 촉진 시 이러한 근육의 각 깊이를 고려해야 하는 것은 매우 중요한 사항인데, 따라서 근육을 찾기 위해서는 적절한 힘을 가해야만 한다.

전완의 후방 부위는 두 개의 층으로 나누어져 있는데, 상완요골근, 장요측수근신근(extensor carpi radialis longus), 단요측수근신근(extensor carpi radialis brevis), 공통지신근(extensor digitorum communis) 소지신근(extensor digiti minimi) 그리고 척측수신근(extensor carpi ulnaris)를 포함하고 있는 표면 층(그림 5.4, 표면)과 회외근(supinator), 장모지외전근(abductor pollicis longus), 단모지신근(extensor pollicis brevis), 장모지신근(extensor pollicis longus) 그리고 시지신근(extensor indicis)으로 구성되어 있는 후방 층(그림 5.4 심부)이 있다. 전완의 후방에 있는 모든 근육들은 요골신경에 의해 지배를 받고 있다(Moore 등, 2011).

전완(forearm)의 전방 부위 근육은 표면층, 중간층, 그리고 심부층으로 나누어져 있다(그림 5.5). 표면층은 원형회내근(pronator teres), 요측수굴근(extensor carpi radialis), 장수장근(Palmaris Longus), 척측수굴근(extensor carpi ulnaris)로 구성되어 있으며, 중간층은 표재지굴근(flexor digito-

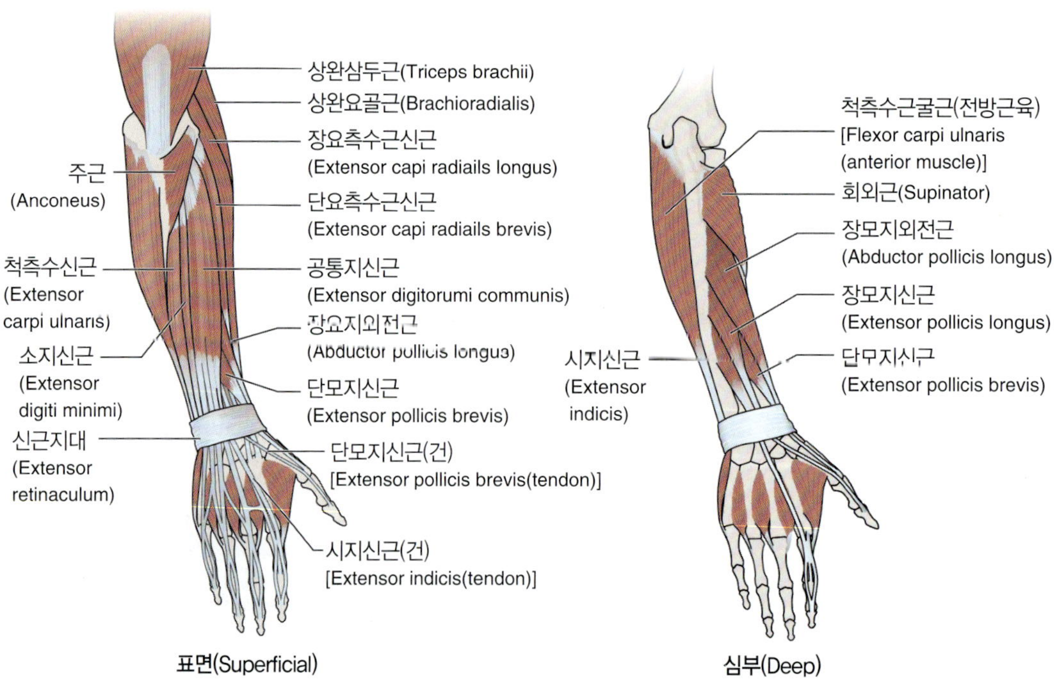

그림 5.4 전완 후방부의 근육

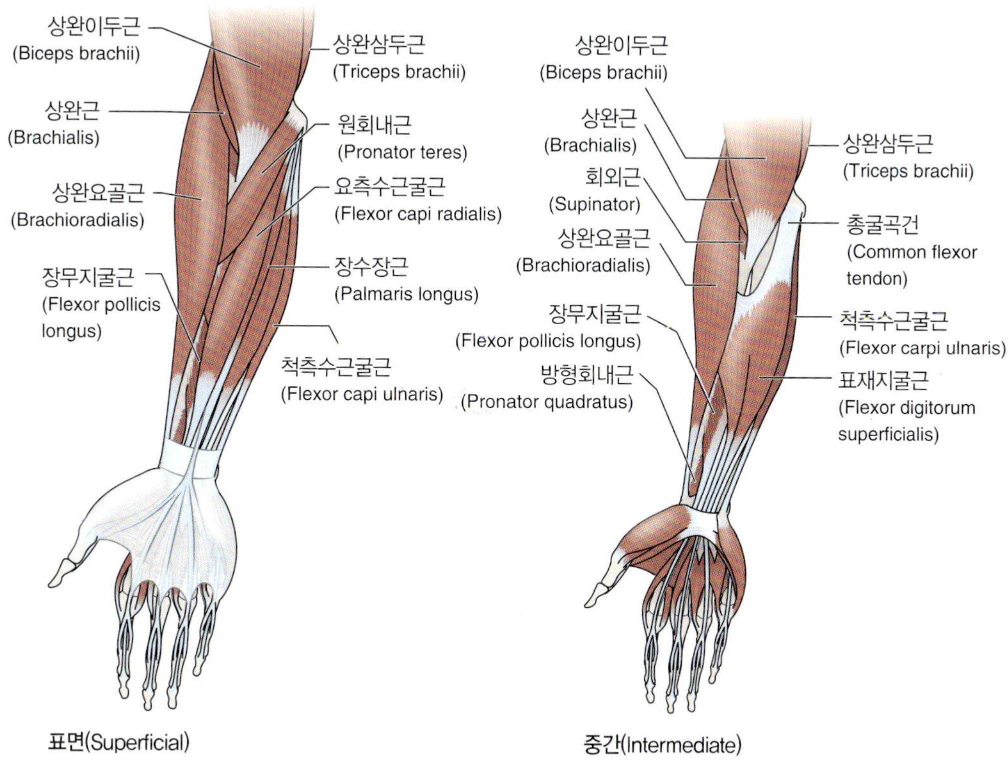

rum superficialis)으로 구성되어 있다. 가장 심부에 있는 층은 심수지굴근(flexor digitorum profundus), 장무지굴근(flexor pollicis longus), 그리고 방형회내근(pronator quadratus)으로 구성되어 있다. 이러한 근육들은 팔꿈치 전완, 손목, 그리고 손의 움직임을 제공하고, 이 모든 관절들에 다이나믹한 안정성을 가져다준다. 전완의 전방 근육들은 정중신경과 척골신경에 의해 지배를 받고 있다(Moore 등, 2011).

팔꿈치와 전완을 둘러싸고 있는 근육들은 주관절와(cupital fossa)로 알려진 공간의 경계를 형성하고 있다. 삼각 형태를 한 함몰부는 내측 경계면, 외측 경계면, 그리고 기저부를 가

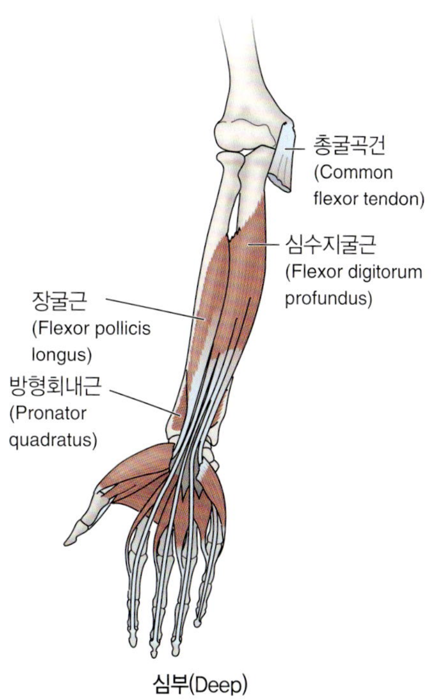

그림 5.5 전완 전방부의 근육

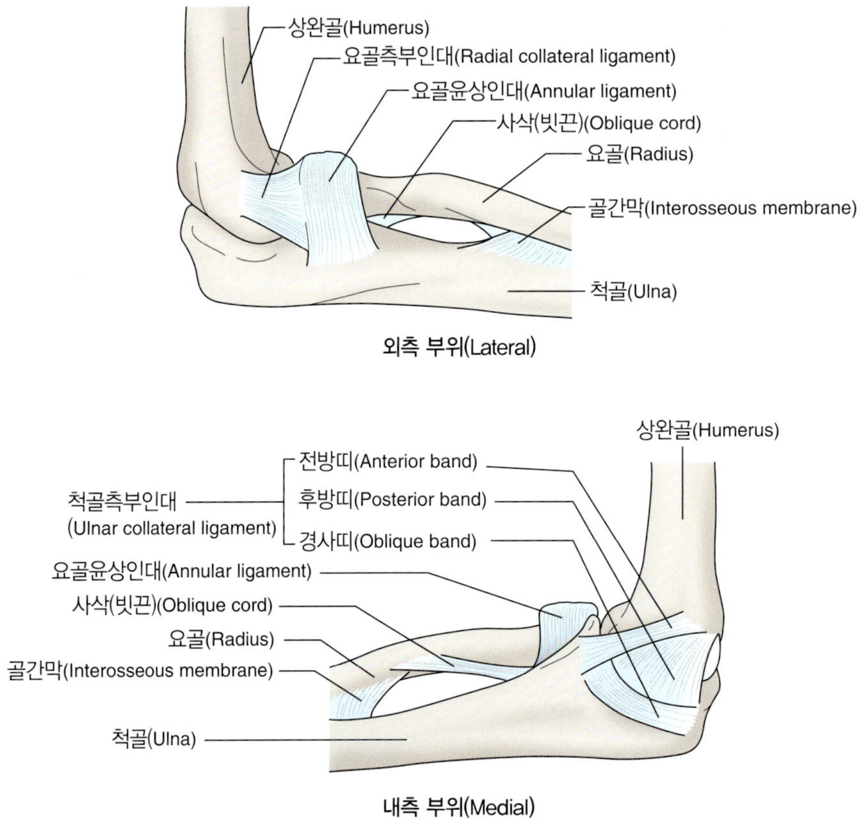

그림 5.6 팔꿈치의 인대

지고 있다. 내측 경계면은 원형회내근; 외측 경계면은 상완요골근(brachioradialis); 그리고 기저부는 내외측 상과(epicondyle) 사이의 가상 선이다. 주관절와의 바닥은 상완근(brachialis)으로 구성되어 있으며, 이 근육은 주관절 위에 직접적으로 놓여 있다. 주관절와는 상완이두근(biceps brachii) 건, 요골신경, 정중신경, 그리고 상완동맥(brachial artery)을 포함하고 있다(Moore 등, 2011).

주관절을 가로 지르는 근육에 첨가하여, 관절 캡슐과 여러 인대들은 이 관절을 수동적으로 안정화시켜 주는데 한 몫을 하고 있다(그림 5.6). 팔꿈치의 내측 면과 외측 면은 척골 측부인대(ulnar collateral ligament)와 요골 측부인대(radial collateral ligament)에 의해 제각기 보강되어 있다(Moore 등, 2011; Neumann, 2010). 척골 측부인대는 상완골의 내측 상과에서 척골의 구상돌기(coronoid process)로 연결되어 있으며, 외반(외전)의 힘에 저항을 주는 반면에, 요골 측부인대는 상완골의 외측 상과에서 요골두(radial head)까지 연결되어 있으면서, 내반(내전)의 힘에 저항을 주고 있다(Neumann, 2010; Regan, Korinek, Morrey, & An, 1991). 근위부 요척골관절은 두

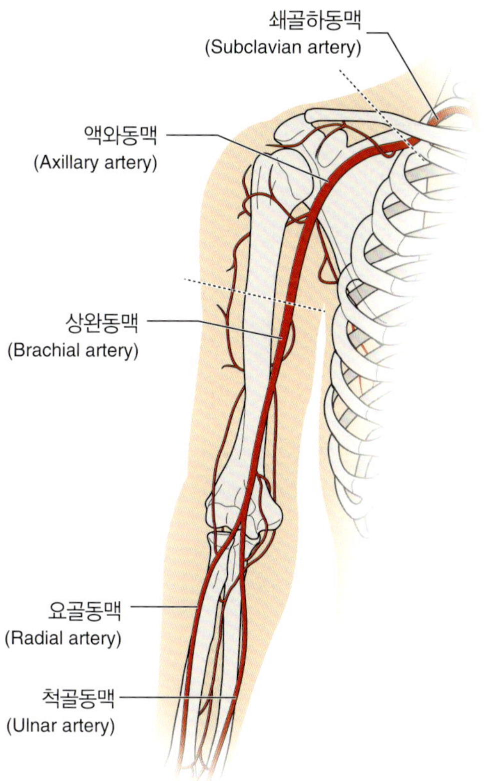

그림 5.7 상지의 주요 동맥

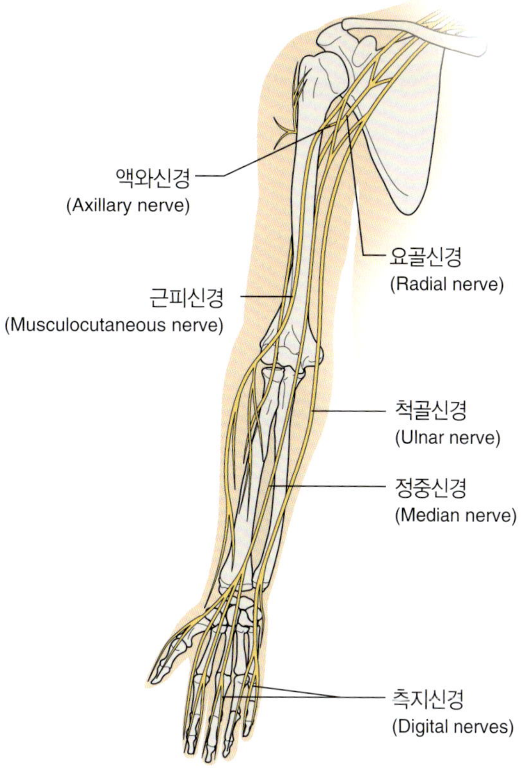

그림 5.8 상지의 주요 신경

꺼운 요골윤상인대(annular ligament)에 의해 보강되어 있다. 이 인대는 척골의 요골절흔(radial notch)에서 전완에서 회외, 회내 동작이 일어나는 동안에 요골두를 붙들어 매고 있는 역할을 하고 있다(Moore 등, 2011; Neumann, 2010).

신경혈관 해부학(Neurovascular Anatomy)

액와동맥(axillary artery)의 줄기인 상완동맥(brachial artery)은 팔의 내측 면을 타고 내려가는 표면 동맥으로서 맥박 촉진이 가능하다(그림 5.7). 팔에서, 상완동맥은 정중신경 내측에 있으나, 주관절와(cupital fossa)에서 상완동맥은 정중신경의 위치가 외측에 있게 된다. 주관절와의 바로 외측에서는, 상완동맥은 요골동맥과 척골동맥으로 갈라진다(Moore 등, 2011). 상완동맥은 우리가 혈압을 측정할 때 청진기의 포인트이므로 중요한 촉진 포인트가 된다.

여러 신경(정중신경, 근피신경, 요골신경, 그리고 척골신경)이 주관절을 지나가고 있는데, 그 중 척골신경은 가장 표면에 위치해 있으며, 손쉽게 촉진이 가능하다(그림 5.8). 이 신경은 상완신경얼기(brachial plexus)의 내측 다발(cord)에서 발생하여, 후방으로 향해 상완삼두근의 장두(triceps long head) 옆을 나란히 지나가서, 근육 사이의 중격을 뚫고 들어가 상완골의 내측 상과를 향해 후방으로 지나가고 있다(Moore 등, 2011). 상완신경얼기의 내측 다발과 외측 다발에서 발생한 정중신경은 팔의 전방에 있는 주관절와(cubital fossa)로 내려가 상완동맥의 내측에 위치하게 된다. 척골신경과 정중신경 이 두 신경은 상완에서는 어떠한 근육도 지배함이 없이 아래로 내려간다. 근피신경은 상완신경얼기의 외측 다발에서 나와 팔의 전방을 타고 내려가 상완이두근, 상완근, 그리고 오훼완근(coracobrachialis)을 지배하는 역할을 한다. 마지막으로, 상완신경얼기의 후방 다발의 가지인 요골신경은 상완삼두근의 외측 면을 타고 내려가는데, 이 신경은 근육 사이의 중격을 뚫고 들어가기 전에 이 근육을 지배하고, 그리고 나서 상완근과 상완요골근 사이를 지나간다(Moore 등, 2011).

촉진(Palpation)

다음의 장에서, 우리는 8개의 뼈의 구조물과 15개의 연부조직의 구조물 그리고 2개의 신경혈관 구조물에 대한 촉진을 보여 주고자 한다.

외측 상과(Lateral Epicondyle)

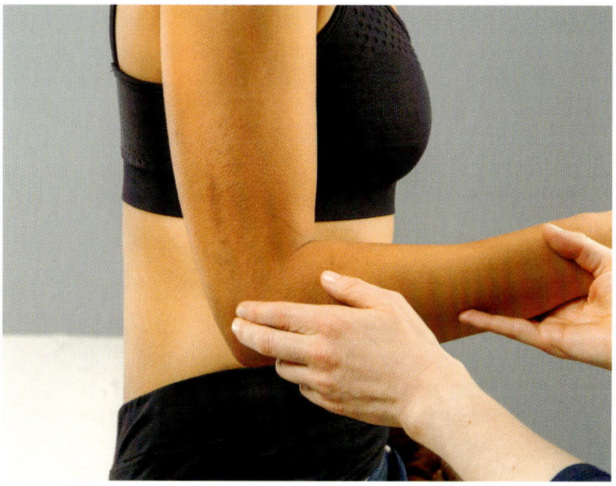

환자 및 임상의 위치

- 환자: 앉은 자세
- 임상의: 촉진하고자 하는 부위에서 환자를 향해 보고 앉은 자세

지시사항

- 팔꿈치를 90도로 굴곡시킨다.
- 뼈의 돌출부가 느껴질 때까지 팔꿈치의 외측 면을 따라 촉진한다.

임상적 중요성

외측 상과는 공통신전근의 건이 부착하는 곳이다. 외측상과에 통증(테니스 엘보우)이 있는 환자에게서는 외측 상과에 극심한 압통점이 나타난다. 외측 상과 통증은 단순한 건염보다는 더 심각한 상태로 간주되고 있다. 경추나 흉추(혹은 둘 모두)에서 저가동성, 견갑근의 위약, 혹은 열악한 정렬상태는 동역학 체인의 차원에서 비정상적으로 힘을 전달시키게 되어 이 같은 컨디션이 되는 원인이 된다(Gonzalez-Iglesias, Cleland, del Rosario Gutierrez-vega, & Fernandez-de-las-Penas, 2011).

내측 상과(Medial Epicondyle)

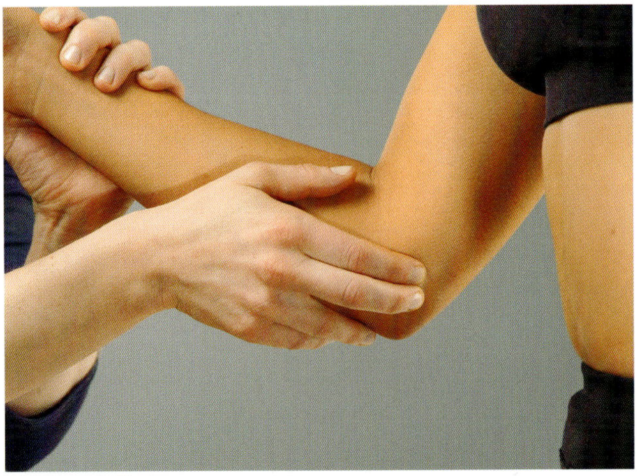

환자 및 임상의 위치

- 환자: 앉은 자세
- 임상의: 촉진하고자 하는 부위에서 환자를 향해 보고 앉은 자세

지시사항

- 팔꿈치를 90도로 굴곡시킨다.
- 뼈의 돌출부가 느껴질 때까지 팔꿈치의 내측 면을 따라 촉진한다.

임상적 중요성

내측 상과는 공통굴곡근의 건이 부착하는 곳이다. 내측상과에 통증(골프 엘보우)이 있는 환자에게서는 내측 상과에 극심한 압통점이 나타난다. 이것은 외측 상과 통증 경우와 유사한 방법으로 검사가 이루어져야 한다.

주두돌기(Olecranon Process)

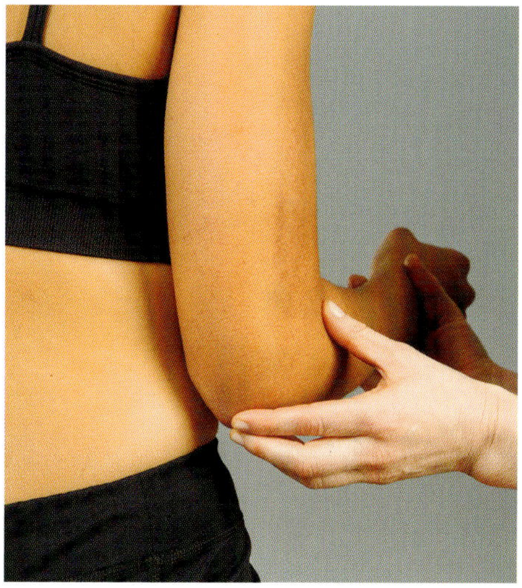

환자 및 임상의 위치

- 환자: 앉은 자세
- 임상의: 촉진하고자 하는 부위에서 환자를 향해 보고 앉은 자세

지시사항

- 팔꿈치를 90도로 굴곡시켜, 주두돌기가 주두와에서 밖으로 돌출되어 나오도록 한다.
- 척골 근위부의 후방 부위에서 돌출되어 나온 돌기를 촉진한다.

요골두(Radial Head)

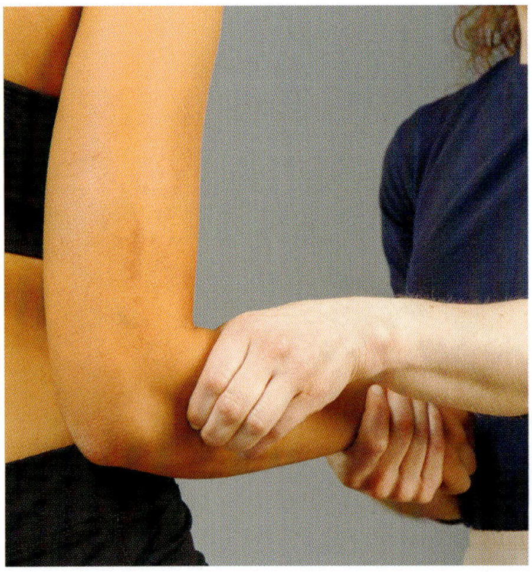

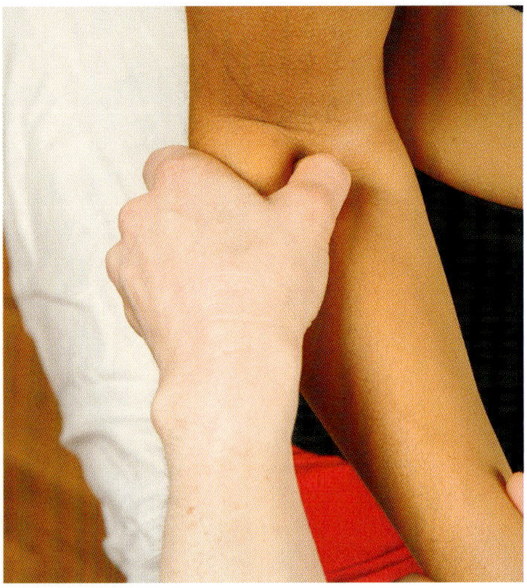

환자 및 임상의 위치

- 환자: 앉은 자세
- 임상의: 촉진하고자 하는 부위에서 환자를 향해 보고 앉은 자세

지시사항

- 팔꿈치를 90도로 굴곡시킨다.
- 외측 상과를 촉진한다.
- 1, 2, 3의 손가락을 사용하여(집게 모양으로 해서 잡고), 약 1인치 정도 원위부로 그리고 내측으로 옮겨서 요골두를 촉진한다.
- 촉진을 확인하기 위하여, 환자에게 전완을 회내, 회외 동작을 시키게 하면, 검사자의 손가락 아래에서 요골두가 스핀을 일으키는 것을 느끼게 될 것이다.

주목사항

- 이 구조물은 전완의 후방 근육 속에 깊이 파묻혀 있어서, 검사자는 이것을 촉진하기 위해서는 어느 정도의 압박을 가해야만 한다.
- 또 다른 방법으로, 전완의 외측 면에서 촉진되어질 수 있는데, 먼저 외측 상과를 촉진하고, 근위부로 그리고 전방으로 약간 옮겨 내려가서, 그 위치에서 환자가 전완을 회내, 회외 동작을 할 때에 손가락 아래에서 요골두의 스핀 움직임을 느껴 보는 것이다. 이 방법은 특히 전완에 많은 연부조직이 있는 환자의 경우에 유용하게 사용할 수 있다.
- 집게 모양으로 잡는 방법은, 같은 구조물을 양쪽에서 촉진하고자 할 때에 사용되는 방법이다.

요골조면(Radial Tuberosity)

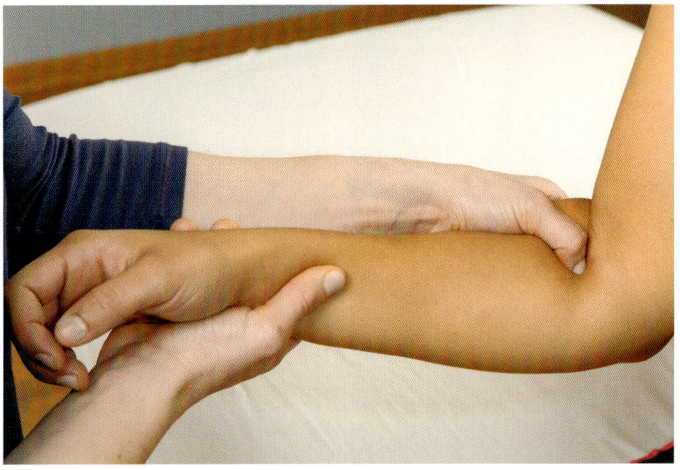

환자 및 임상의 위치

- 환자: 앉은 자세
- 임상의: 촉진하고자 하는 부위에서 환자를 향해 보고 앉은 자세

지시사항

- 전완을 회외시킨 채 팔꿈치를 90도로 굴곡시킨다.
- 환자에게 팔꿈치를 저항 굴곡(그리고 회외)시키게 하여 상완이두근을 수축시킨다.
- 주관절와에서 상완이두근의 건을 촉진한다.
- 이제 요골조면을 촉진하기 위하여, 환자에게 이완을 시키게 하고 좀 더 많은 압박을 천천히 가한다.
- 촉진을 확인하기 위하여, 환자에게 회내, 회외 동작을 시키면, 검사자의 손가락 아래에서 결절이 움직이는 것을 느낄 수 있다.

주목사항

이 방법이 환자에게 불편하게 할 수 있으니, 이 구조물을 정확하게 검사하기 위해서 견고한 압박을 천천히 적용시켜 나가는 것이 좋다.

상완골 줄기(Humeral Shaft)

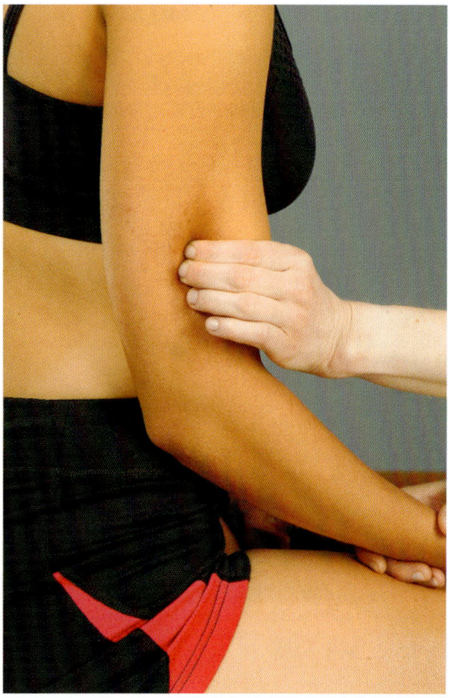

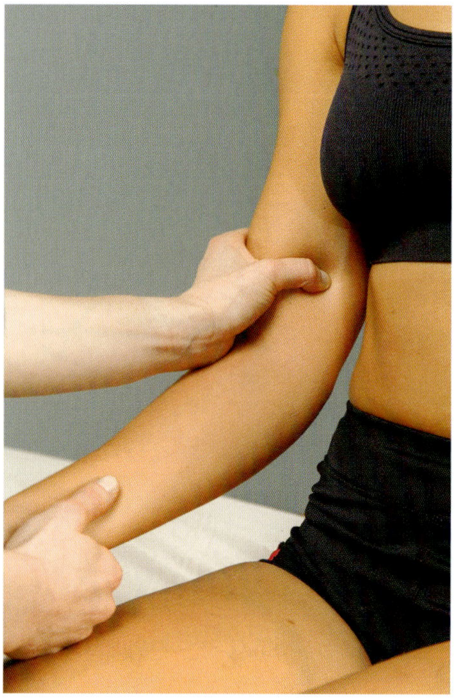

환자 및 임상의 위치

- 환자: 앉은 자세
- 임상의: 촉진하고자 하는 부위에서 환자를 향해 보고 앉은 자세

지시사항

- 삼각근 조면(deltoid tuberosity)을 촉진한다.
- 1, 2, 3의 손가락을 사용하여(집게 모양으로 해서 잡고), 원위부로 옮겨서 상완골의 줄기를 촉진한다.
- 상완골의 근위 줄기를 촉진하기 위하여서는 2, 3의 손가락을 사용한다.
- 개별적으로 전방, 내측, 외측, 후방 부위를 촉진할 필요가 있다.

요골 줄기(Radial Shaft)

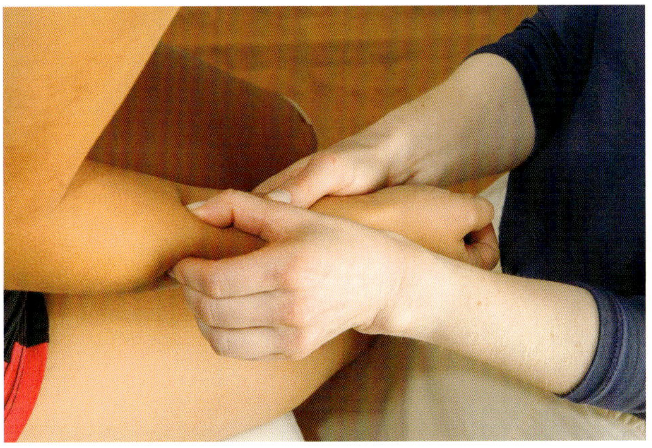

환자 및 임상의 위치

- 환자: 앉은 자세
- 임상의: 촉진하고자 하는 부위에서 환자를 향해 보고 앉은 자세

지시사항

- 요골두(radial head)를 촉진한다.
- 손가락을 집게 모양으로 해서 잡고, 손가락을 원위부로 옮겨서 요골 줄기의 전반을 촉진한다.

척골 줄기(Ulnar Shaft)

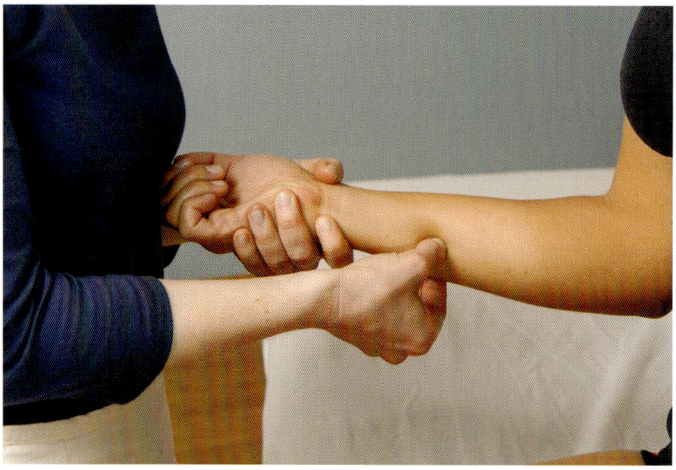

환자 및 임상의 위치

- 환자: 앉은 자세
- 임상의: 촉진하고자 하는 부위에서 환자를 향해 보고 앉은 자세

지시사항

- 내측 상과를 촉진한다.
- 손가락을 집게 모양으로 해서 잡고, 손가락을 원위부로 그리고 약간 후방으로 옮겨서 척골의 줄기의 전반을 촉진한다.
- 계속해서 손가락을 원위부로 옮겨 내려가면서 척골 줄기의 전반을 촉진한다.

팔과 전완의 전후방 부위의 근육(Muscles of the Anterior and posterior Arm and Forearm)

근육	기시점	종지점	신경지배	액션
팔(ARM)				
상완이두근	장두: 관절상결절 단두: 오훼돌기	요골 조면	근피신경(C5-C7)	전완 회외, 팔꿈치 굴곡 장두: 어깨 굴곡, 외전
상완근	상완골의 원위 1/4 지점	척골의 오구돌기	근피신경(C5-C7)	팔꿈치 굴곡
오구완근 (촉진 불가)	견갑골의 오훼돌기	상완골 원위부의정방과 내측 면	근피신경(C5-C7)	어깨 굴곡, 내전
상완삼두근	장두: 견갑골의 관절하결절 외측두: 요골 홈 상부 상완골의 후면 내측두: 요골 홈 하부 상완골의 후면	척골의 주두돌기	요골신경(C6-C8)	팔꿈치 신전 장두: 어깨 신전
주근	상완골의 외측 상과	척골의 후면	요골신경(C6-C8)	팔꿈치 신전 보조, 팔꿈치 외측면 안정화에 도움
전완(FOREARM)				
상완요골근	상완골 외측 관절구 상부 능선	요골의 원위 외측부	요골신경(C6-C8)	팔꿈치 굴곡과 전완 회외
장요측수근신근	상완골 외측 관절구 상부 능선	2번째 중수골	요골신경(C6-C8)	손목 신전과 요측 편위
단요측수근신근	상완골의 외측 상과 (공통신전근 건)	2번째 중수골	요골신경(C6-C8)	손목 신전과 요측 편위
공통지신근	상완골의 외측 상과 (공통신전근 건)	2-5번째 중위지골, 근위지골 (확장신근)	요골신경(C6-C8)	2-5번째 중수지관절의 신전
소지신근	상완골 외측 상과 (공통신전근의 건)	5번째 지골의 확장신근	요골신경(C6-C8)	5번째 중수지관절의 신전
척측수근신근	상완골 외측 상과 (공통신전근의 건) 그리고 척골의 후방 경계면	5번째 중수골	요골신경(C6-C8)	손목 신전과 척골편위

팔과 전완의 전후방 부위의 근육(Muscles of the Anterior and posterior Arm and Forearm) (계속)

근육	기시점	종지점	신경지배	액션
회외근(촉진 불가)	상완골 외측 상과요골 측부인대, 윤상인대, 회외근의 능과 와(crest and fossa)	근위 요골의 전면, 후면, 측면	요골신경(C6–C8)	전완의 회외
장모지외전근	요골과 척골의 후방 표면 그리고 골간근막	1번째 중수골	요골신경(C6–C8)	1번째 수근중수골 관절의 외전
단모지신전근	요골의 후방 표면 그리고 골간근막	1번째 근위 지골 기저부	요골신경(C6–C8)	1번째 중수지관절의 신전
장모지신전근	척골의 후방 표면 그리고 골간근막	1번째 원위 지골 기저부	요골신경(C6–C8)	1번째 중수지관절과 지간관절의 신전
시지신근	척골의 후방면 그리고 골간근막	2번째 지골의 확장신근	요골신경(C6–C8)	2번째 중수지관절의 신전
원회내근	상완골두: 상완골의 내측 상과 (공통굴근의 건) 척골두: 척골의 오구돌기	요골의 근위 외측 표면	정중신경(C6–C7)	전완 회내, 팔꿈치 굴곡
요측수근굴근	상완골의 내측 상과 (공통굴근의 건)	2, 3번째 중수골	정중신경(C7–T1)	손목 굴곡과 요골편위
장장근	상완골의 내측 상과 (공통굴근의 건)	수장근막과 굴근지대	정중신경(C7–T1)	손목 굴곡
척측수근굴근	상완골두: 상완골의 내측 상과 (공통굴근의 건) 척골두: 척골의 오구돌기	5번째 중수골, 유구골의 고리, 두상골	척골신경(C7–T1)	손목 굴곡과 척골편위
천지굴근	상완척골두: 상완골의 내측 상과(공통굴근의 건) 그리고 척골의 오구돌기 요골두: 요골의 근위 1/2	2–5번째 중위지골의 양측면	정중신경(C7–T1)	2–5번째 근위 지절간 관절의 굴곡

팔과 전완의 전후방 부위의 근육(Muscles of the Anterior and posterior Arm and Forearm) (계속)

근육	기시점	종지점	신경지배	액션
심지굴근 (촉진 불가)	척골의 근위 3/4 전방 표면, 골간근막	2–5번째 원위지골의 양측면	1, 2심지굴근 연결신경; 정중신경, 3, 4심지굴근 연결신경; 척골신경(C7–T1)	2–5번째 원위 지절간 관절의 굴곡
장모지굴근 (촉진 불가)	요골 전방 부위, 골간근막	1번째 원위지골	정중신경(C7–T1)	1번째 지절간 관절 굴곡
방형회내근	척골의 원위부	요골의 원위부	정중신경(C7–T1)	전완의 회내

이 장에서는 이러한 근육들의 근위 부착점에 철저한 논점을 맞추고 있으며, 촉진이 진행되는 동안에 근복(muscle bellies)들에 관하여 많은 강조와 묘사를 하고 있다. 손목과 손을 가로지르고 있는 이러한 전완의 근육 건에 대하여는 손목과 손을 다루는 장에서 더 구체적으로 잘 논의되어 있다.

상완이두근(Biceps Brachii)

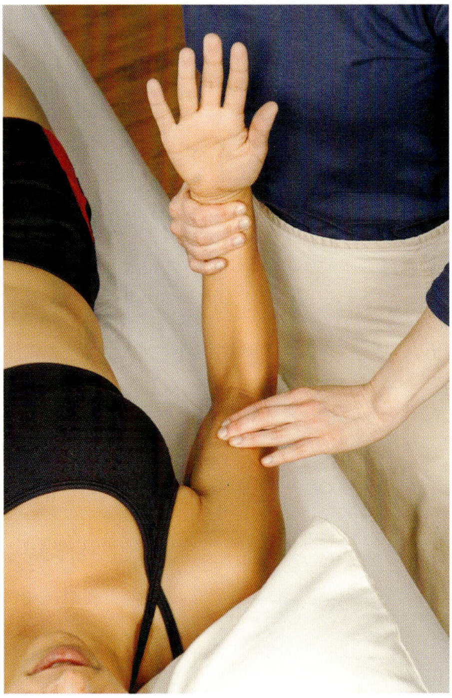

환자 및 임상의 위치

- 환자: 테이블 위에 바로 누워 있거나 앉아있는 자세
- 임상의: 촉진하고자 하는 부위에서 환자를 향해 보고 앉은 자세

지시사항

- 환자의 전완을 회외시킨 상태에서 팔꿈치를 90도 굴곡시킨다.
- 상지의 전방 부위를 따라 근복(muscle belly)의 전체를 촉진한다.
- 촉진을 확인하기 위하여, 환자에게 팔꿈치를 굴곡시켜 이 근육을 수축시키게 한다.

주목사항

- 요골조면에 부착해 있는 상완이두근의 종지점을 고립시키기 위해서는 요골조면의 촉진에 대한 지시사항을 참고하도록 한다.
- 상완이두근의 장두를 고립시키기 위해서는 3장을 참고하도록 하는데, 특히 결절간의 홈을 잘 살펴보도록 한다.

상완근(Brachialis)

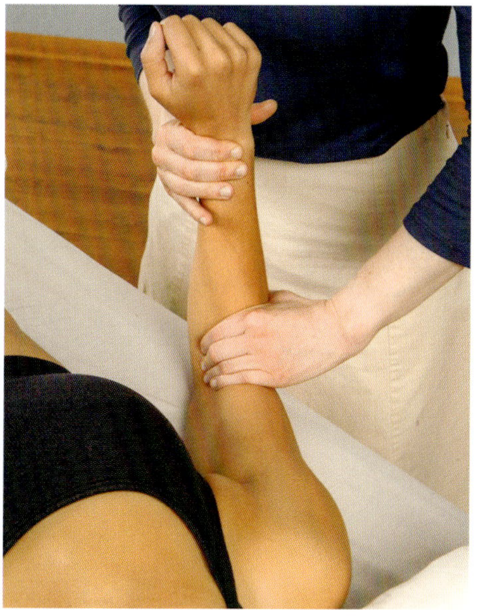

환자 및 임상의 위치

- 환자: 테이블 위에 바로 누워있는 자세
- 임상의: 촉진하고자 하는 부위에서 환자를 향해 보고 앉은 자세

지시사항

- 환자의 전완을 회내시킨 상태에서 팔꿈치를 90도 굴곡시킨다.
- 이 근육이 부착해 있는 오구돌기 근처의 종지점을 촉진한다.
- 환자에게 팔꿈치를 굴곡시켜 이 근육을 수축시키게 한다.

주목사항

상완근은 상완이두근보다 깊이 위치해 있으며, 주관절와(cubital fossa)의 바닥을 형성하고 있다. 이 근육의 근복을 분리시키기 위하여 우선 이두근을 수축시킬 필요가 있으며, 그리고 나서 이완시켜 이두근이 옆으로 비켜나도록 한 뒤, 심부에 있는 상완근이 촉진될 수 있도록 하는 것이 좋다.

상완삼두근(Triceps Brachii)

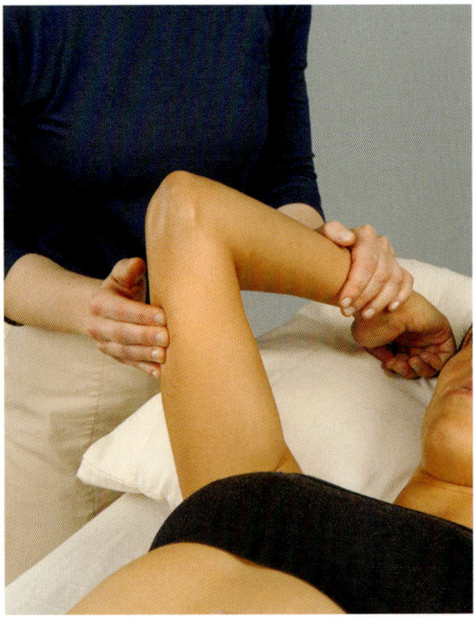

환자 및 임상의 위치

- 환자: 테이블 위에 바로 누워있는 자세
- 임상의: 촉진하고자 하는 부위의 약간 후방 외측에서 환자를 향해 보고 서 있거나 앉은 자세

지시사항

- 환자의 전완을 회외시킨 상태에서 팔꿈치를 약 110도 정도 굴곡시킨다.
- 주두돌기(olecranon process)를 촉진한다.
- 두 개 혹은 세 개의 손가락 패드 부위를 사용하고, 손가락을 4–5인치(10–13㎝) 정도 근위부로 옮겨 상완삼두근의 근복(belly)을 촉진한다.
- 촉진을 확인하기 위하여, 환자에게 팔꿈치를 신전시켜 이 근육을 수축시키게 한다.

주목사항

상완삼두근의 내측두는 심부에 위치해 있어서, 정확하게 촉진하기는 힘들다.

상완요골근(Brachioradialis)

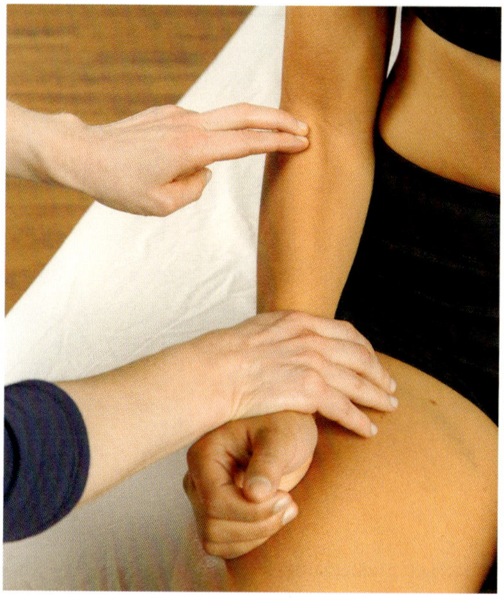

환자 및 임상의 위치

- 환자: 앉아있는 자세
- 임상의: 촉진하고자 하는 부위에서 환자를 향해 보고 앉은 자세

지시사항

- 환자의 전완을 중립 상태(회내 혹은 회외가 아닌)에 두게 한다.
- 두 개 혹은 세 개의 손가락 패드 부위를 사용하여, 외측 상과를 촉진하도록 하는데; 손가락을 내측으로 1/2인치(1.3㎝) 옮겨간다.
- 환자에게 전완이 중립 상태를 유지시킨 채 팔꿈치를 굴곡시켜서, 이 근육이 고립되어 수축할 수 있게 한다.

장요측수근신근(Extensor Carpi Radialis Longus)

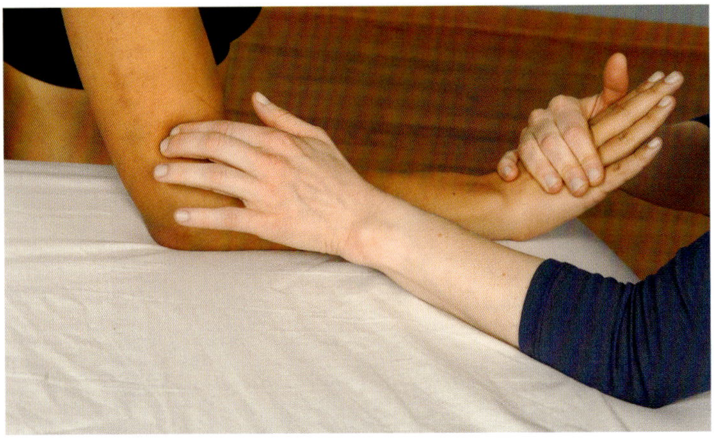

환자 및 임상의 위치

- 환자: 전완을 테이블 위에서 회내시킨 상태로 앉아있는 자세
- 임상의: 촉진하고자 하는 부위에서 환자를 향해 보고 앉은 자세

지시사항

- 외측 상과를 촉진한다.
- 두 개 혹은 세 개의 손가락 패드 부위를 사용하여, 근위부에서 원위 상완골 외측(외측 관절 돌기 상부 능선)으로 옮겨간다.
- 촉진을 확인하기 위하여, 환자에게 손목을 신전시키고 요골편위시키게 하여, 이 근육이 수축할 수 있게 한다.

단요측수근신근(Extensor Carpi Radialis Brevis)

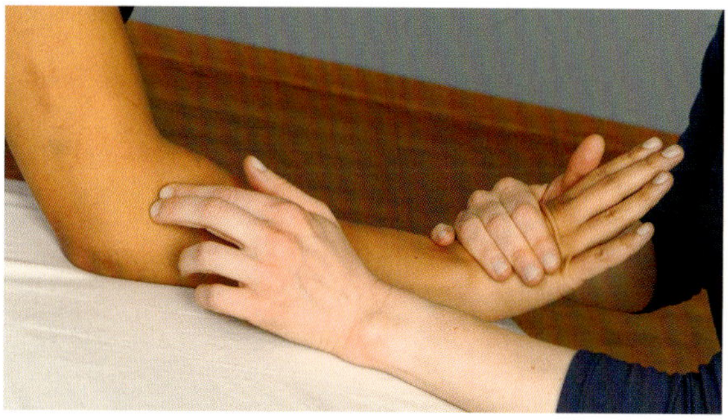

공통신근의 건

- 단요측수근신근
- 공통지신근
- 소지신근
- 척측수근신근

환자 및 임상의 위치

- 환자: 전완을 테이블 위에서 회내시킨 상태로 앉아있는 자세
- 임상의: 촉진하고자 하는 부위에서 환자를 향해 보고 앉은 자세

지시사항

- 두 개 손가락의 패드 부위를 사용하여 외측 상과를 촉진한다.
- 원위부로 옮겨가서 요골두를 촉진한다.
- 손가락을 외측으로 옮겨서, 이 근육의 근복(muscle belly)을 촉진한다.
- 촉진을 확인하기 위하여, 환자에게 손목을 신전시키게 한다.

주목사항

단요측수근신근은 세 번째 중수골에 부착해 있고, 3번째 지골은 손의 중앙선 상에 있으며, 이 근육의 동역학적으로 예견되는 액션은 약간의 요측 편위를 동반한 현격한 손목 신전이다(Neumann, 2010).

임상적 중요성

통계에서는, 외측 상과 통증(테니스 엘보우)은 보통 단요측수근신근이 관련되는 것으로 나타나고 있다(Kraushaar & Nirsch, 1999).

공통지신근(Extensor Digitorum Communis)

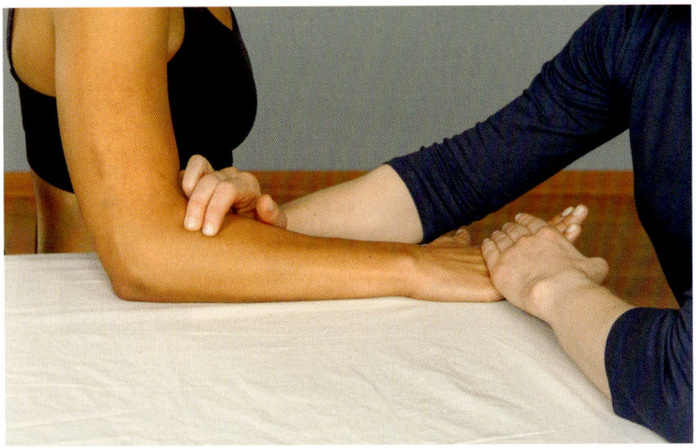

환자 및 임상의 위치

- 환자: 전완을 테이블 위에서 회내시킨 상태로 앉아있는 자세
- 임상의: 촉진하고자 하는 부위에서 환자를 향해 보고 앉은 자세

지시사항

- 두 개의 손가락 패드 부위를 사용하여 단요측수근신근을 촉진한다.
- 손가락을 내측으로 옮겨서, 이 근육의 근복(muscle belly)을 촉진한다(검사자의 손가락은 전완 후방부위의 중앙선 상에 놓여 있어야 한다).
- 촉진을 확인하기 위하여, 환자에게 2–5번째 지골을 중수지관절에서 신전시키게 한다.

소지신근(Extensor Digiti Minimi)

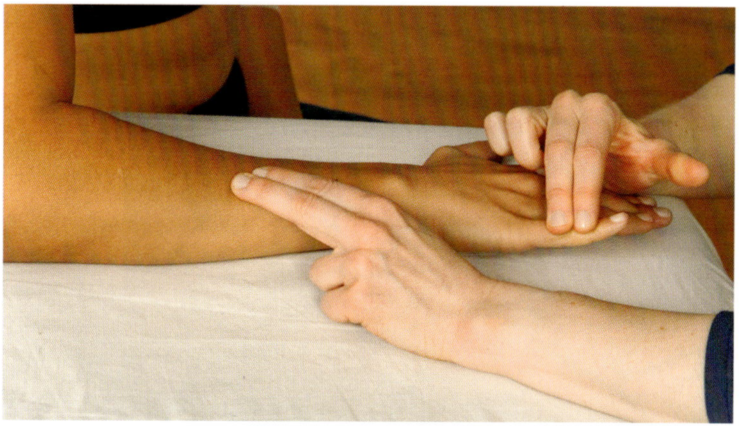

환자 및 임상의 위치

- 환자: 전완을 테이블 위에서 회내시킨 상태로 앉아있는 자세
- 임상의: 촉진하고자 하는 부위에서 환자를 향해 보고 앉은 자세

지시사항

- 두 개의 손가락 패드 부위를 사용하여 외측 상과를 촉진한다.
- 전완의 후방 외측의 약 2/3 지점의 원위부로 손가락을 옮겨 내려가서 이 근육의 근복(muscle belly)을 촉진한다.
- 촉진을 확인하기 위하여, 환자에게 5번째 지골을 중수지관절에서 신전시키게 한다.

주목사항

소지신근은 공통지신근의 건에 부착해 있고, 전완의 후방 원위 외측 1/3 지점에서만 촉진이 가능하다.

척측수근신근(Extensor Carpi Ulnaris)

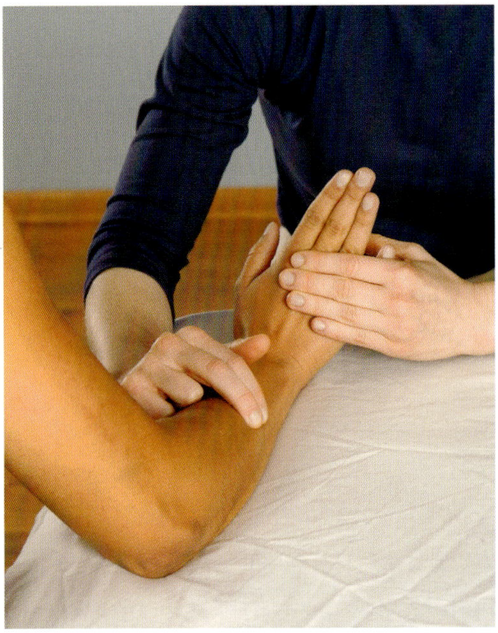

환자 및 임상의 위치

- 환자: 전완을 테이블 위에서 회내시킨 상태로 앉아있는 자세
- 임상의: 촉진하고자 하는 부위에서 환자를 향해 보고 앉은 자세

지시사항

- 두 개의 손가락 패드 부위를 사용하여 공통지신근을 촉진한다.
- 손가락을 내측으로 약 1인치 옮겨가서 이 근육의 근복(muscle belly)을 촉진한다(검사자의 손가락은 후방 전완의 가장 내측 면에 위치해 있어야 한다).
- 촉진을 확인하기 위하여, 환자에게 손목을 신전시키고, 척골편위시키게 한다.

원회내근(Pronator Teres)

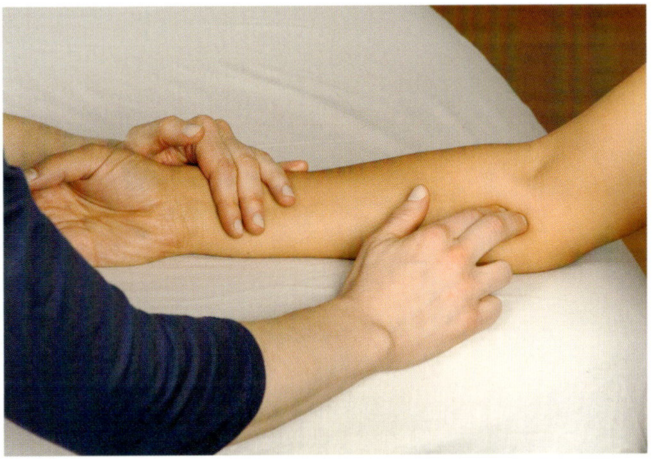

공통신근의 건

- 원회내근
- 요측수근굴근
- 장수장근
- 척측수근굴근

환자 및 임상의 위치

- 환자: 전완을 테이블 위에서 회외시킨 상태로 앉아있는 자세
- 임상의: 촉진하고자 하는 부위에서 환자를 향해 보고 앉은 자세

지시사항

- 두 개의 손가락 패드 부위를 사용하여 내측 상과(epicondyle)를 촉진한다.
- 검사자는 손가락을 주관절와의 내측 경계면으로 옮겨간다.
- 촉진을 확인하기 위하여, 환자에게 전완을 저항 회내를 시키게 한다.

요측수근굴근(Flexor Carpi Radialis)

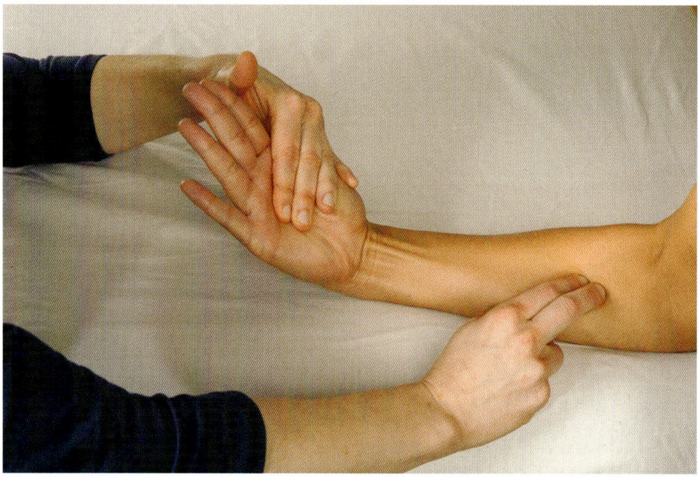

환자 및 임상의 위치

- 환자: 전완을 테이블 위에서 회외시킨 상태로 앉아있는 자세
- 임상의: 촉진하고자 하는 부위에서 환자를 향해 보고 앉은 자세

지시사항

- 두 개의 손가락 패드 부위를 사용하여 원회내근을 촉진한다.
- 손가락을 원위 내측으로 약 1/2인치(1.3㎝) 옮겨가서, 이 근육의 근복(muscle belly)을 촉진한다.
- 촉진을 확인하기 위하여, 환자에게 손목을 굴곡시키고, 요골편위시키게 한다.

장수장근(Palmaris Longus)

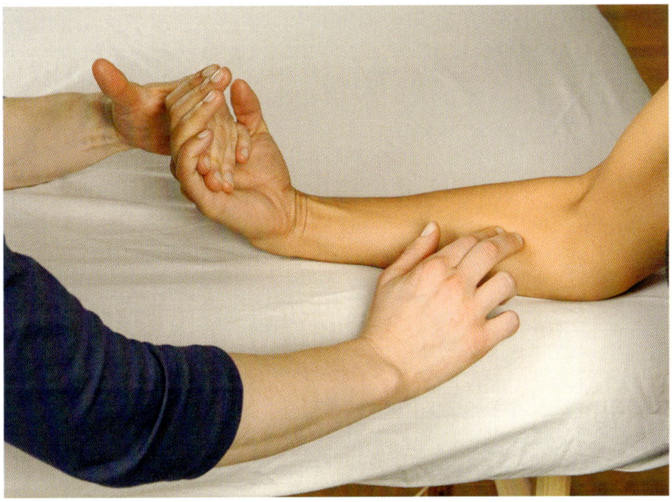

환자 및 임상의 위치

- 환자: 전완을 테이블 위에서 회외시킨 상태로 앉아있는 자세
- 임상의: 촉진하고자 하는 부위에서 환자를 향해 보고 앉은 자세

지시사항

- 두 개의 손가락의 패드 부위를 사용하여 요측수근굴근을 촉진한다.
- 손가락을 원위 내측으로 약 1/2인치(1.3㎝) 옮겨가서, 이 근육의 근복(muscle belly)을 촉진한다.
- 촉진을 확인하기 위하여, 환자에게 손목을 굴곡시키고, 엄지를 새끼손가락에 대립시키게 한다.

주목사항

인구의 일부분은 어느 한쪽에만 장수장근을 가지고 있기도 하고, 그것을 전혀 가지고 있지 않는 사람도 일부 있다.

척측수근굴근(Flexor Carpi Ulnaris)

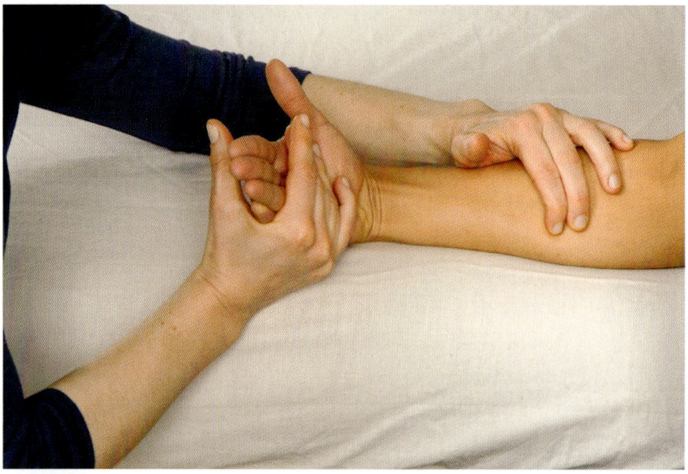

환자 및 임상의 위치

- 환자: 전완을 테이블 위에서 회외시킨 상태로 앉아있는 자세
- 임상의: 촉진하고자 하는 부위에서 환자를 향해 보고 앉은 자세

지시사항

- 두 개의 손가락을 사용하여 장수장근을 촉진한다.
- 손가락을 내측으로 약 1/2인치(1.3㎝) 옮겨가서, 이 근육의 근복(muscle belly)을 촉진한다.
- 촉진을 확인하기 위하여, 환자에게 손목을 굴곡시키고, 척골편위시키게 한다.

주목사항

만약 환자가 장수장근을 가지고 있지 않다면, 내측 상과에서 촉진을 시작하고, 손가락을 1인치 원위부로 옮겨서 이 근육을 촉진한다

내측측부인대[Medial(Ulnar) Collateral Ligament]

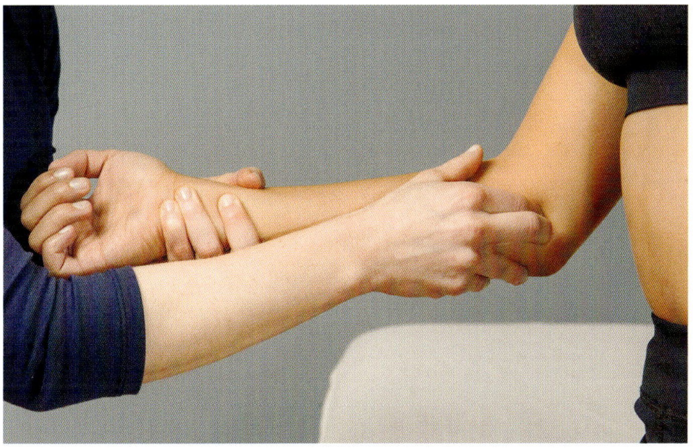

환자 및 임상의 위치

- 환자: 앉은 자세
- 임상의: 촉진하고자 하는 부위에서 환자를 향해 보고 서 있거나 앉은 자세

지시사항

- 환자의 팔꿈치를 약 70도 정도 굴곡시켜 놓는다.
- 두 번째와 세 번째 손가락 패드 부위를 사용하여, 내측 상과를 촉진한다.
- 검사자는 손가락을 팔꿈치 관절(상완척골 관절) 라인을 향해 약간 하 전방으로 옮겨간다.
- 견고한 압박을 유지해 가면서, 손가락을 내측 상과에서 오구돌기로 옮겨간다.

주목사항

- 팔꿈치에 질환이 없는 환자에게서 이 인대를 정확하게 촉진하는 것은 어렵고, 환자가 팔꿈치에 외상을 입어 통증이 있을 때 촉진하기가 더 쉽다.
- 검사자는 환자의 팔꿈치에 외반의 힘(valgus force)을 가해 인대에 스트레스를 발생시키면 이 팔꿈치의 내측 측부 인대를 용이하게 촉진할 수가 있다(Regan 등, 1991). 팔꿈치에 질환이 있는 환자에게는 조심성과 함께 주의 깊게 촉진이 이루어져야 한다.

외측측부인대[Lateral(Radial) Collateral Ligament]

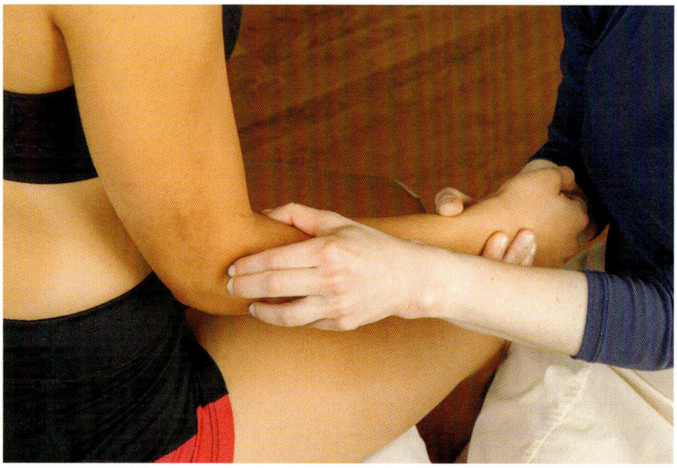

환자 및 임상의 위치

- 환자: 앉은 자세
- 임상의: 촉진하고자 하는 부위에서 환자를 향해 보고 서 있거나 앉은 자세

지시사항

- 환자의 팔꿈치를 약 70도 정도 굴곡시켜 놓는다.
- 두 번째와 세 번째 손가락 패드 부위를 사용하여, 외측 상과를 촉진한다.
- 검사자는 손가락을 팔꿈치 관절(상완요골 관절) 라인을 향해 약간 하 전방으로 옮겨간다.
- 견고한 압박을 유지해 가면서, 손가락을 외측 상과에서 요골로 옮겨간다.

주목사항

- 팔꿈치에 질환이 없는 환자에게서 이 인대를 정확하게 촉진하는 것은 어렵고, 환자가 팔꿈치에 외상을 입어 통증이 있을 때 촉진하기가 더 쉽다.
- 검사자는 환자의 팔꿈치에 내반의 힘(varus force)을 가해 인대에 스트레스를 발생시키면 이 팔꿈치의 외측 측부 인대를 용이하게 촉진할 수가 있다(Regan 등, 1991). 팔꿈치에 질환이 있는 환자에게는 조심성과 함께 주의 깊게 촉진이 이루어져야 한다.

상완동맥(Brachial Artery)

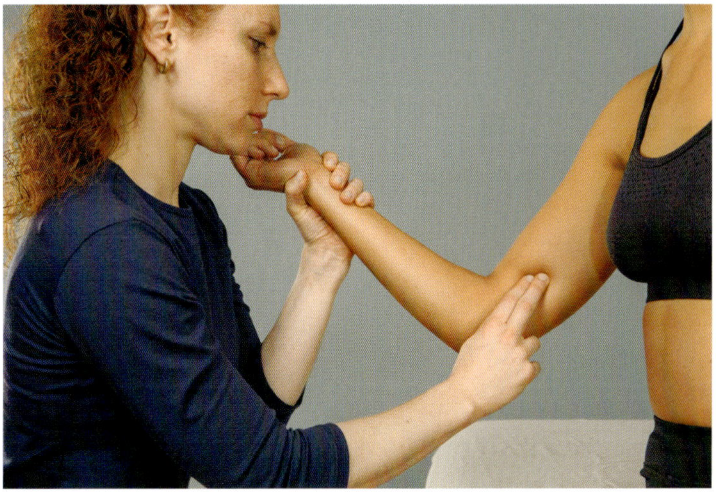

환자 및 임상의 위치

- 환자: 전완을 테이블 위에서 회내시킨 상태로 앉아있는 자세
- 임상의: 촉진하고자 하는 부위에서 환자를 향해 보고 앉은 자세

지시사항

- 환자의 팔꿈치를 약 90도 정도 굴곡시켜 놓는다.
- 두 번째와 세 번째 손가락 패드 부위를 사용하여, 내측 상과를 촉진한다.
- 손가락을 외측으로 1/2인치(1.3㎝) 정도 옮겨가고, 다시 1/2인치(1.3㎝) 상부로 올라가서 주관절와(cubital fossa) 바로 위에 위치시킨다.
- 검사자는 두 번째와 세 번째의 손가락 패드 부위로 가벼운 압박을 가해 상완동맥과 맥박을 검사하도록 한다.

주목사항

이 동맥은 상지의 하부 2/3 지점의 내측 부위를 타고 내려가고 있으므로, 이 모든 경로를 따라 어디에서든지 촉진이 가능하다.

척골신경(Ulnar Nerve)

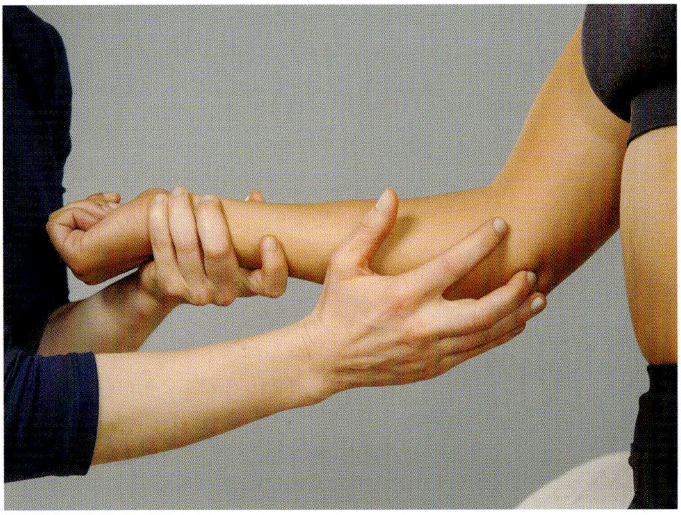

환자 및 임상의 위치

- 환자: 전완을 테이블 위에서 회내시킨 상태로 앉아있는 자세
- 임상의: 촉진하고자 하는 부위에서 환자를 향해 보고 앉은 자세

지시사항

- 환자의 팔꿈치를 약 90도 정도 굴곡시켜 놓는다.
- 두 번째와 세 번째 손가락 패드 부위를 사용하여, 내측 상과를 촉진한다.
- 세 번째 손가락 패드 부위를 약간 후방으로 계속해서 움직여 주관절 터널(cubital tunnel)을 촉진한다.
- 이 홈(주관절 터널)에서 척골신경을 부드럽게 촉진한다.

주목사항

척골신경을 촉진하면서 전완의 내측, 길게는 4, 5번 손가락에까지 이상 감각을 발생시킬 수 있다. 만약 환자가 불편을 호소하면, 검사자는 테크닉을 재검사하고 그리고 수정하여야 한다.

증례 연구(Case Study)

병력(History)

우측 팔꿈치에 통증을 호소하는 30세 여성이 클리닉을 방문하였다. 이 통증은 2달 전에 시작하였고, 이 증상은 하루 종일 일을 하고 난 뒤 혹은 컴퓨터를 많이 사용한 후 그리고 때로는 헬스센터에서 심한 어깨 운동을 하고 난 후에 심해진다고 한다. 그녀는 오른손잡이 미용사이다. 그녀는 지금 룸메이트와 함께 생활하고 있으며, 학교는 밤에 다니고 있다. 헬스센터는 일주일에 두 세번 다니고 있으며, 30분 정도 심혈관 관련 운동과 웨이팅 운동을 한다.

- 이 정보에만 기초로 하여 볼 때, 가장 유력한 세 가지의 진단은 무엇이라고 보는가?

검사(Examination)

과거 치료 병력	없음
약 복용	모트린
관찰	우측 증가된 익상 견갑골
능동적 가동범위	우측 손목 통증을 동반한 0-50도의 능동신전, 그 외 정상 가동범위
수동적 가동범위	정상 가동범위
수기적 근력 검사	우측 상지 5/5, 손목 신전근 3+/5 통증 동반, 전거근 4-/5
특별 테스트	우측 3번째 손가락 저항 신전 테스트 통증발생 경추 견인 테스트 음성 4분부 테스트(quadrant test) 음성 상지 정중신경 긴장 테스트 음성
그 외	요골신경의 감각은 문제없음

- 주관적인 정보와 객관적인 정보를 함께 기초로 하여 볼 때, 가장 유력한 두 개의 진단은 무엇이라고 보는가? 세 번째 진단을 배제하는 근거를 제시하라.
- 여러분의 감별 진단에 기초하여, 이 환자의 어느 구조를 촉진해야 할 것인가?
- 나타난 모든 정보를 바탕으로 하여 볼 때, 여러분은 이러한 구조물의 촉진에서 무엇을 발견할 것이라고 기대하는가?

증례의 해결과 논의(Case Solution and Discussion)

병력에 기초한 잠재적인 진단

- 경추 신경근병(cervical radiculopathy)
- 외측 상과 통증(Lateral epicondylalgia)
- 요골 터널 증후군(Radial tunnel syndrome)

병력과 검사에 기초한 잠재적인 진단

- 외측 상과 통증(Lateral epicondylalgia)
- 요골 터널 증후군(Radial tunnel syndrome)

경추 신경근병: 이 진단은 경추 견인 테스트, 4분역 테스트, 그리고 상지 정중신경 긴장 테스트에서 음성으로 밝혀짐에 따라 배제가 된다. 첨언하여, 피부분절과 근육분절에 나타나는 사인과 증상으로 보아서는 이 진단이 더욱 사실이 아닌 것으로 확인된다.

촉진할 구조물

- 외측 상과
- 요골두
- 전완의 후방 근육(단요측수근신근)

촉진의 결과

- 외측 상과에 포인트 압통점 발생
- 전완 후방 근육 전반에 걸쳐 촉진에 의한 압통점 발생

임상적 추론

- 외측 상과 통증: 그녀의 직업상 일어나는 반복적인 동작은 그녀를 외측 상과에 대한 통증이 위험에 처하게 하고 있다. 외측 상과에 대한 지엽적 통증, 포인트 압통점, 전완의 후방 근육 진반에 걸친 압통점, 그리고 우측 세 번째 손가락과 손목의 저항 신전에서 통증 발생 이 모든 것들은 이 진단을 의미하는 것이다.
- 요골 터널 증후군: 우측 전완의 후방-외측에 나타나는 통증은 요골 터널 증후군의 증상이다. 그러나 요골 터널 증후군의 통증은 전완의 후방 중간 부위에서 더 광범위하게 나타나고, 감각의 변화는 없는데, 이러한 것들이 요골 터널 증후군을 결정하는 주 진단적 기준들이 된다. 첨언하여, 외측 상과의 포인트 압통점은 요골 터널 증후군에는 나타나지 않는 것이다.

6

손목과 손
(Wrist and Hand)

여러 많은 관절들이 손목과 손의 해부학적 복합체를 구성하고 있는데: 원위부 요척골 관절(distal radioulnar joint), 요수근 관절(radiocarpal joint), 중수근 관절(midcarpal joint), 수근중수 관절(carpometacarpal joint), 중수지 관절(metacarpophalangeal joint), 지간 관절(interphalangeal joint)을 들 수 있다. 많은 뼈와 인대 그리고 근육들이 여러 미세한 동작을 일으키게 하기 위하여 이러한 중요한 관절들을 형성하고 안정화시키고 있다. 몇 개의 신경과 동맥이 손목을 가로 질러 지나가고 있는데, 이는 감각을 일으키고, 동작 기능을 하며, 손가락에 혈액을 공급해 주고 있다.

손목과 손의 기능(Functions of the Wrist and Hand)

손목에 있어서 가장 중요한 기능은 과제를 실행하는 동안에 손의 기능을 최적화시키기 위해 장지신근과 장지굴근의 이상적인 이완-긴장의 상호관계를 유지시켜 주는 것이다(Neumann, 2010). 손목에 대한 어떤 트라우마(trauma), 부상, 질병, 혹은 고정화(immobilization)는 활동이나 일상생활에 있어서 개인적인 능력에 부정적인 영향을 미치게 된다.

손목의 기능에 대하여 좀 더 첨언하자면, 우리는 손을 사용하여 미세한 동작 기능을 수행하고 또 물체를 다루는 기능을 하는 것인데, 이것을 일으키기 위해서는, 상지의 다른 관절들은 손의 위치를 잘 잡아 주는 역할(전반적인 광범위한 동작 기능)을 하여야 한다. 손이 적절한 위치에 있어야 요구되는 과제를 실행할 수 있게 되는 것이다. 손의 미세한 동작과 물체를 다루는 기능은 상지의 많은 관절들이 안정화를 이루면서 동시에 고차원적인 협응이 함께 일어나야 하는 것이 요구된다.

손은 다양한 골동역학적인 동작(osteokinematic movement)을 수행할 수 있는 능력을 가지고 있다. 손가락은 그 관절에 따라 굴곡, 신전, 외전, 그리고 내전의 동작을 수행할 수 있다. 다른 동작을 첨언하자면, 엄지손가락은 다른 어떤 상대의 손가락에도 접촉이 허용되는 독특한 구조물이다. 기능적인 면에서 말하자면, 손의 엄지손가락 측면(요골측)은 손재주를 부릴 때 사용되는 반면에, 내측 면(척골측), 특히 다섯 번째 손가락은 물체를 잡을 때 강한 힘을 제공하는 것이다(Neumann, 2010).

골 해부학(Bony anatomy)

손목은 여덟 개의 수근골(carpal)로 구성되어 있는데, 그것은 근위 줄(proximal row)과 원위 줄(distal row)로 나누어 진다(그림 6.1). 근위 줄은 주상골(scaphoid), 월상골(lunate), 삼각골(triquetrum), 그리고 두상골(pisiform)로 구성되어 있는 반면에, 원위 줄은 대능형골(trapezium), 소능형골(trapezoid), 유두골(capitate), 그리고 유구골(hamate)로 형성되어 있다. 유구골은 전방 외측 부위에 커다란 돌출부가 있는데, 그것을 유구골의 고리(hook of hamate)라고 부른다. 특히 중요한 것으로는 주상골, 월상골, 유구골, 그리고 두상골을 들 수 있는데, 여러 많은 연부조직들이 이곳에 부착해 있기 때문이다. 주상골과 월상골은 무지구근과 소지구근을 위한 부착점을 제공하고 있다(Moore, Agur, & Dalley, 2011).

손목은 두 개의 관절로 이루어져 있는데, 두 개 모두 같은 관절 캡슐로 싸여져 있다. 요수근 관절(radiocarpal joint)은 융기관절(condylar joint)로서, 원위부에 요골이 주상골, 월상골과 관절을 형성하고 있다. 중간 수근관절(midcarpal joint) (그림 6.1 참조) 또한 융기관절로서, 근위부

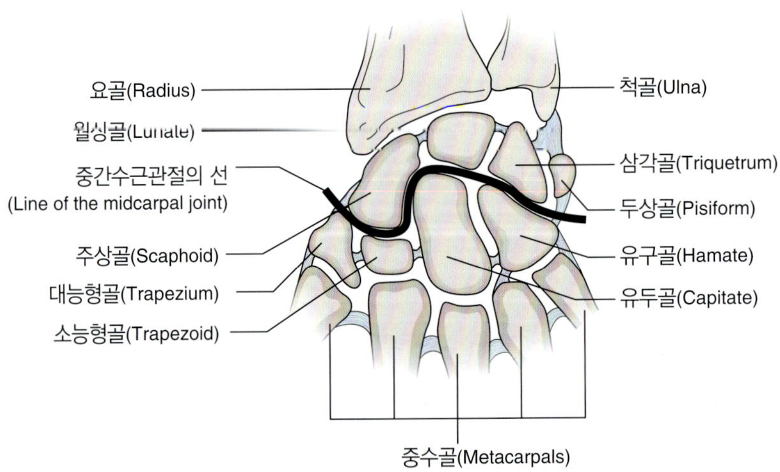

그림 6.1 **손목에 존재하는 뼈. 손목의 뼈에 대한 또 다른 장면을 위해서는 그림 6.2를 참조하라.**

주상골, 월상골이 원위부 유두골과 관절을 이루고 있다(Neumann, 2010). 이러한 두 관절은 함께 손목의 굴곡과 신전뿐만 아니라, 요골편위(radial deviation)와 척골편위(ulnar deviation)를 일으킨다. 손목 관절의 근위부는 또 다른 윤활관절로서 원위부에 있는 요척골 관절인데, 이것은 척골의 골두가 요골의 척골절흔(ulnar notch)에 맞춰져 있다. 이 관절의 동작은 근위부의 요척골 관절과 함께 전완(forearm)을 회내, 회외 동작을 일으키는 것이다. 관절에 대해 더 첨언하자면, 요골과 척골 사이에 있는 골간 막(interosseous membrane)은 요골에서 척골 그리고 상완골까지 힘을 전달하는 기능을 한다(Neumann, 2010).

손의 뼈에 대해 해부학적으로는 여러 많은 뼈와 관절, 그리고 인대로 구성되어 있는 관계로 매우 복잡하게 되어 있는데, 이는 손의 안정성을 제공해 줄 뿐만 아니라, 여러 방면으로의 움직임을 증진해 주게 되는 것이다. 손은 다섯 개의 손가락을 가지고 있으며 엄지손가락에서 시작하고, 마지막은 새끼손가락이다(그림 6.2). 수근골의 원위부에는 다섯 개의 중수골이 있는데, 전완의 많은 근육들을 위한 부착점들을 제공하고 있다. 중수골의 원위부에는 손가락이 있는데, 엄지손가락을 제외한 모든 손가락에는 기절골, 중절골, 말절골이 있으나, 엄지손가락에는 중절골이 없다(Moore 등, 2011). 이러한 작은 뼈들은 수근중수관절(CMC), 중수지관절(MCP), 근위지간 관절(PIP), 그리고 원위지간 관절(DIP)을 형성하고 있다. 손에서 첫 번째 수근중수관절은 특별히 중요한 기능을 담당하고 있는데, 이 말안장 모양의 관절은 시상면과 정면 모두에서 움직임을 일으키게 해 주고, 네 개의 다른 손가락들과 서로 접촉을 할 수 있게 해 준다. 다섯 번째를 제외한 나머지 수근중수관절은 첫 번째 수근중수관절과 함께

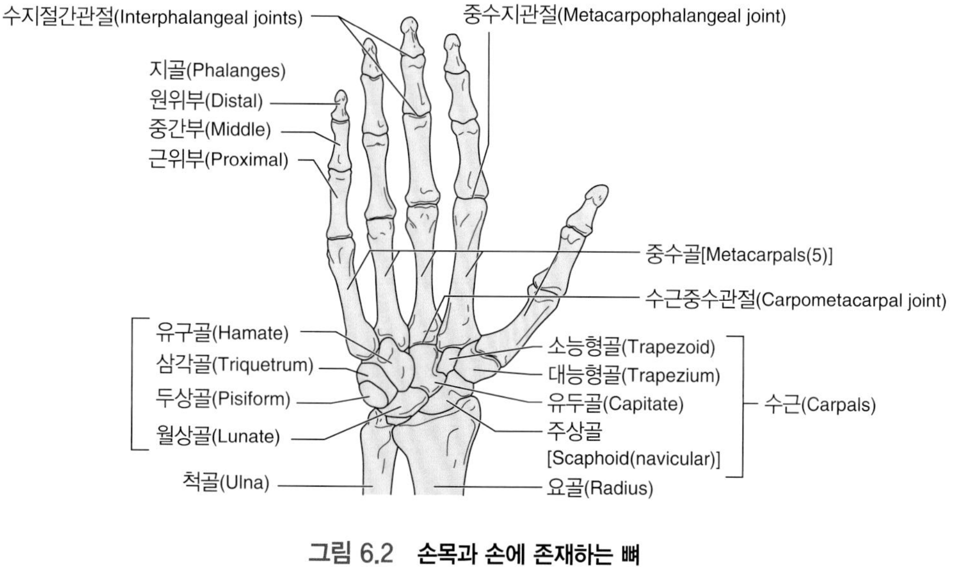

그림 6.2 손목과 손에 존재하는 뼈

작용하여 손을 오므리는 동작을 일으킨다. 중수지관절 또한 시상면과 정면 모두에서 움직임을 일으킬 수 있는 반면에, 지간 관절은 시상면에서만 동작을 일으킨다. 이러한 모든 관절들은 원치 않는 동작을 막기 위하여 여러 다양한 연부조직(인대, 캡슐, 근육, 그리고 근막)에 의해 안정화되어 있다(Neumann, 2010).

연부조직 해부학(Soft Tissue Anatomy)

여러 그룹의 많은 근육들이 전완(forearm)의 원위부, 손목, 그리고 팔을 가로지르고 있다. 앞 장에서 외측 상과와 내측 상과에 기시하는 근육들에 관하여 살펴보았고, 전완에 존재하는 근육들에 대한 촉진법에 관하여도 논의되어 있다. 이 장에서는 손목을 가로질러 손에 있는 종지점을 향해 가고 있는 이러한 근육들의 원위부에 있는 건을 촉진하는데 초점을 두고자 한다.

손목의 전방 부위는 그 위를 지나가고 있는 여러 개의 건을 가지고 있는데; 요측수굴근(flexor carpi radialis), 장수장근(palmaris longus), 척측수굴근(flexor carpi ulnaris), 표재지굴근(flexor digitorum superficialis), 심수지굴근(flexor digitorum profundus), 그리고 장수무지굴근(flexor pollicis longus)이 있다(그림 6.3). 손목의 전방 부위에는 수근관(carpal tunnel)이 있는데, 그 좁은 터널을 통해 손으로 향해 가고 있는 정중신경이 지나간다. 정중신경과 요골동맥을 따라 장수무지굴근, 표재지굴근, 심수지굴근의 건은 모두 이 수근관을 통해 지나가고 있다. 이 터널은 위로는, 횡수근인대(transverse carpal ligament)에 의해 덮혀 있는데, 이는 근막의 두꺼운 밴드 형태의 굴곡근 지지띠(flexor retinaculum)로서 손목 굴곡 시에 건을 원호로부터 유지시켜 주는 역할을 한다(Moore 등, 2011).

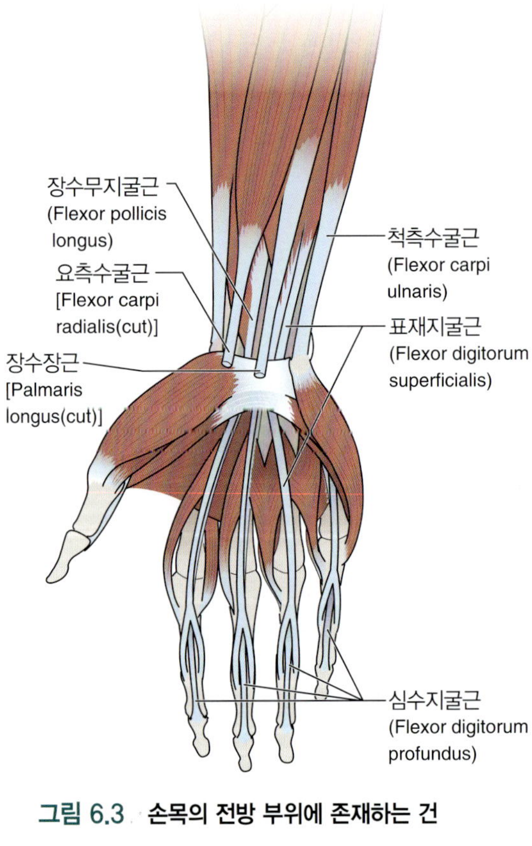

그림 6.3 손목의 전방 부위에 존재하는 건

손목의 후방 부위에는 그 위를 지나가는 수 많은 건이 있는데; 장요측수신근(extensor carpi radialis longus), 단요측수신근(extensor carpi radialis brevis), 총수지신근(extensor digitorum communis), 소지신근(extensor digiti minimi), 척측수신근(extensor carpi ulnaris)을 들 수 있다(그림 6.4). 전완의 외측 원위부에는 코담배갑(snuff box)으로 불리는 움푹 패인 곳이 있는데, 그 곳은 여러 개의 건에 의해 경계를 이루고 있다. 장무지외전근(abductor pollicis longus)과 단무지신근(extensor pollisis brevis)의 건이 이 구조물의 전방 경계를 형성하고 있고, 장무지신근(extensor pollisis longus)의 건은 후방의 경계를, 그리고 바닥은 주상골과 대능형골에 의해 형성되어 있다(Moore 등, 2011).

이러한 근육과 건의 표면에는 또 다른 두꺼운 근막의 밴드로 덮혀 있는데, 이것은 신전근지지띠(extenor retinaculum)로서 손목 신전 시에 신전근의 건을 원호로부터 막아 주는 역할을 한다(Moore 등, 2011). 신전근지지띠는 여섯 개의 구획 혹은 터널로 구성되어 있는데, 건들이 이 곳을 통해 손에 있는 종지점으로 지나가게 된다. 첫 번째 배측에 있는 구획은 장무지외전근과 단무지신근을 포함하고 있고, 두 번째 구획은 장요측수신근과 단요측수신근이 포함하고 있는 반면에, 세 번째 구획은 장무지신근을 포함하고 있다. 총수지신근과 집게폄

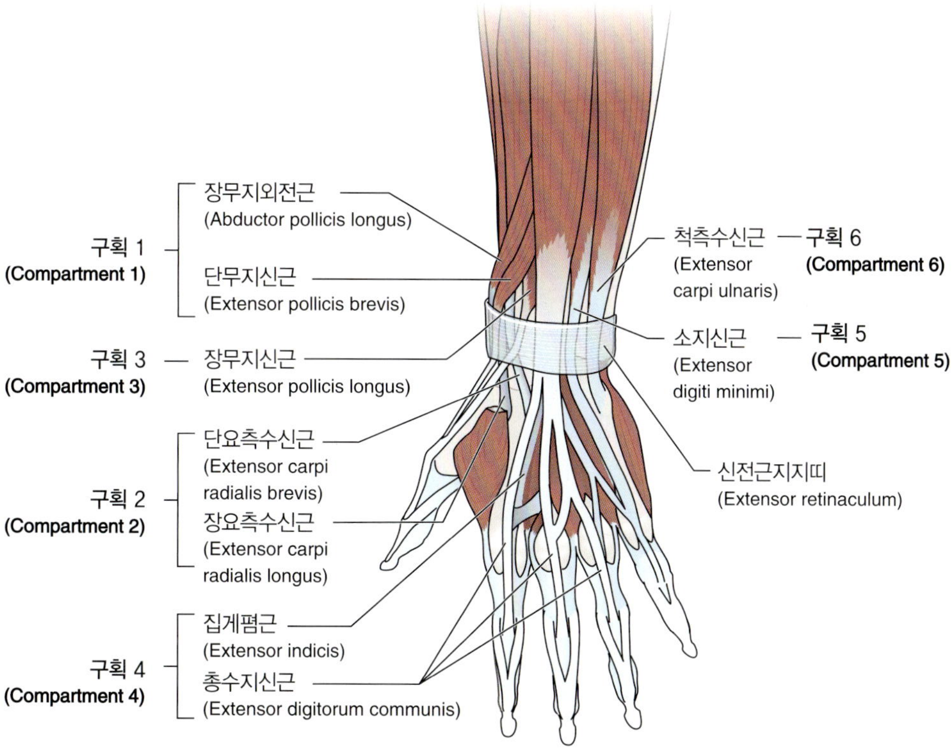

그림 6.4 손목의 후방 부위에 존재하는 건

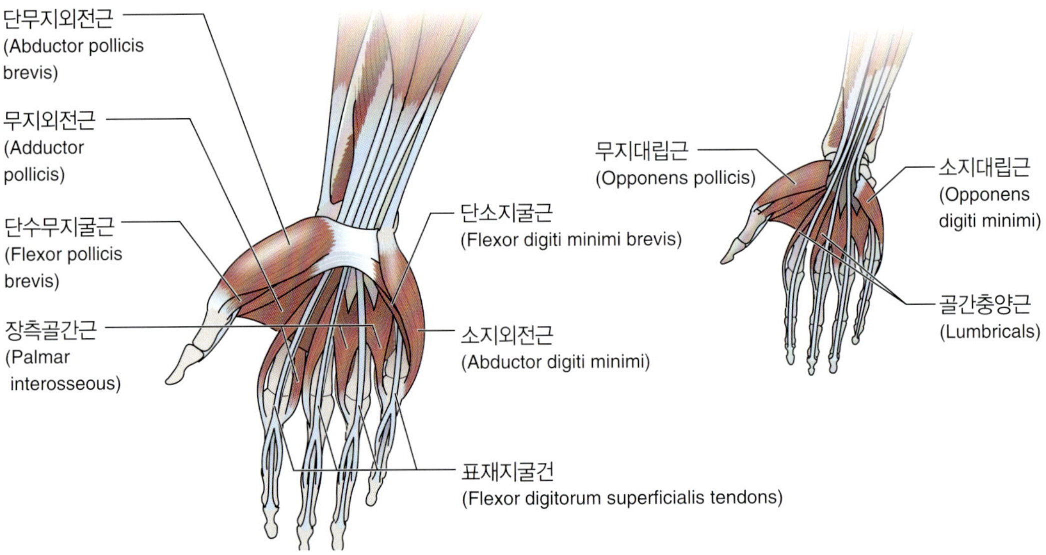

그림 6.5 손에 존재하는 내재근

근(extensor indicis)은 네 번째 구획을, 소지신근은 다섯 번째 구획을 통해 지나간다. 마지막으로, 척측수신근은 여섯 번째 구획을 통해 지나간다(Moore 등, 2011). 그림 6.4는 이러한 구획들을 나타내고 있다.

손바닥은 20개의 내재근으로 구성되어 있는데, 그것은 여러 그룹으로 나누어져 있다. 무지구(thenar eminence)로도 알려져 있는 무지근 그룹은 손의 요골측면에 존재해 있으며, 단무지외전근, 단수무지굴근, 무지대립근(opponens pollicis muscles)을 포함한다(그림 6.5). 손의 요골면에 존재해 있는 근육들을 완성하기 위해 첨가하자면, 무지내전근(adductor pollicis)은 첫 번째 손가락에 부착해 있다. 손의 척골면에 존재해 있는 근육은 소지근 그룹으로서, 소지구로도 알려져 있다. 이 근육 그룹은 소지외전근(abductor digiti minimi), 단소지굴근(flexor digiti minimi brevis), 소지대립근(opponens digiti minimi)으로 구성되어 있다.

그 외 나머지 손의 내재근은 추가로 세 개의 그룹으로 나누어지는데: 각 근육 그룹에 네 개씩 근육을 갖춘 손등의 골간 충양근(lumbricals), 그리고 장측골간근(palmar interossei)이 있다. 이 모든 근육들은 손에 적절한 생체역학적 기능을 담당한다. 손의 내재근을 완성하기 위한 것으로서, 작은 단수장근(palmar brevis)이 손의 척골면에 놓여 있지만, 그리 중요한 골동역학적인 액션은 하지 않으나, 손의 척골면 위에 있는 피부를 팽팽하게 해 준다(Moore 등, 2011).

손목과 손 주변에는 동작이 일어나는 동안에 이러한 관절들의 수동적인 안정성을 증대시켜 주는 중요한 인대가 있다. 팔목에서 수동적인 관절의 안정성은 내측(척골), 외측(요골)

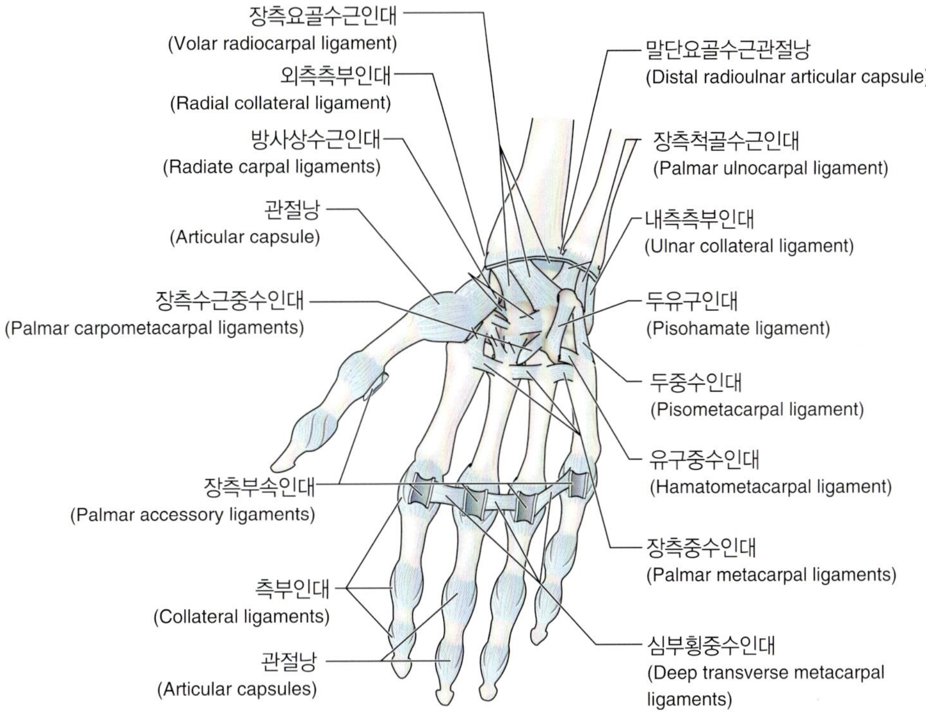

장측(손바닥) [Palmar(volar)]

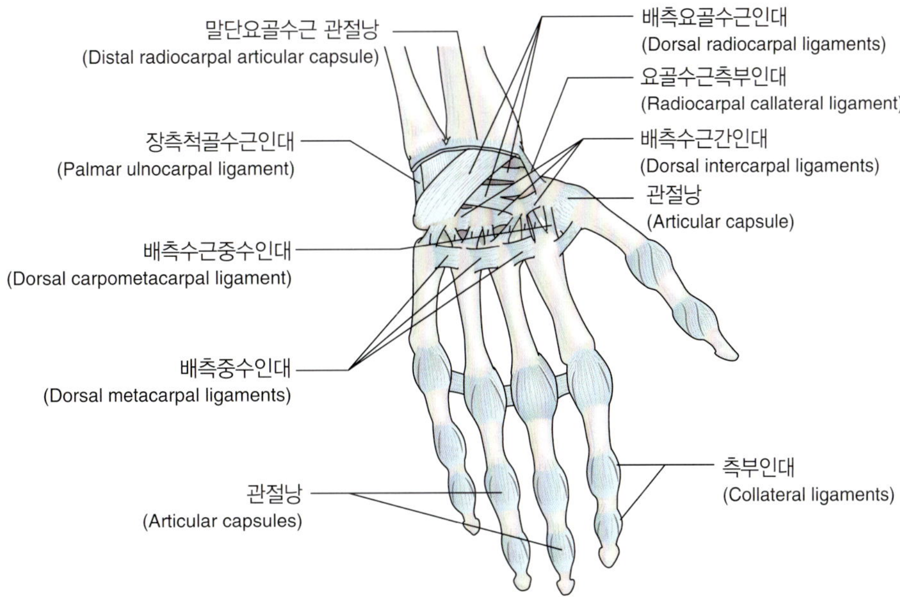

배측(손등) (Dorsal)

그림 6.6 손목과 손에 존재하는 인대.

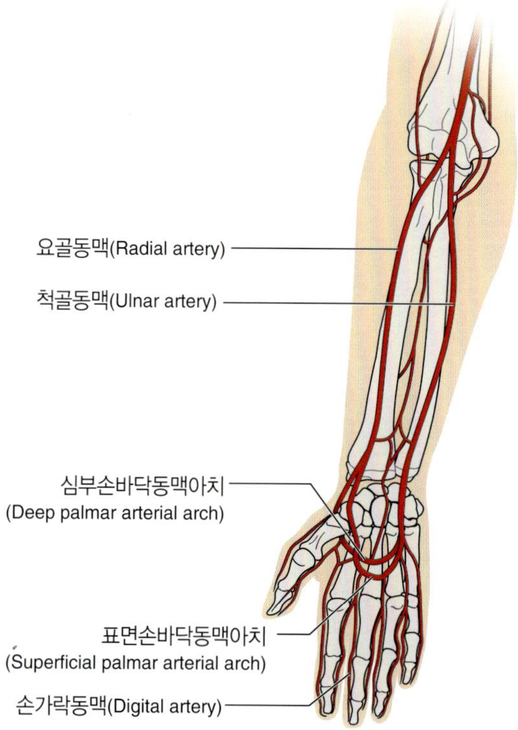

그림 6.7 손목과 손에 존재하는 동맥

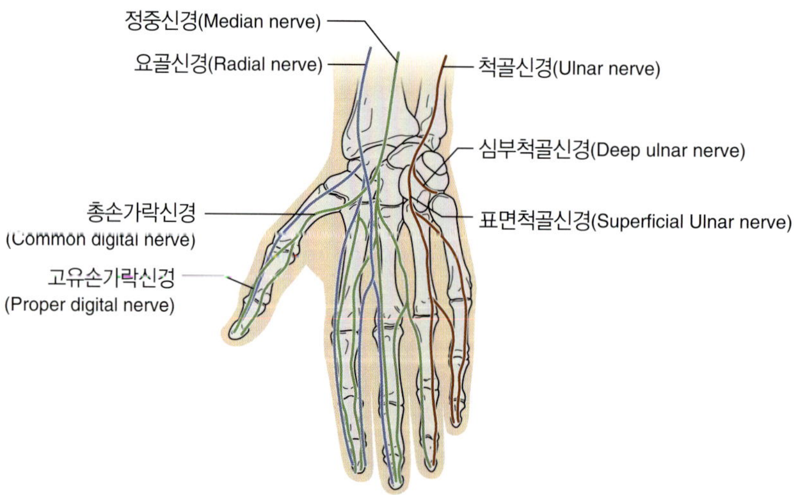

그림 6.8 손목과 손에 존재하는 신경

측부인대에 의해 제공되어 지고 있으며, 두 개 모두 다 촉진이 가능하다(그림 6.6). 손목과 손에 수많은 내재인대(intrinsic ligaments) 또한 있으며, 수근골과 또 다른 수근골을 연결하고 있다. 특별히 중요한 점은 주상월상 인대(scapolunate ligament)는 주상골에서 월상골까지 연결되어 있다. 손목의 불안정성이나 트라우마로 인한 경우에, 이 인대는 파열이 될 수 있으며, 체중이 실리는 활동을 할 때에 통증을 일으키는 원인이 된다(Kitay & Wolfe, 2012; Moore 등, 2011; Neumann, 2010). 그러나 이러한 더 작은 인대들은 직접적으로 촉진하는 것이 불가능하다.

신경혈관 해부학(Neurovascular Anatomy)

요골동맥(radial artery)과 척골동맥(ulnar artery)은 손목 전방 부위를 지나가고 있으며(그림 6.7), 이 두 동맥은 여기에서 촉진이 가능하다. 요골동맥은 요측수굴근의 건 외측에 위치해 있다. 이 동맥은 손을 향해 가고 있으며, 심부 손바닥동맥 아치(palmar arterial arch)를 형성하는데 도움이 된다. 내측면에는, 척골동맥이 척측수굴근 외측에 위치해 있는데, 역시 손으로 향해 가고 있으며, 표면 손바닥동맥 아치를 형성하는데 도움이 된다(Moore 등, 2011).

여러 많은 신경이 손목관절을 지나가고 있으며, 그 중 정중신경(medial nerve)은 수근관(carpal tunnel)에 위치해 있으면서 상지에 가장 흔하게 부상을 입는 신경이다(그림 6.8)(Akalin 등, 2011). 이 신경은 원형회내근(pronator teres)을 통해 전완으로 들어가서 전완과 손에 있는 근육들을 지배한다. 정중신경이 수근관에서 압박을 받게 되면, 수근관 증후군(carpal tunnel syndrome)을 일으키는 원인이 되고, 또한 원형회내근에서는 원형회내근 증후군(pronator teres syndrome)을 일으키기도 하나 후자는 전자보다 발병률이 훨씬 떨어진다(Moore 등, 2011).

촉진(Palpation)

다음의 장에서, 우리는 16개의 뼈의 구조물과 8개의 연부조직의 구조물 그리고 2개의 신경혈관 구조물에 대한 촉진을 보여 주고자 한다.

해부학적 코담배갑(Anatomical Snuff Box)

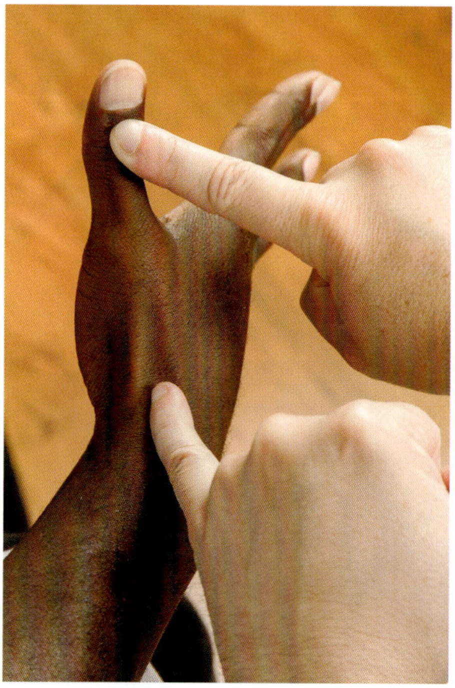

손목과 손에서 여러 많은 구조물들을 촉진하고자 할 때에, 이 해부학적 코담배갑이 참고 포인트로 사용되고 있으므로 가장 먼저 접근이 되어야 할 것이다.

환자 및 임상의 위치

- 환자: 전완을 테이블 위에 중립 위치를 유지한 채 편안하게 내려놓고 앉아있는 자세
- 임상의: 촉진하고자 하는 부위에서 환자를 향해 보고 앉은 자세

지시사항

- 엄지손가락의 기장 원위부에서 근위부로 따라가되, 전완의 외측부위로 향한다.
- 환자에게 엄지손가락을 신전과 외전을 시키게 하면, 해부학적 코담배갑이 나타나게 될 것이다.

요골경상돌기(Radial Styloid Process)

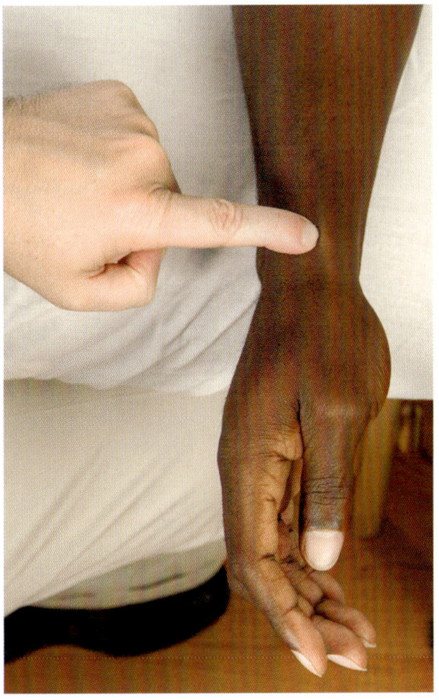

환자 및 임상의 위치

- 환자: 전완을 테이블 위에 중립 위치를 유지한 채 앉아있는 자세
- 임상의: 촉진하고자 하는 부위에서 환자를 향해 보고 앉은 자세

지시사항

- 해부학적 코담배갑을 찾는다.
- 해부학적 코담배갑의 근위부에서 뼈 돌출부가 느껴질 때까지 요골 원위부의 외측 측면 부위를 따라 촉진한다.

척골경상돌기(Ulnar Styloid Process)

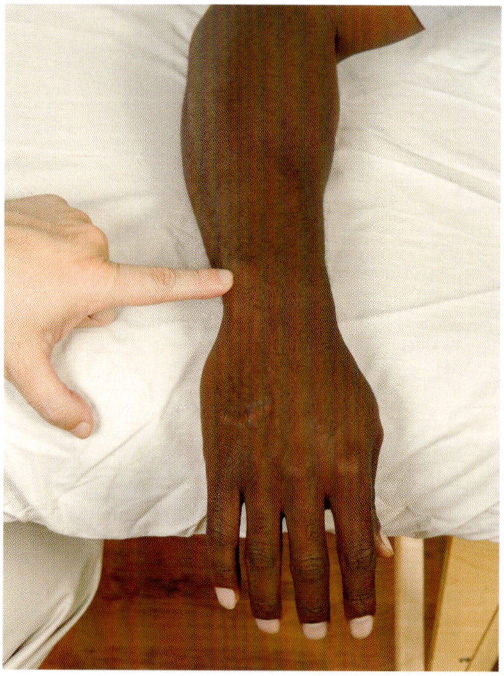

환자 및 임상의 위치

- 환자: 전완을 테이블 위에서 회내시킨 상태로 앉아있는 자세
- 임상의: 촉진하고자 하는 부위에서 환자를 향해 보고 앉은 자세

지시사항

- 요골경상돌기를 촉진한다.
- 척골경상돌기를 촉진하기 위해서는 손가락을 손목의 다른 편에 뼈 돌출부가 있는 곳으로 내측으로 옮겨간다.
- 촉진을 확인하기 위하여, 새끼손가락을 가장 원위부에서 근위부로 커다란 뼈의 돌출부가 느껴질 때까지 전완의 내측 면을 향해 간다.

요골의 리스트 돌기(Lister's tubercle)

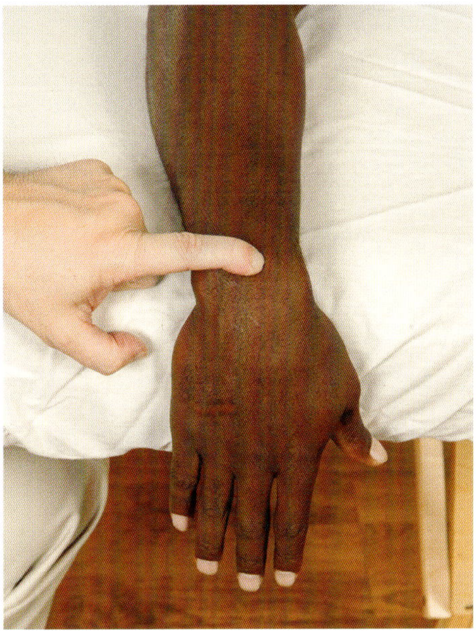

환자 및 임상의 위치

- 환자: 전완을 테이블 위에서 회내시킨 상태에서 최소한 45도 수동적으로 굴곡시킨 상태로 앉아 있는 자세
- 임상의: 촉진하고자 하는 부위에서 환자를 향해 보고 앉은 자세

지시사항

- 장무지신근의 건을 따라 가면서 요골 원위부의 후방 부위를 따라 촉진을 한다.
- 요골 후방의 원위부에서, 건의 바로 외측 부위에서 뼈의 돌출부가 느껴지게 될 것이다.

주상골(Scaphoid)

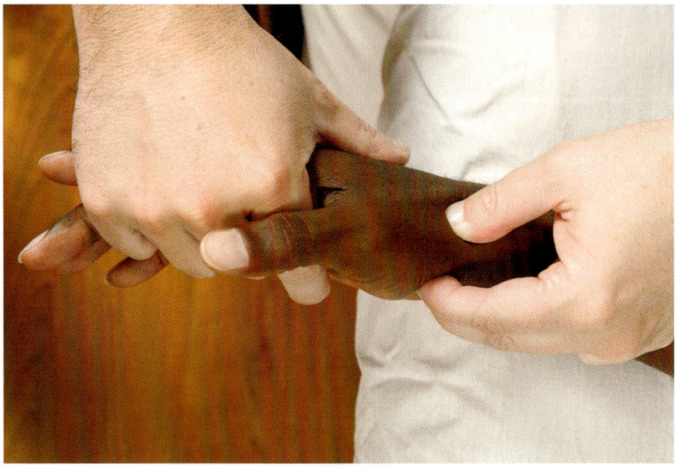

환자 및 임상의 위치

- 환자: 전완을 테이블 위에 중립 위치를 유지한 채 앉아있는 자세
- 임상의: 촉진하고자 하는 부위에서 환자를 향해 보고 앉은 자세

지시사항

- 해부학적 코담배갑을 찾는다.
- 첫 세 개의 손가락을 집게 잡는 식으로 사용하여, 요골 원위부에서 시작하여 코담배갑에서 첫 번째 뼈 돌출부에 다다를 때까지 촉진해 간다.
- 검사자의 엄지손가락은 주상골의 후방 부위에, 두 번째와 세 번째 손가락은 전방 부위에 놓여있어야 한다.
- 주상골의 촉진을 확인하기 위하여, 환자에게 손목을 요골편위와 척골편위를 시키게 하여 주상골의 움직임을 느껴 볼 수 있다.

임상적 중요성

주상골은 팔을 뻗어 넘어지는 과정에서 수근골 중 가장 흔하게 골절을 일으키는 뼈이다. 만약 효과적인 치료를 하지 않으면, 이 뼈의 근위부는 혈액 공급이 미진하게 되어 괴사가 발생하게 된다. 해부학적 코담배갑에서의 압통점은 주상골 골절과 함께 흔히 나타나므로, 환자에게 나타나는 다른 코담배갑의 압통점과는 반드시 구별하여야 한다(Grover, 1996).

월상골(Lunate)

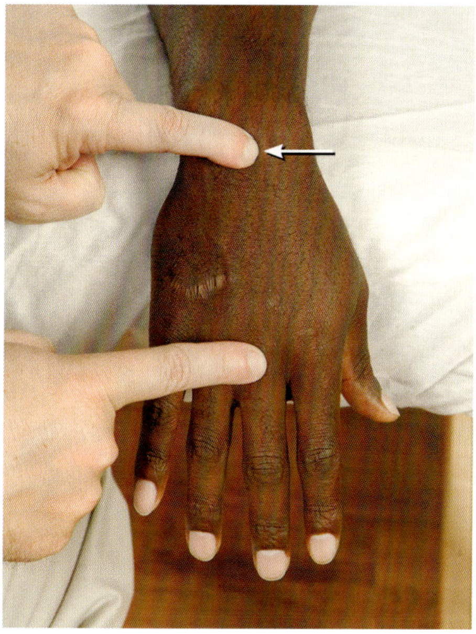

환자 및 임상의 위치

- 환자: 전완을 테이블 위에서 회내시킨 상태로 앉아있는 자세
- 임상의: 촉진하고자 하는 부위에서 환자를 향해 보고 앉은 자세

지시사항

- 주상골을 촉진한다.
- 손가락을 내측으로 옮겨서 요골의 바로 원위부 손목의 배측 부위에 있는 월상골을 촉진한다.
- 촉진을 확인하기 위하여, 환자에게 교대로 손목을 굴곡과 신전을 시키게 하여 월상골의 움직임을 느껴 볼 수 있다. 월상골은 손목을 굴곡시켰을 때 더욱 두드러지게 나타난다.

주목사항

세 번째 중수골과 유두골 그리고 월상골이 손목과 손에서 가장 안정적인 라인을 형성하고 있다.

두상골(Pisiform)

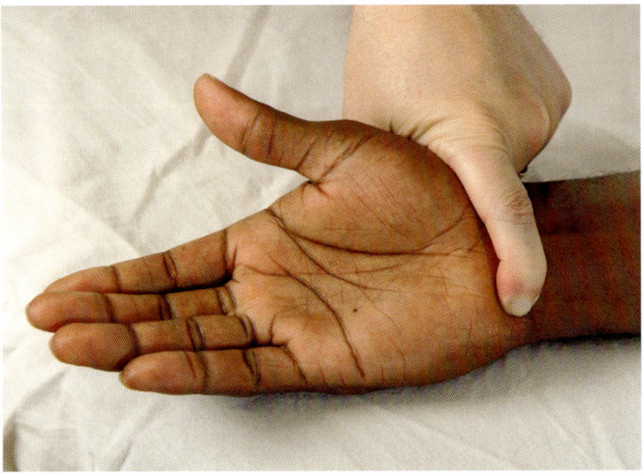

환자 및 임상의 위치

- 환자: 전완을 테이블 위에서 회외시키고, 척골편위 시킨 상태로 앉아있는 자세
- 임상의: 촉진하고자 하는 부위에서 환자를 향해 보고 앉은 자세

지시사항

- 척골 원위부의 전방 부위를 따라 촉진한다.
- 손목 원위부인 소지구의 바로 근위부에서 뼈의 돌출부가 느껴지게 될 것이다.

삼각골(Triquetrum)

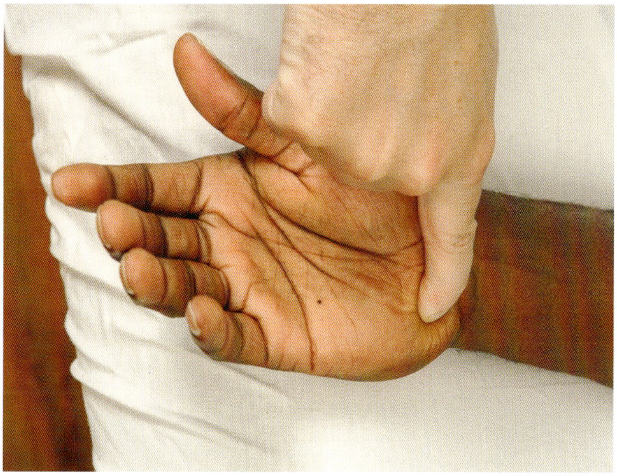

환자 및 임상의 위치

- 환자: 전완을 테이블 위에서 회외시킨 상태로 앉아있는 자세
- 임상의: 촉진하고자 하는 부위에서 환자를 향해 보고 앉은 자세

지시사항

- 두 번째 손가락의 패드로 두상골을 촉진한다.
- 손가락을 약간 외측으로 옮겨서, 손바닥에 압력을 가한다.
- 뼈의 돌출부를 느끼게 될 것이다.

주목사항

두상골은 삼각골 위에 자리잡고 있다. 두상골을 먼저 촉진하고 나서, 두상골에서 미끄러져 내려오면, 삼각골의 촉진을 확인할 수 있다.

대능형골(Trapezium)

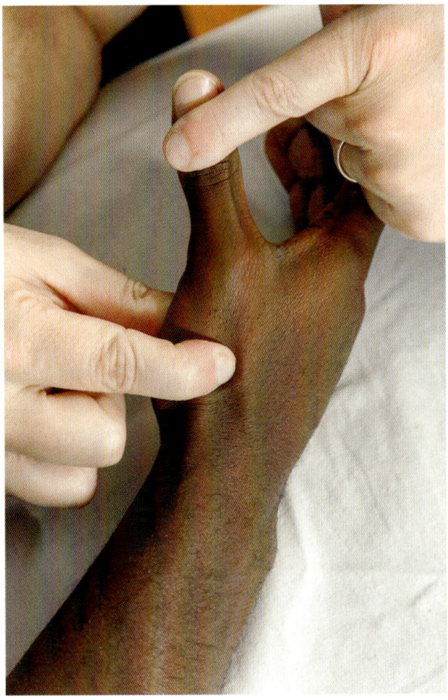

환자 및 임상의 위치

- 환자: 전완을 테이블 위에 중립 위치를 유지한 채 앉아있는 자세
- 임상의: 촉진하고자 하는 부위에서 환자를 향해 보고 앉은 자세

지시사항

- 주상골을 촉진한다.
- 대능형골을 촉진하기 위해서는 손가락을 코담배갑에서 원위부로 옮겨 내려간다.
- 약간 좀 더 원위부로 움직여 내려가서, 대능형골과 첫 번째 중수골 사이의 관절 공간을 느껴봄으로서 대능형골의 촉진을 확인할 수가 있다.

소능형골(Trapezoid)

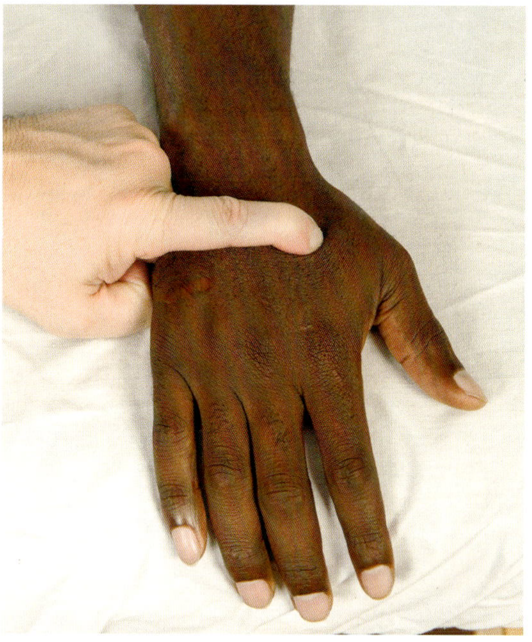

환자 및 임상의 위치

- 환자: 전완을 테이블 위에 회내시킨 채 앉아있는 자세
- 임상의: 촉진하고자 하는 부위에서 환자를 향해 보고 앉은 자세

지시사항

- 두 번째 손가락을 사용하여, 대능형골을 촉진한다.
- 내측으로 손가락을 옮겨가면 소능형골이 된다.

유두골(Capitate)

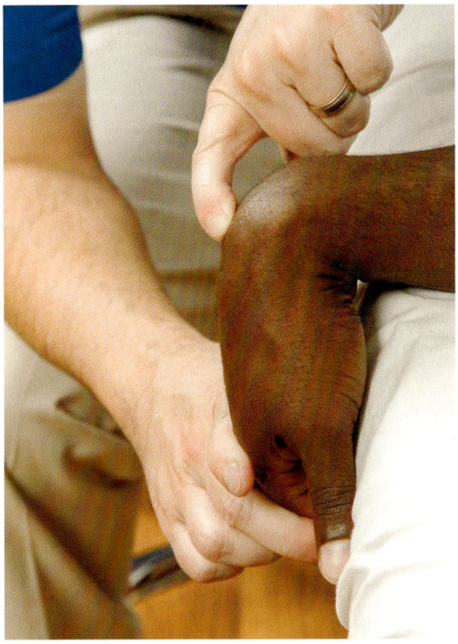

환자 및 임상의 위치

- 환자: 전완을 테이블 위에 회내시키고, 손목을 완전히 수동 굴곡시킨 채 앉아있는 자세
- 임상의: 촉진하고자 하는 부위에서 환자를 향해 보고 앉은 자세

지시사항

- 월상골을 촉진한다.
- 골(groove)이 느껴질 때까지 원위부로 내려간다.
- 골 안에서 유두골이 촉진된다.

유구골(Hamate)

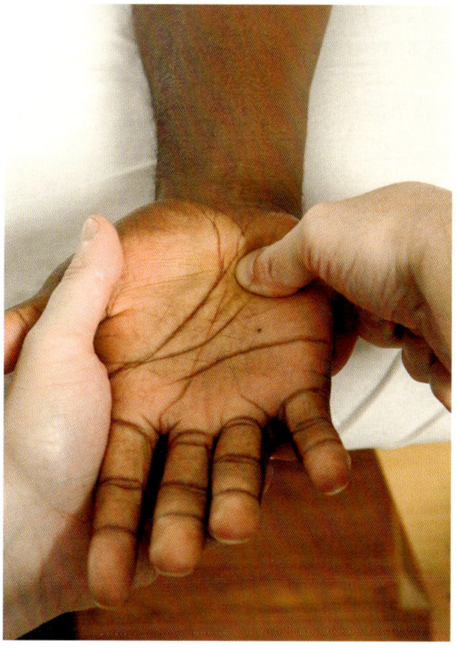

환자 및 임상의 위치

- 환자: 전완을 테이블 위에 회외시킨 채 앉아있는 자세
- 임상의: 촉진하고자 하는 부위에서 환자를 향해 보고 앉은 자세

지시사항

- 두상골을 촉진한다.
- 손가락을 소지구 위에서 원위부 외측으로 옮겨 내려간다.
- 뼈 돌출부가 느껴지게 되는데; 이것이 유구골의 갈고리(hook of hamate) 이다.
- 손가락을 내측으로 움직여 가면, 이 뼈의 가장 내측 부위를 촉진할 수가 있다.

중수골 1–5(Metacarpals 1 to 5)

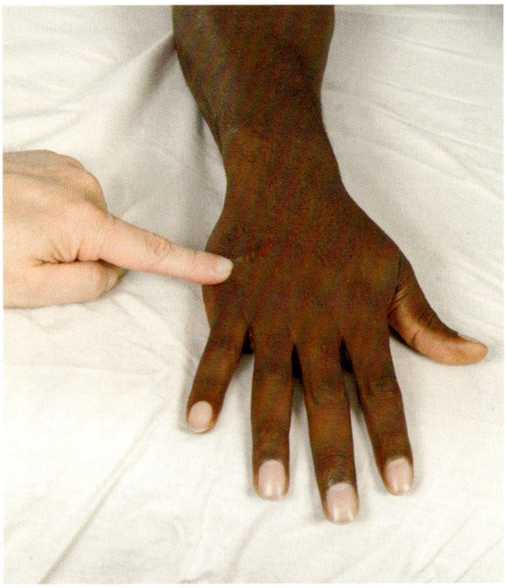

환자 및 임상의 위치

- 환자: 전완을 테이블 위에 회내시킨 채 앉아있는 자세
- 임상의: 촉진하고자 하는 부위에서 환자를 향해 보고 앉은 자세

지시사항

- 수근골의 원위부 줄(distal row)을 촉진한다.
- 손가락을 원위부 외측으로 옮겨 내려가서, 그것과 각 중수골이 관절을 이루고 있는 곳을 촉진한다.

근위지 1-5(Proximal Phalanges 1 to 5)

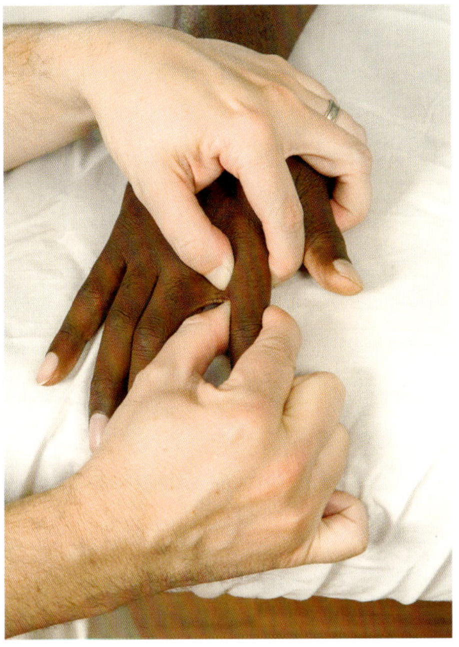

환자 및 임상의 위치

- 환자: 전완을 테이블 위에 회내시킨 채 앉아있는 자세
- 임상의: 촉진하고자 하는 부위에서 환자를 향해 보고 앉은 자세

지시사항

- 중수골을 촉진하고, 각 근위지와 관절을 이루는 곳에까지 손가락을 원위부로 옮겨간다.
- 네 개의 손가락을 사용하여 뼈를 감싸고 그 뼈의 원위부 끝까지 따라 내려가면서 촉진을 한다.

중간지 2–5(Middle Phalanges 2 to 5)

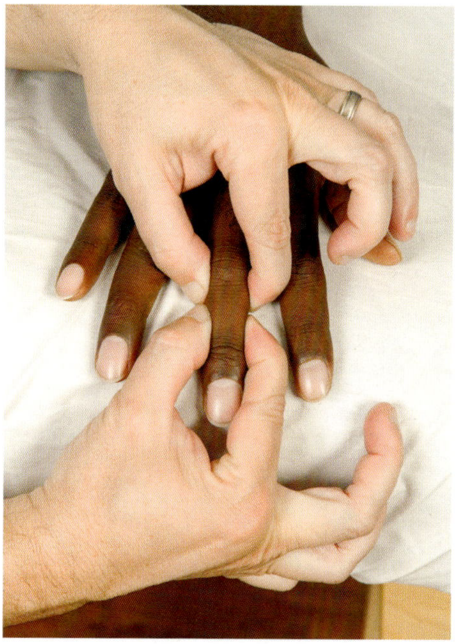

환자 및 임상의 위치

- 환자: 전완을 테이블 위에 회내시킨 채 앉아있는 자세
- 임상의: 촉진하고자 하는 부위에서 환자를 향해 보고 앉은 자세

지시사항

- 근위지를 촉진한다.
- 그 뼈가 각 중간지와 관절을 이루는 곳에까지 손가락을 원위부로 옮겨간다.
- 네 개의 손가락을 사용하여 뼈를 감싸고 그 뼈의 원위부 끝까지 따라 내려가면서 촉진을 한다.

원위지 1-5(Distal Phalanges 1 to 5)

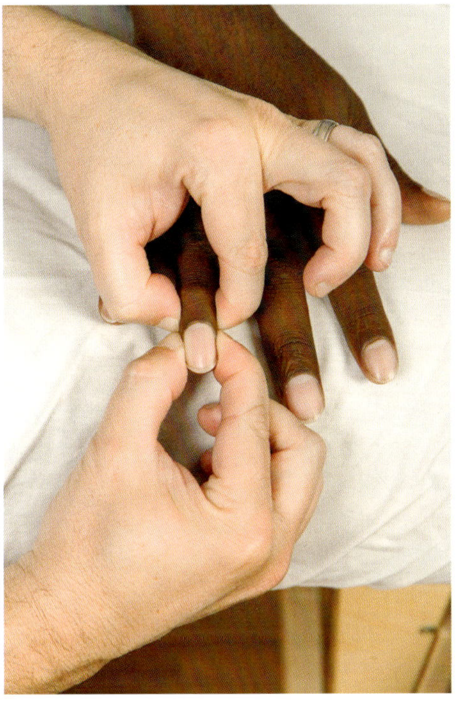

환자 및 임상의 위치

- 환자: 전완을 테이블 위에 회내시킨 채 앉아있는 자세
- 임상의: 촉진하고자 하는 부위에서 환자를 향해 보고 앉은 자세

지시사항

- 중간지를 촉진한다.
- 그 뼈가 각 원위지와 관절을 이루는 곳에까지 손가락을 원위부로 옮겨간다.
- 네 개의 손가락을 사용하여 뼈를 감싸고 그 뼈의 원위부 끝까지 따라 내려가면서 촉진을 한다.

팔과 전완의 전후방에 있는 근육들을 살펴보기 위해서는 5장을 참조하기 바란다.

장수장근(Palmaris Longus)

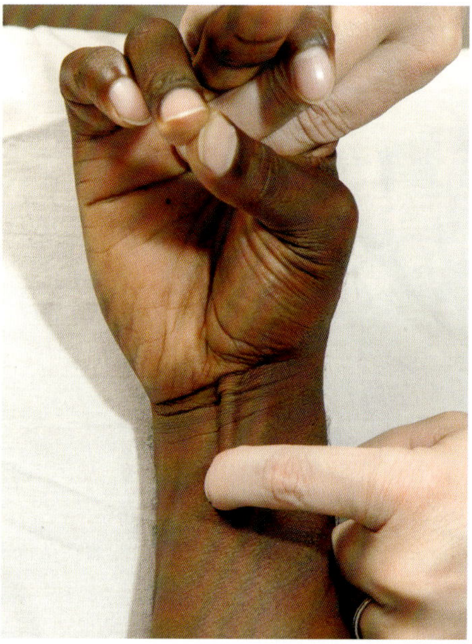

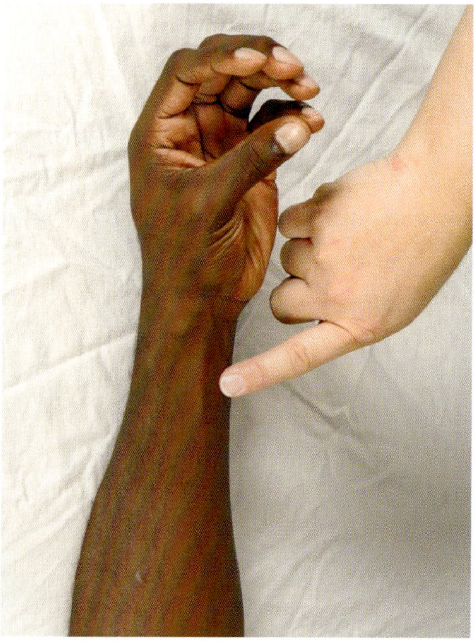

환자 및 임상의 위치

- 환자: 전완을 테이블 위에서 회외시킨 상태로 앉아있는 자세
- 임상의: 촉진하고자 하는 부위에서 환자를 향해 보고 앉은 자세

지시사항

- 만약 존재한다면, 그 근육의 건은 손목의 중앙선상에 위치해 있게 된다.
- 환자에게 엄지손가락을 다서 번째 손가락에까지 각 손가락에 대립시켜 접촉하게 한다.
- 환자에게 그 근육의 건이 수축할 수 있도록 손목을 약간 굴곡시키게 한다(첫 번째 사진처럼).

주목사항

인구의 일부분은 어느 한쪽에만 장수장근을 가지고 있기도 하고, 그것을 전혀 가지고 있지 않는 사람도 일부 있다. 두 번째의 사진에서, 그리 선명하지 않는 건이 나타나 있는데, 그것이 장수장근이다. 이 사진에 선명하게 나타나 있는 건은 요측수굴근(flexor carpi radialis)이며, 장수장근보다는 덜 선명하게 나타난다.

요측수굴근(Flexor Carpi Radialis)

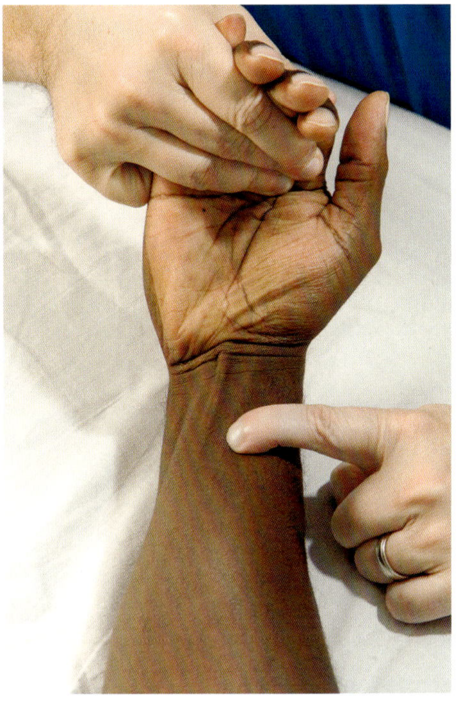

환자 및 임상의 위치

- 환자: 전완을 테이블 위에서 회외시킨 상태로 앉아있는 자세
- 임상의: 촉진하고자 하는 부위에서 환자를 향해 보고 앉은 자세

지시사항

- 이 근육의 건은 손목의 중앙선상에서 장수장근의 약간 외측에 위치해 있다.
- 이 근육의 건을 수축시켜 좀 더 두드러지게 하기 위해, 환자에게 손목을 굴곡과 요골 편위를 시키게 한다.

척측수굴근(Flexor Carpi Ulnaris)

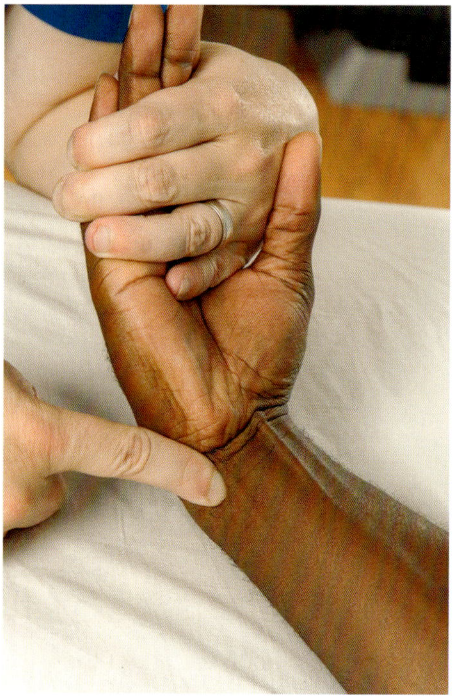

환자 및 임상의 위치

- 환자: 전완을 테이블 위에서 회외시킨 상태로 앉아있는 자세
- 임상의: 촉진하고자 하는 부위에서 환자를 향해 보고 앉은 자세

지시사항

- 이 근육의 건은 손목의 중앙선상에서 내측 두상골 근처에 위치해 있다.
- 이 근육의 건을 수축시키기 위해, 환자에게 손목을 굴곡과 척골편위를 시키게 한다.
- 촉진을 확인하기 위하여, 검사자가 환자의 손목 굴곡에 대하여 저항을 가하게 되면, 이 건은 더욱 두드러지게 되면서, 촉진이 수월하게 될 것이다.

표재지굴근(Flexor Digitorum Superficialis)

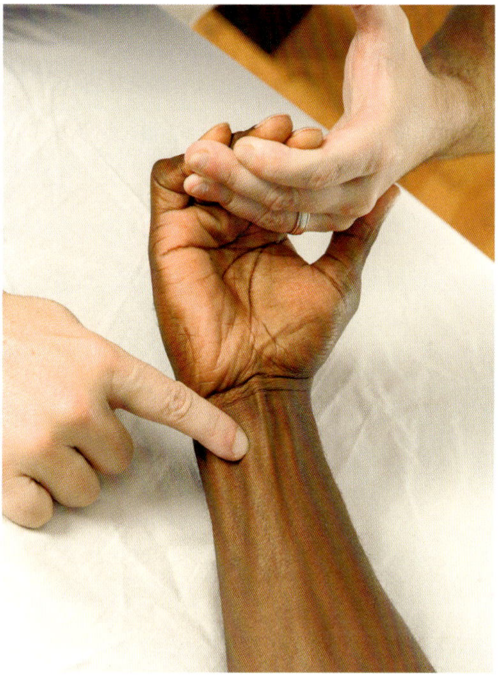

환자 및 임상의 위치

- 환자: 전완을 테이블 위에서 회외시킨 상태로 앉아있는 자세
- 임상의: 촉진하고자 하는 부위에서 환자를 향해 보고 앉은 자세

지시사항

- 이 근육의 건을 수축시키기 위해 환자에게 근위지간 관절을 굴곡시키게 한다.
- 검사자가 환자의 손목 굴곡 동작에 대하여 저항을 가하게 되면, 이 건은 더욱 두드러지게 되면서, 촉진이 수월하게 될 것이다.

주목사항

표재지굴근의 건은 전완의 전방에 있는 근육의 두 번째 층에서 요측수굴근과 장수장근 사이에 위치해 있다.

손의 내재근(Intrisic Muscles of the Hand)

근육	기시점	종지점	신경지배	액션
단모지외전근	주상골과 대능형골	엄지의 근위지 외측	정중신경(C8–T1)	엄지 외전
단모지굴근	주상골과 대능형골	엄지의 근위지 외측	정중신경(C8–T1)	엄지 굴곡
모지대립근	주상골과 대능형골	중수골 1	정중신경(C8–T1)	엄지 대립동작
모지내전근	유두골, 유구골, 중수골 2, 3	엄지의 근위지 내측 부위	척골신경(C8–T1)	엄지 내전
소지외전근	두상골	새끼손가락의 근위지 내측 부위	척골신경(C8–T1)	새끼손가락 외전
소지굴근	유구골의 고리	새끼손가락의 근위지 내측 부위	척골신경(C8–T1)	새끼손가락 굴곡
소지대립근	유구골의 고리	중수골 5	척골신경(C8–T1)	새끼손가락 대립동작
충양근(네개) (촉진 불가능)	심수지굴근의 건	손가락 2–5의 확장신근	정중신경(충양근 신경 1–2) 척골신경(충양신경 3–4) (C8–T1)	중수지절관절의 굴곡과 지절간관절의 신전
배측골간근	중수골	손가락 2–4의 확장신근	척골신경(C8–T1)	손가락 외전
장측골간근	중수골 1, 2, 4, 5	손가락 1, 2, 4, 5의 확장신근	척골신경(C8–T1)	손가락 외전

무지근(Thenar)

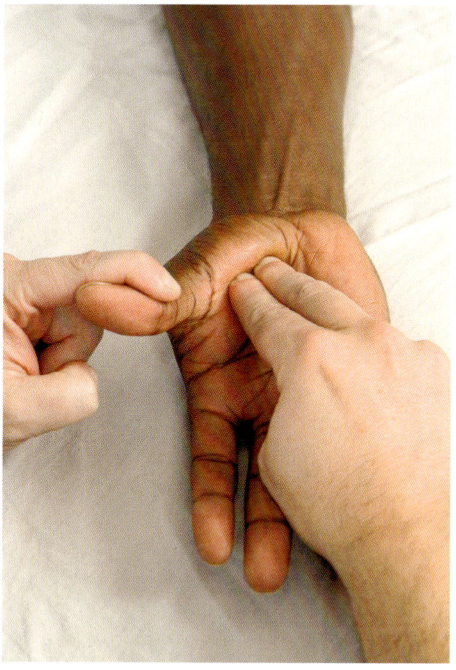

환자 및 임상의 위치

- 환자: 전완을 테이블 위에서 회외시킨 상태로 앉아있는 자세
- 임상의: 촉진하고자 하는 부위에서 환자를 향해 보고 앉은 자세

지시사항

- 손가락 1, 2를 사용하여 중수지관절(MCP)을 찾는다.
- 손가락을 내측으로 옮겨, 엄지의 전방 부위를 따라 촉진하면서 무지근 그룹을 찾아낸다.
- 촉진을 확인하기 위하여, 환자에게 엄지손가락을 다양한 방향으로의 움직임(외전, 굴곡, 대립동작)을 일으키게 하여 무지근을 수축시키게 한다.

모지내전근(Adductor Pollicis)

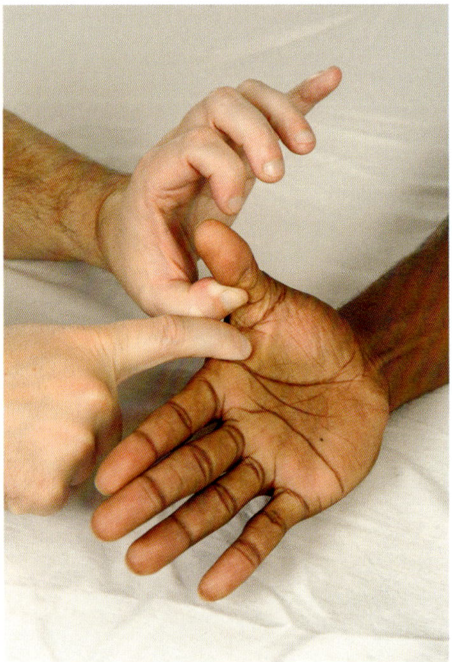

환자 및 임상의 위치

- 환자: 전완을 테이블 위에서 회외시킨 상태로 앉아있는 자세
- 임상의: 촉진하고자 하는 부위에서 환자를 향해 보고 앉은 자세

지시사항

- 중수지관절(MCP)을 찾는다.
- 첫 번째 손가락과 두 번째 손가락 사이에 있는 웹(web)의 공간으로 손가락을 내측으로 옮겨간다.
- 촉진을 확인하기 위하여, 환자에게 엄지손가락을 내전시켜 이 근육을 수축시키게 한다.

소지근(Hypothenar)

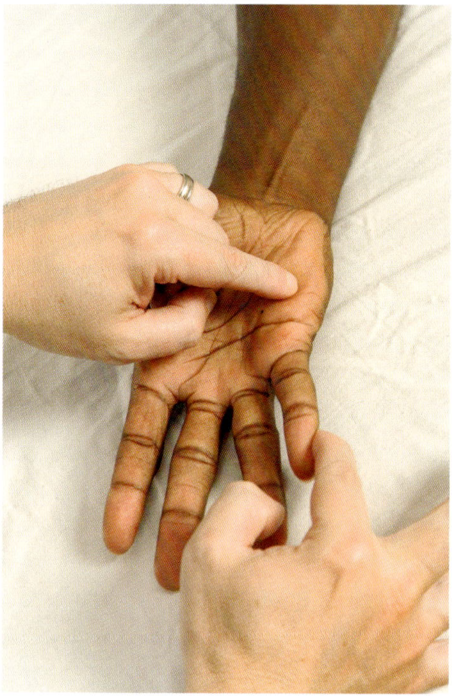

환자 및 임상의 위치

- 환자: 전완을 테이블 위에서 회외시킨 상태로 앉아있는 자세
- 임상의: 촉진하고자 하는 부위에서 환자를 향해 보고 앉은 자세

지시사항

- 두상골을 찾는다.
- 두 번째 손가락의 패드 부위를 사용하여, 손바닥의 다섯 번째 손가락 주변을 따라 원위부로 옮겨 간다.
- 촉진을 확인하기 위하여, 환자에게 새끼손가락을 다양한 방향으로의 움직임(외전, 굴곡, 대립동작)을 일으키게 하여 소지근을 수축시키게 한다.

배측골간근(Dorsal Interossei)

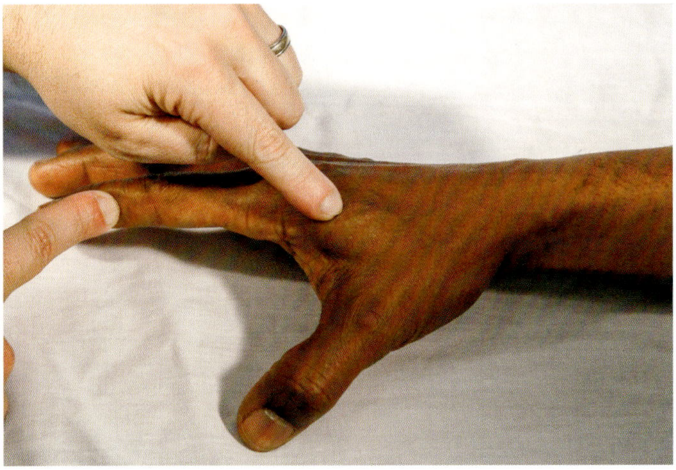

환자 및 임상의 위치

- 환자: 전완을 테이블 위에서 회내시킨 상태로 앉아있는 자세
- 임상의: 촉진하고자 하는 부위에서 환자를 향해 보고 앉은 자세

지시사항

- 중수지관절(MCP)을 촉진한다.
- 첫 번째 손가락과 두 번째 손가락 사이에 있는 웹(web)의 공간으로 손가락을 후방 내측으로 옮겨간다.
- 촉진을 확인하기 위하여, 환자에게 두 번째 손가락을 외전시켜, 첫 번째 배측골간근을 수축시키게 한다.

요골동맥(Radial Artery)

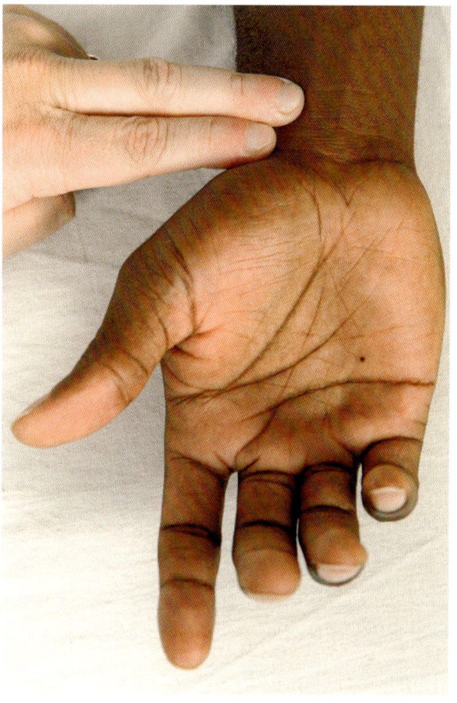

환자 및 임상의 위치

- 환자: 전완을 테이블 위에서 회내시킨 상태로 앉아있는 자세
- 임상의: 촉진하고자 하는 부위에서 환자를 향해 보고 앉은 자세

지시사항

- 요측수굴근을 촉진한다.
- 요골경상돌기를 촉진한다.
- 두 번째와 세 번째 손가락의 패드를 사용하여, 요측수굴근과 요골경상돌기 사이를 촉진한다.
- 부드러운 압박을 가하여 요골동맥의 맥박을 검사한다.

척골동맥(Ulnar Artery)

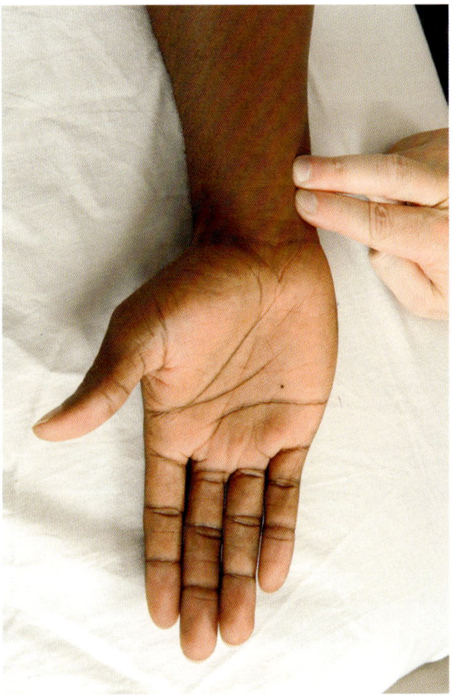

환자 및 임상의 위치

- 환자: 전완을 테이블 위에서 회내시킨 상태로 앉아있는 자세
- 임상의: 촉진하고자 하는 부위에서 환자를 향해 보고 앉은 자세

지시사항

- 척측수굴근을 촉진한다.
- 두 번째와 세 번째 손가락의 패드를 사용하여 척측수굴근의 외측 부위를 촉진한다.
- 부드러운 압박을 가하여 척골동맥의 맥박을 검사한다.

증례 연구(Case Study)

병력(History)

한 어머니가 손목에 통증을 호소하는 12세 된 딸을 데리고 병원을 찾아왔다. 그녀의 딸은 1주일 전에 얼음 판 위에서 스케이트를 타다가 넘어졌으며, 그날 즉시 자기의 딸을 응급실로 데려갔다고 한다. 방사선 촬영을 하였고, 그 결과 골절은 나타나지 않았으나 심한 염좌로 인해 보조대(splint)를 착용하였다. 어머니는 그녀의 딸이 여전히 손목과 손의 요골 쪽에 심한 통증을 호소하고 일상생활을 어려워 하니까 매우 걱정스러워 하고 있다.

- 이 정보에만 기초로 하여 볼 때, 가장 유력한 세 가지의 진단은 무엇이라고 보는가?

검사(Examination)

과거 치료 병력	천식
약 복용	알부테롤
관찰	손목의 후방 외측 부위에 부종과 반상출혈 환자 보조대 착용 보조대 제거 후, 환자는 손목 움직이는 것을 꺼려함
능동적 가동범위	손목의 굴곡과 신전이 통증으로 인해 0–20도 정도로 제한됨 회내와 회외 동작은 정상 요골편위와 척골편위는 심한 통증과 함께 0–10도
수동적 가동범위	능동적 가동범위와 동일
수기적 근력 검사	기계적인 부상과 극심한 통증으로 인해 검사 불가
특별 테스트	삼각섬유연골 복합체 하중 테스트(triangular fibrocartilaginous complex load test) 음성 피아노 키 테스트 음성
그 외	정중신경, 요골신경, 척골신경의 감각은 문제 없음 요골동맥과 척골동맥 박동 2+

- 주관적인 정보와 객관적인 정보를 함께 기초로 하여 볼 때, 가장 유력한 두 개의 진단은 무엇이라고 보는가? 세 번째 진단을 배제하는 근거를 제시하라.
- 여러분의 감별 진단에 기초하여, 이 환자의 어느 구조를 촉진해야 할 것인가?
- 나타난 모든 정보를 바탕으로 하여 볼 때, 여러분은 이러한 구조물의 촉진에서 무엇을 발견할 것이라고 기대하는가?

증례의 해결과 논의(Case Solution and Discussion)

병력에 기초한 잠재적인 진단

- Colles 골절
- 주상골 골절
- 삼각섬유연골 복합체 파열

병력과 검사에 기초한 잠재적인 진단

- Colles 골절
- 주상골 골절

삼각섬유연골 복합체 파열: 이 진단은 삼각섬유연골 복합체 하중 테스트(triangular fibrocartilaginous complex load test)와 피아노 키 테스트가 음성으로 나왔기 때문에 배제될 수 있다. 첨가하여, 손목의 요골 부위에 환자가 주관적으로 느끼는 통증은 삼각섬유연골 복합체 파열과 관련된 통증과는 불일치하는 것이다.

촉진할 구조물

- 주상골
- 대능형골
- 원위부 요골
- 원위부 척골

촉진의 결과

- 해부학적 담배코갑(anatomical snuff box) 내에서 촉진에 의한 격렬한 압통점 발생

임상적 추론

- Colles 골절: 환자의 부상 메커니즘, 통증, 타박상, 손목의 부종, 손목의 능동적 가동범위의 제한, 이러한 모든 것들은 Colles 골절과 일치하는 것이다. 그러나 이것은 부상 직 후 영상 이미지로 즉시 알아 낼 수 있다. 더군다나, 그녀의 능동적인 회내, 회외 동작은 정상이었는데, 만약 Colles 골절이라면 그것에도 제한이 일어났을 것이다.
- 주상골 골절: 환자의 부상 메커니즘과 통증으로 볼 때, 주상골 골절과 일치한다. 이것은 종종 영상 이미지로 즉시 알아 내지 못할 때가 있다. 이러한 타입의 골절은 더 상세한 영상 이미지의 연구가 필요한데, 특히 bone scan이나 CT, MRI 같은 것이다. 임상적으로, 해부학적 담배코갑 부위에 촉진에 의한 격렬한 압통점이 발생하는데,

주상골 골절의 적신호를 알려 주는 것이다. 통증과 손목의 능동적 가동범위 제한, 그리고 타박상과 손목의 부종은 주상골의 골절을 가리키는 것이다.

이 진단으로 미루어 볼 때, 어떠한 치료가 적용되기 전에, 그 이상의 진단을 위한 이미지 연구와 최적의 진단을 위해 의사에게 이송되어야 한다.

7

경추와 흉추 (Cervical and Thoracic spine)

경추와 흉추 그리고 흉곽은 많은 뼈와 연부조직 그리고 관절들을 아우르는 복잡한 시스템으로 구성되어 있다. 목 통증은 사회에서 흔히 일어나는 컨디션이며, 약 20% 정도가 한번은 경험해 본 증상이다(Croft 등 2001). 최근의 증거자료에서는 경추, 흉추 그리고 상부 사분부(upper quadrant) 간의 부위별 상호의존에 관한 중요성을 강조하고 있다(Bialosky, Bishop, & George, 200; Wainner, Whitman, Cleland, & Flynn, 2007). 이러한 관절의 어떠한 것도 그 기능은 다른 관절의 기능에 쉽사리 영향을 미칠 수 있다. 이러한 관절의 기능을 연구하는 과정 그리고 임상적 검사와 치료 과정에서 이러한 상호 연관관계를 염두에 둔다는 것은 중요한 점이다.

경추, 흉추, 흉곽의 기능(Functions of the Cervical Spine, Thoracic Spine, and Rib Cage)

경추는 척추 중에서 가장 가동성이 큰 부위이며, 여러 많은 중요한 기능을 가지고 있다. 그 중 하나의 기능은 머리를 지지하고 있는 것이고, 또 다른 하나는 척수를 보호하고 있는 것이다. 경추는 근육과 인대에 의해서 분절 간의 안정성을 제공하고 있는데, 이것이 심각한 부상으로부터 척수를 보호하기 위해 요구되는 것이다(Moore, Agur, & Dalley, 2011; Neumann, 2010). 그러나, 경추의 뼈 구조는 뇌간으로 올라가는 경추동맥을 보호해 주도록 되어 있다. 경추는 좀 더 복합적인 기능을 가지고 있는데, 눈을 수평 레벨로 유지시켜 주는 고유수용 시스템과 첨가하여 균형 유지에 도움을 주는 것도 그 중 일부에 해당하는 것이다(Beer, Treleaven, & Jull 2012).

경추의 높은 가동성과는 달리, 흉추는 정면에서 가동성이 현저하게 제한을 일으키고 있다. 그것은 기립자세를 유지하기 위한 것으로서 후관절 면의 성향에 의한 것일 뿐만 아니라, 흉곽과 관절을 이루고 있기 때문이기도 하다. 흉추는 주로 흉곽이 움직일 수 있는 베이스를 제공해 주기 위한 안정성으로서의 기능을 담당하고 있다. 흉골과 흉곽 간에 튼튼한 관절이 형성되어 있음에도 불구하고, 이 해부학적 영역에서 움직임이 일어나고 있으며, 이 점은 매우 중요한 것이다. 흉곽의 움직임은 호기와 흡기가 일어나는 동안 횡격막과 폐에서 발생하는 변화에 조력하기 위한 것이다. 흉추, 흉곽, 혹은 흉골에 대한 어떤 부상은 환자에게 아주 심한 통증을 안기게 되며, 잠재적으로 정상적인 호흡 패턴에 방해를 일으키게 된다.

골 해부학(Bony anatomy)

경추는 일곱 개의 척추로 구성되어 있으며, 이것은 상부 경추(C1–C2)와 하부 경추(C3–C7)로 나누어진다. 두 개의 경추는 환추골과 축추골(그림 7.1)로써, C3–C7은 "전형적인" 경추인 것에 비해 C1–C2는 "비전형적인" 경추로 간주되고 있다(Moore 등, 2011). 축추골은 치돌기(dens)라고 불리는 커다란 돌출부가 있는데, 그것은 환추골의 후방 아치와 관절을 이루고 있다. 두개골, 환추골, 그리고 축추골은 제각기 환추–후두(AO)와 환추–축추 관절(AA)을 형성하고

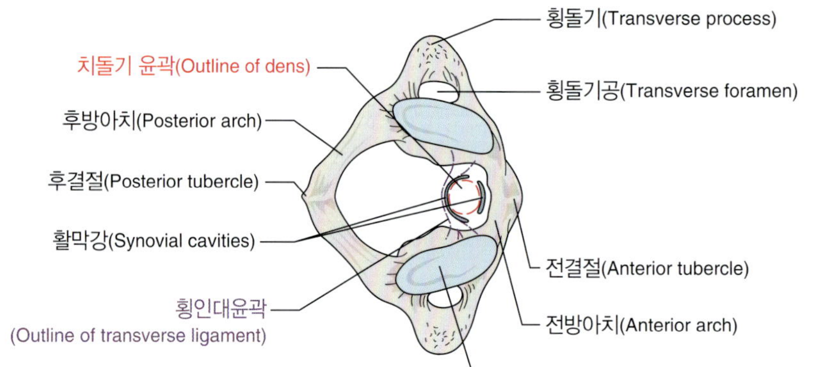

a

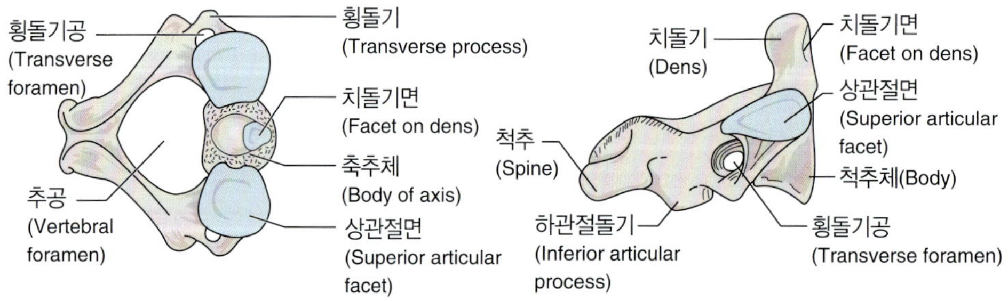

b

그림 7.1 (a) 환추골의 상부 측면, (b) 축추골의 상부 측면과 우측 외측 측면

있다. 이러한 관절들은 가동성을 제공해 주게 되고, 따라서 상부 경추는 여러 위치에 존재할 수 있게 된다.

세 번째부터 일곱 번째 경추는 모두가 작은 척추체와 갈라진 극돌기 그리고 횡돌기를 가지고 있다(그림 7.2). 이들에는 횡돌기 공(transverse foramen)이 존재해 있는데, 그 곳은 경추동맥이 뇌간까지 연결되는 통로이다(Moore 등, 2011). 특히 중요한 것은 후관절 면의 성향인데, 그것으로 인해 세 방향으로의 움직임이 가능해 지는 것이다(Neumann, 2010).

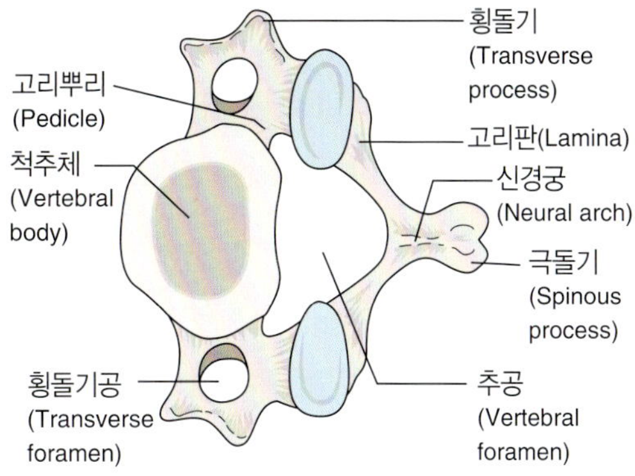

그림 7.2 전형적인 경추의 상부 측면

경추와 흉추를 고려해 볼 때, 일곱 번째의 경추는 다른 경추와 흉추의 변천 형태를 띠고 있다. 흉추는 심장 형태의 척추체와 더 큰 극돌기와 횡돌기를 가지고 있다(그림 7.3). 흉추에서, 극돌기는 하방으로 향해 나 있으며, 촉진 시에 극돌기와 횡돌기의 레벨에서 약간의 논란이 일어나고 있다. 흉추의 특징적인 형태는 늑골과 관절을 이루는 후관절에 있다. 이러한 후관절들은 늑골이 각 척추체(늑골척추 관절)와 횡돌기에서 관절(늑골횡돌기 관절)을 이루고 있으며, 몸에 있는 다른 윤활관절과 같은 기능을 하며, 통증, 퇴행성관절염 혹은 둘 모두의 근원이 되기도 한다. 이 부위에서 특별한 중요한 것은 늑골 각(rib angle)인데, 횡돌기의 바로 외측

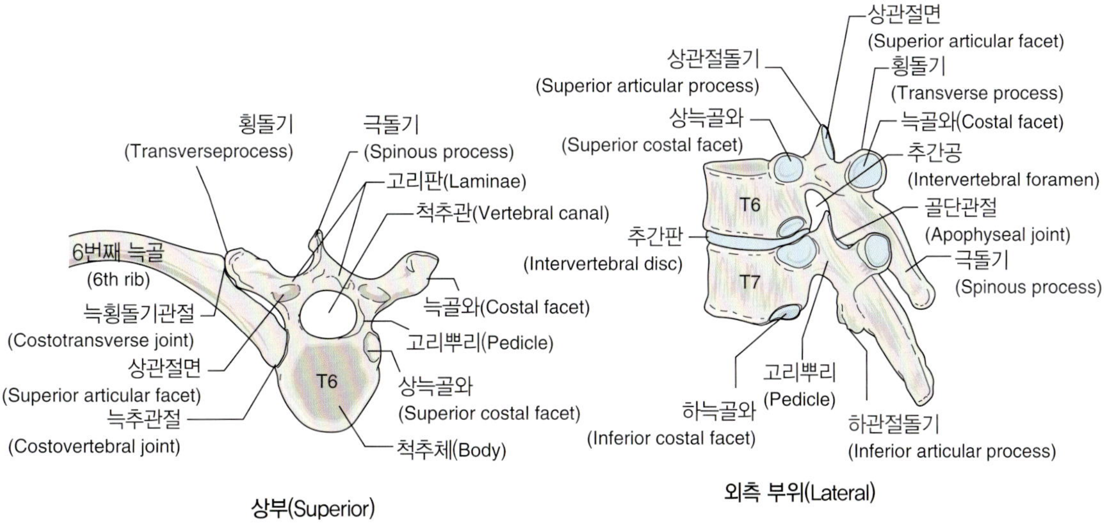

그림 7.3 전형적인 흉추의 상부 측면과 좌측 외측 측면

에서 찾아 볼 수 있다. 이 늑골 각의 부위에서, 촉진 시 미묘한 압통점이 나타난다면, 흉추나 흉곽(혹은 둘 모두)에 일부 기능부전이 있다는 것을 의미하는 것이다(Moore 등, 2011; Neumann, 2010).

연부조직 해부학(Soft Tissue Anatomy)

경흉추와 늑골을 둘러싸고 있는 수많은 근육들은 모두 다이나믹한 안정성을 제공하고 있다. 이러한 근육들은 분절의 안정화를 증가시키도록 디자인 되어 있는 지엽적 안정화 근육과 폭 넓은 가동성을 생산할 수 있도록 디자인되어 있는 글로벌 근육으로 나누어진다(Kelly 등, 2012). 이에 대한 철저한 논의는 이 책의 범주를 벗어나는 것이기에, 여기에서는 경흉추와 흉곽을 가로지르는 근육의 다양한 여러 층에 대한 간단한 검토만 하고자 한다.

승모근, 견갑거근, 광배근, 그리고 능형근에 관하여는 앞서 논의 된 바가 있었다(3장 참조). 목의 후방 부위에서 승모근 아래에 놓여 있는 근육들을 표면층에서 심부층으로 나누어 보면 다음과 같다: 두판상근, 경판상근, 두반극근, 경반극근, 두최장근, 그리고 하후두근이다(그림 7.4). 이러한 근육들의 일부는 각기 그 촉진이 불가능하기 때문에, 그룹으로서 그 기능을 이해하는 것이 표면을 촉진하는데 도움이 될 수 있는데, 총체적으로 이 모든 근육들은

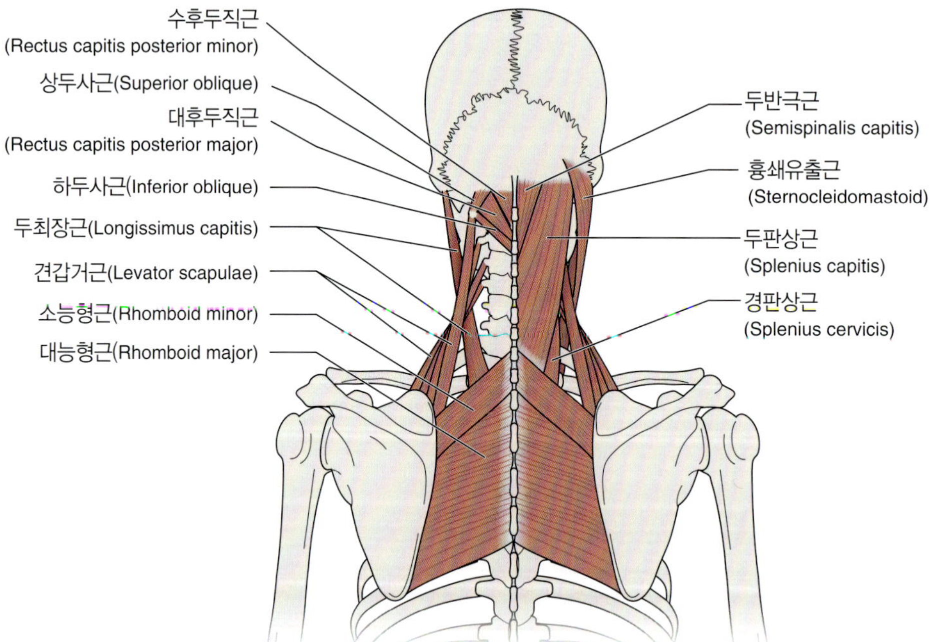

그림 7.4 후방 경추의 근육

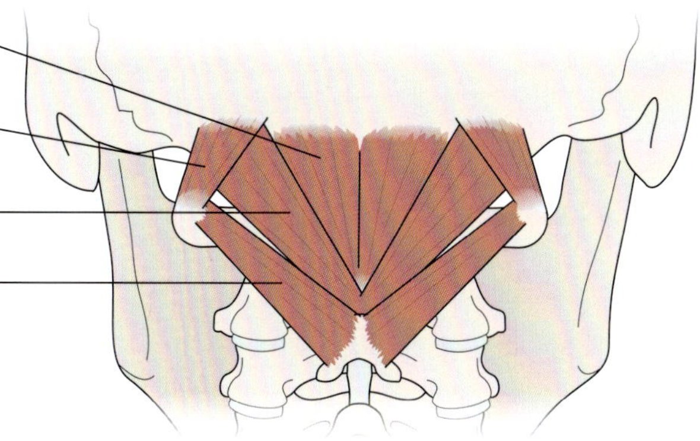

그림 7.5 하후두근

상하 경추를 신전과 외측굴곡 그리고 회전을 시키는 기능을 하고 있다(Moore 등, 2011).

상부 경추에 부착해 있는 근육으로는 상두사근, 하두사근, 대후두직근, 소후두직근을 들 수 있으며, 이들은 하후두근으로 알려져 있다(그림 7.5). 이 근육들은 상부 경추에서 머리와 목의 움직임을 제공해 주는 기능을 한다(Moore 등, 2011). 종종 이러한 근육들은 만성적인 통증과 장애의 근원이 되기도 한다(Diab, 2012; Diab & Moustafa, 2011).

경추의 전방 부위에 머리와 목을 컨트롤하는 두 개의 또 다른 중요한 근육이 있는데, 그것은 바로 두장근과 경장근이다(그림 7.6). 이 두 근육은 머리와 목을 굴곡시킴으로서 하후두근과 상반되는 액션을 한다(Moore 등, 2011). 종종 이 근육들은 경추의 부상이 생기면, 신경

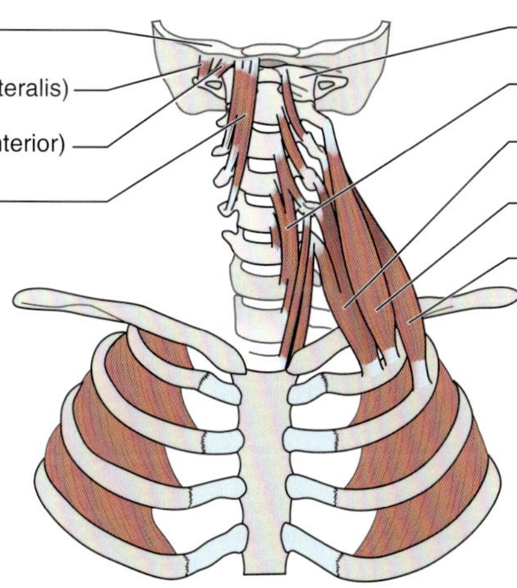

그림 7.6 전방 경추의 근육

근육의 지구력이 떨어진다(Ulbrich 등 2012).

목의 전방 외측 영역에는 흉쇄유돌근(그림 7.7)이 위치해 있는데, 이 근육은 경추의 전경삼각(anterior cervical triangle)과 후경삼각(posterior cervical triangle)을 분리하는 중요한 랜드마크가 된다. 전경삼각은 전방은 목의 중앙선에 의해 경계를 이루고 후방은 흉쇄유돌근 그리고 상부는 하악골에 의해 그 경계를 이루고 있다. 이 경삼각은 경동맥, 하악, 그리고 근육성 삼각 부위에서 견갑설골(omohyoid)과 이복근(digastric)에 의해 더욱 세분화가 된다. 설골상근(suprahyoid)과 설골하근(infrahyoid)은 전경삼각 내에 위치해 있다(Moore 등, 2011). 후경삼각은 전방에는 흉쇄유돌근에 의해 경계를 이루고 있으며, 후방에는 승모근, 하방에는 쇄골에 의해 경계를 이루고 있다. 이 삼각은 견갑설골의 아래 부분에 의해 후두골과 상쇄골 삼각으로 더욱 세분화 된다. 후경삼각에는 다섯 개의 근육이 위치해 있는데: 전사각근, 중사각근, 후사각근, 견갑거근, 그리고 두판상근을 들 수 있다(Moore 등, 2011). 사각근은 호흡을 보조해 주고, 경추의 외측을 안정화시켜 주는 근육으로 간주되고 있다. 후사각근의 바로 뒤에서 달리고 있는 근육으로서 견갑거근을 들 수 있고, 그 다음에 위치해 있는 근육이 두판상근이다(Moore 등, 2011).

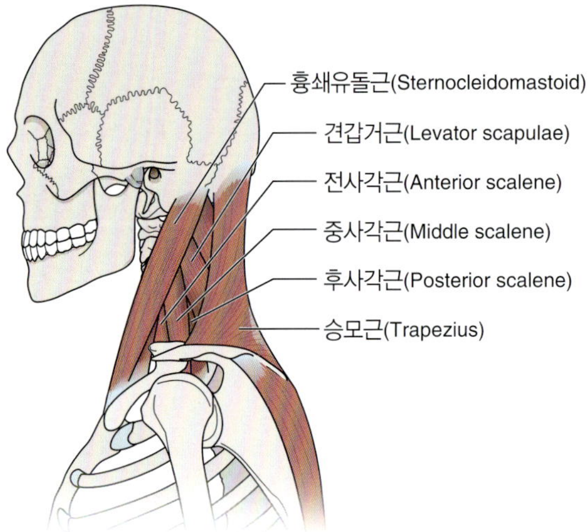

그림 7.7 후 경추삼각의 근육

임상적으로, 흉추근육들은 총체적으로 척추기립근으로 알려져 있다. 척추기립근은 세 개의 근육 그룹 즉, 장늑근(iliocostalis), 최장근(longissimus), 극근(spinalis)(그림 7.8)으로 이루어져 있다. 척추기립근은 양쪽에서 대칭을 이루면서 수축하면 척추는 신전을 일으키고, 한쪽에서 수축을 하게 되면 일측으로 외측 굴곡을 일으키게 된다(Moore 등, 2011).

또한 경추에는 이 부위에 안정화를 증대시키기 위해 수많은 인대가 부착해 있다. 여기에는 후종인대(피개막), 익상인대, 환추골의 횡인대(그림 7.9)가 포함된다. 후종인대는 광범위한 인대로서 천골에서 후두골까지 척추체의 후방 부위를 따라 이어져 있다. 경추 부위에서 이 인대는 퍼지고 넓어지면서 그 이름도 피개막(tectorial membrane)으로 바뀐다. 그것의 기능은 경추가 과도하게 굴곡되는 것을 막는 것이다(Moore 등, 2011; Neumann, 2010). 익상인대(ala liga-

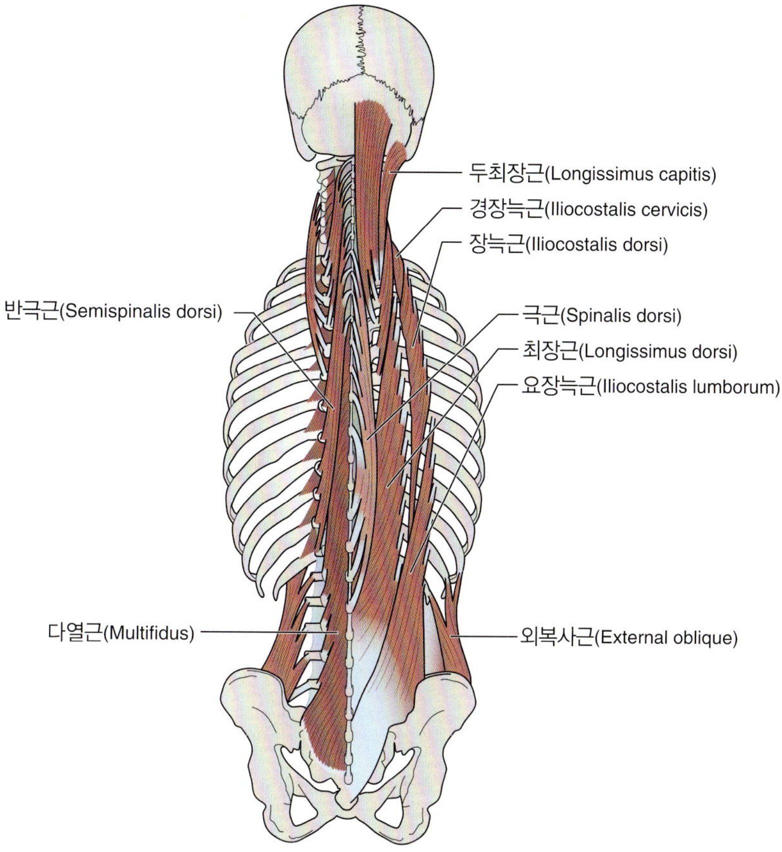

그림 7.8 척추기립근

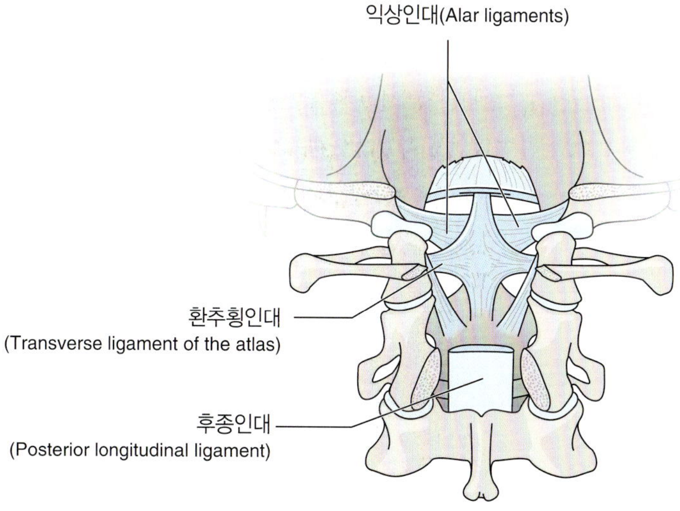

그림 7.9 경추의 인대

ment)는 C2에서 후두골까지 연결되어 있다. 이 인대들의 기능은 경추의 과도한 회전을 방지하는 것이기도 하지만, 또한 모든 극한 동작에 제한을 가하기도 한다(Moore 등, 2011; Neumann, 2010). 환추골의 횡인대는 두꺼운 밴드로 구성되어 있고, 환추골을 가로질러 위치해 있으면서 C2의 치아돌기를 환추골 후방 아치에다 고정시켜 주어, 이것이 척수와 충돌된 것을 방지해 주는 역할을 한다(Moore 등, 2011; Neumann, 2010).

신경혈관 해부학(Neurovascular Anatomy)

경추에 질환이 있는 환자를 검사하고 치료하는 동안에, 여러분은 전방 외측 목 부위 중요한 신경혈관 구조물들을 염두에 두어야 한다. 2장에서 언급하였듯이, 총경동맥(common carotid artery)은 전 경삼각(anterior cervical triangle)을 통해 상행하는데, 여기에서 경동맥의 맥박 촉진이 가능하다(Moore 등, 2011). 상완동맥도 마찬가지로 가벼운 압박을 가하면서 주의 깊게 촉진을 하여 동맥을 막는 일이 없도록 해야 한다.

경추에 공급되는 혈액은 척추동맥과 경추동맥의 가지로부터 나와서 목을 타고 위로 올

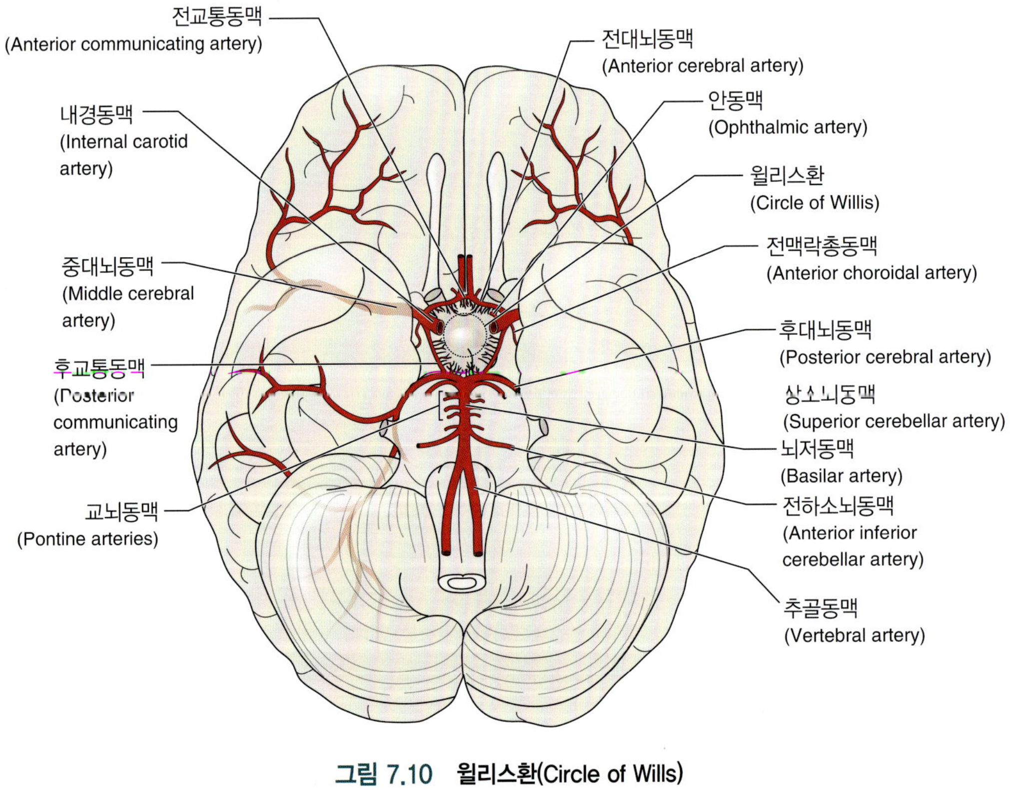

그림 7.10 윌리스환(Circle of Wills)

라온다. 척추동맥은 경추의 횡돌기 공(transverse foramen)을 통해 위로 올라와서 윌리스환(circle of Willis)을 형성하는데 도움을 준다(그림 7.10). 이 동맥은 하후두골 삼각(suboccipital triangle)에 위치해 있는데, 하두사근과 상두사근 사이에서 형성되어 있다. 이 동맥은 촉진은 불가능하지만, 경추가 극심한 회전과 신전의 위치에 있을 때, 반드시 그것의 경로를 염두에 두어야 하는데, 이 때 혈관이 막히고 그로 인해 뇌로의 혈액 공급이 차단이 될 수도 있기 때문이다. 따라서 여러분이 검사나 치료 테크닉을 사용하는 과정에서 경추의 신전과 회전의 가동범위의 끝 부분(end-range)은 피할 것을 권고하는 바이다. 늘 그렇듯이, 신경혈관과의 타협의 징조를 모니터링하기 위해서는 이 과정 전반을 통해 환자와 의사소통을 유지하고 있어야 한다.

흉쇄유돌근 바로 앞에 경동맥 피복(sheath)이 있는데, 이것은 총경동맥(common carotid artery), 내경정맥(internal jugular vein), 미주신경(vagus nerve)을 담고 있다. 연부조직 가동술을 시행할 때나 이 부위를 촉진할 때에 미주신경을 자극하지 않도록 주의를 해야만 하는데, 이것은 원치 않는 심장박동수를 낮추게 되고 환자가 의식을 잃게 될 수도 있기 때문이다(Moore 등, 2011).

전사각근과 중사각근 사이에 있는 흉쇄유돌근의 후방 부위는 상완신경얼기(brachial plexus)의 몸통 부위가 있다(Moore 등, 2011). 이 부위에 대한 격렬한 연부조직 가동술은 한쪽 팔로 방사통이 타고 내려가는 신경학적 증상을 불러일으키게 될 것이다. 이러한 증상이 나타나지

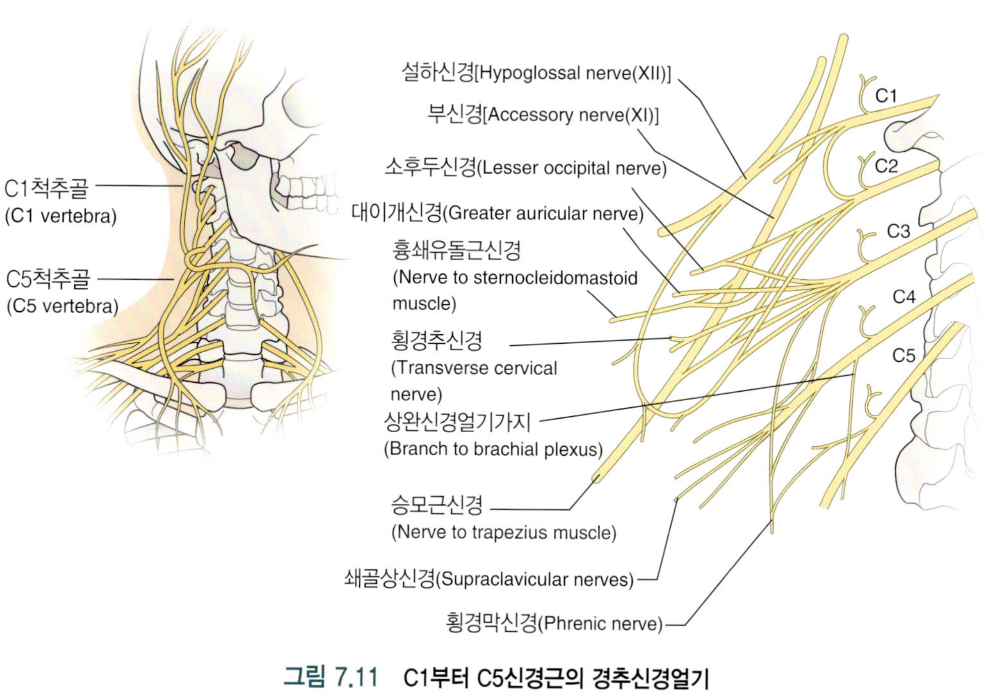

그림 7.11 C1부터 C5신경근의 경추신경얼기

않도록 하기 위해서 검사나 치료 세션 내내 환자와 지속적으로 대화를 나누어야 하는 것은 매우 중요한 부분이다. 이러한 증상이 나타나면, 그 즉시 변형시킨 다른 특별한 검사나 치료 테크닉을 적용시키는 것이 필요하다.

경추에는 여덟 개의 경추신경이 있으나, 척추는 일곱 개가 존재한다. 이러한 것은 첫 번째 경추신경은 C1 위로 빠져 나가고, 나머지 경추신경은 관련 척추 아래에서 빠져 나가기 때문에(그림 7.11) 그것이 가능하며, 12번째 흉추신경과 마찬가지로 요추천골의 신경 또한 유사하다. 척수는 연수(medulla oblongata)에서 시작하여 L1–L2 척추 사이에까지 하방으로 이어져 내려오는데, 이 곳이 말의 꼬리처럼 생긴 척추신경의 총합체인 말총(cauda equina)이라고 불리는 곳이다(Moore 등, 2011). 경추에서, C5–T1 사이에 큰 신경근이 있는데, 그것은 상완신경얼기를 형성하는데 기여하고 있다. 각 척추신경은 전방 뿌리와 후방 뿌리를 갖추고 있다. 척추신경의 전방 뿌리는 골격근을 지배하는 모터(원심성) 섬유를 포함하고 있는 반면에, 후방 뿌리는 피부와 다른 피하조직을 지배하는 감각(구심성) 섬유를 포함하고 있다. 전방 신경근과 후방 신경근은 추간공을 빠져 나가는 척추신경을 형성하기 위하여 결합이 된다(Moore 등, 2011).

촉진(Palpation)

다음의 장에서, 우리는 일곱 개의 뼈의 구조와 일곱 개의 연부조직의 구조에 대한 촉진을 보여 주고자 한다.

C2의 극돌기(Spinous Process of C2)

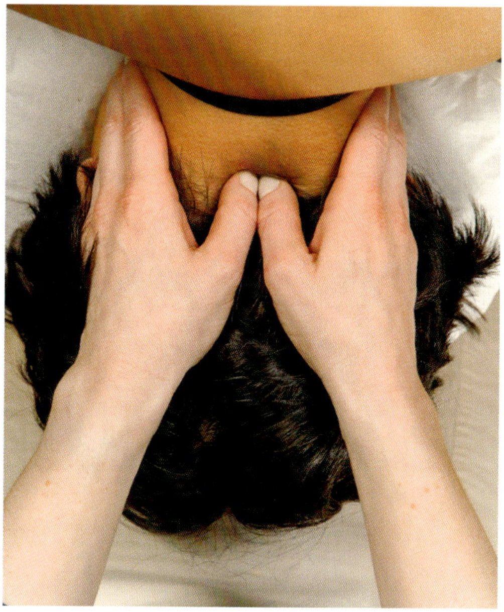

환자 및 임상의 위치

- 환자: 엎드려 누운 자세, 상 경추를 약간 굴곡시킨 자세
- 임상의: 테이블의 머리맡에 서거나 앉은 자세

지시사항

- 머리 후방부에 커다란 뼈의 돌출부인 외후두융기(external occipital protuberance)를 촉진한다.
- 양 손의 첫 번째 손가락으로 하후두골 조직을 따라 아래로 움직여, 척추의 중앙선으로 내려 간다.
- 중앙 산상에서 큰 돌출부가 촉진될 때까지 계속해서 아래로 내려가는데; 이 돌출부가 C2의 극돌기이다.

주목사항

C2의 극돌기는 그 이하 모든 경추 극돌기의 촉진을 위한 해부학적인 랜드마크가 되기 때문에, 이것은 매우 중요한 촉진이 된다.

C3–C7의 극돌기(Spinous Process of C3 to C7)

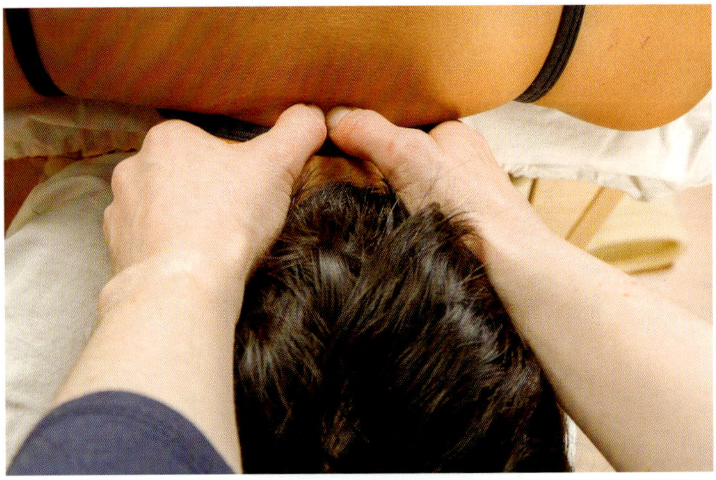

환자 및 임상의 위치

- 환자: 엎드려 누운 자세, 상 경추를 약간 굴곡시킨 자세
- 임상의: 테이블의 머리맡에 서거나 앉은 자세

지시사항

- 양 손의 첫 번째 손가락으로 C2의 극돌기를 촉진한다.
- 양 엄지손가락을 중앙 선상에 그대로 유지시킨 채, C3–C7의 극돌기를 촉진하기 위해 조금씩 아래로 내려간다.
- C6 극돌기의 촉진이 정확한지를 확인하기 위해서는, 환자에게 목을 신전과 굴곡을 시키게 하는데; C6의 극돌기는 목을 굴곡시킬 때 돌출되어 두드러지게 나타나게 된다.

주목사항

- 만약 환자가 엎드려 누운 자세에서 경추의 가동성 검사가 어려울 때는, 환자가 앉아있는 상태에서 검사하는 것도 가능하다.
- C6와 C7 극돌기의 촉진이 정확한지를 확인하기 위하여, 굴곡과 신전 동작에 회전 동작을 가미해 볼 수 있다. 경추의 회전은 C6와 C7의 극돌기의 움직임을 T1의 극돌기에 비해 훨씬 더 크게 만들어 준다.

C1의 횡돌기(Transverse Process of C1)

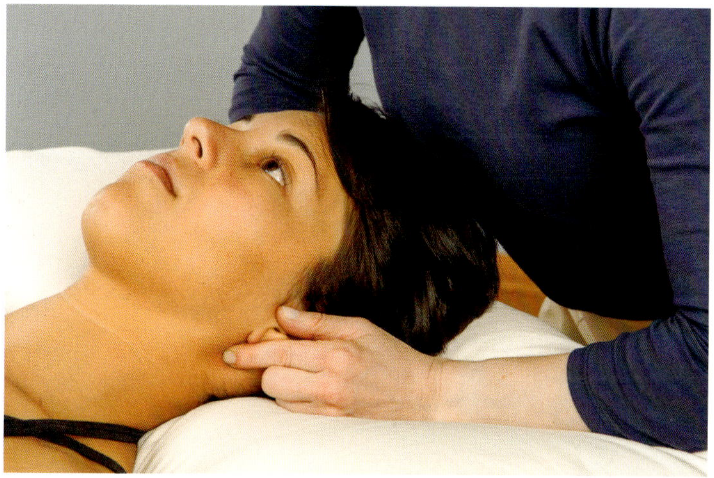

환자 및 임상의 위치

- 환자: 바로 누운 자세, 경추가 중립 위치에 놓인 자세
- 임상의: 테이블의 머리맡에 서거나 앉은 자세

지시사항

- 양 손의 두 번째 손가락으로 양쪽 유양돌기(각 귓불 뒤편에 있는 뼈의 융기부; 2장 참조)를 촉진한다.
- 양 손의 검지 패드를 약간 아래로 내려 흉쇄유돌근의 후방 종지점을 확인하도록 한다.
- 두 번째 손가락이 C1의 횡돌기에 직접 향할 수 있도록 어깨를 45도 정도로 외전시킨다.
- C1의 횡돌기를 양쪽에서 촉진을 하기 위해서, 힘을 견고하게는 하지만 부드럽게 내측 방향으로 적용시킨다.
- 촉진이 정확한지를 확인하기 위하여, 환자에게 머리를 양 측면으로 부드럽게 회전을 시키게 한다.

주목사항

C1의 횡돌기는 가장 크고, 또한 약간의 연습으로도 쉽게 촉진이 가능하다. 그 외 다른 횡돌기를 촉진하기 위한 중요한 랜드마크들과 도수치료 테크닉을 적용시킬 뼈 랜드마크들이 많이 있다.

C2–C7의 횡돌기(Transverse Process of C2 to C7)

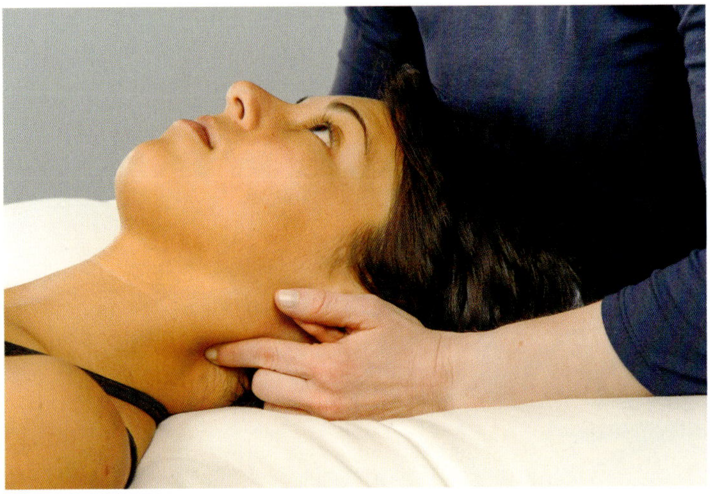

환자 및 임상의 위치

- 환자: 바로 누운 자세
- 임상의: 환자의 옆에 선 자세

지시사항

- 두 번째 손가락의 패드를 사용하여 C1의 횡돌기를 촉진한다.
- C2의 횡돌기를 촉진하기 위해서는, 압력을 견고하게 유지한 채, 대략 손가락 한 개의 넓이만큼 아래로 움직여 내려간다.
- 나머지 경추의 횡돌기를 검사하고 촉진하기 위해서 손가락을 아래 방향으로 계속해서 움직여 내려간다.

임상적 중요성

이러한 구조들은 경추나 흉추에 통증이 있는 환자를 검사할 때에 매우 중요한 부분이 된다. 이러한 해부학적 랜드마크에 대한 정교한 촉진은 관절 가동술 검사를 위해 반드시 해야 하는 것이며, 각 분절에서의 가능한 동작의 크기와 통증 여부를 검사하는데 도움이 된다.

T1-T12의 극돌기(Spinous Process of T1 to T12)

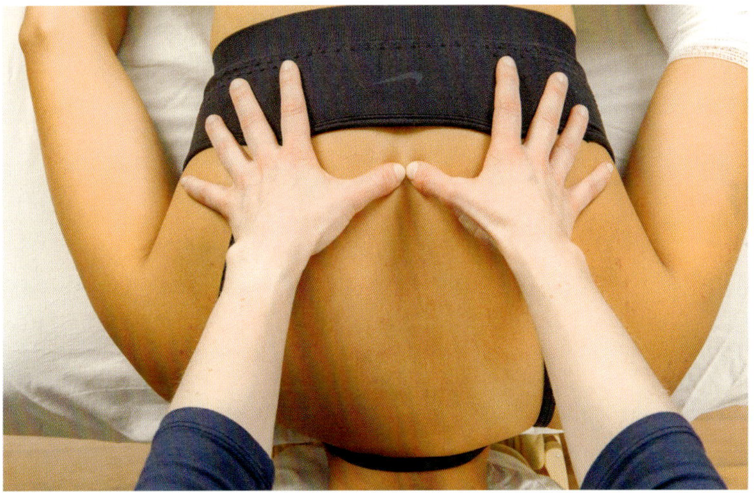

환자 및 임상의 위치

- 환자: 베개를 배 밑에 깔고 엎드려 누운 자세
- 임상의: 환자의 옆이나 테이블의 머리맡에 선 자세

지시사항

- C7의 극돌기를 촉진한다.
- 세 번째 손가락(환자의 머리 가까이에 있는 손)을 C7의 극돌기 위에 놓고, 두 번째 손가락은 T1과 T2 극돌기 사이에 위치시킨다.
- 이제 두 번째 손가락은 T1 극돌기 위에 놓고, 가운데 손가락을 T1과 T2 극돌기 사이에 위치시킨다.
- 모든 흉추의 극돌기가 촉진이 될 때까지, 이 과정을 계속해서 진행하도록 한다.
- 특정 극돌기 위에 한 개 혹은 두 개의 엄지손가락을 사용하면서 촉진을 마무리 하도록 한다.

주목사항

치료사 손의 크기에 따라, 극돌기를 촉진할 때에 흉추 극돌기 크기 때문에 두 개의 손가락(혹은 엄지손가락)을 사용할 수도 있다.

T1–T12의 횡돌기(Transverse Process of T1 to T12)

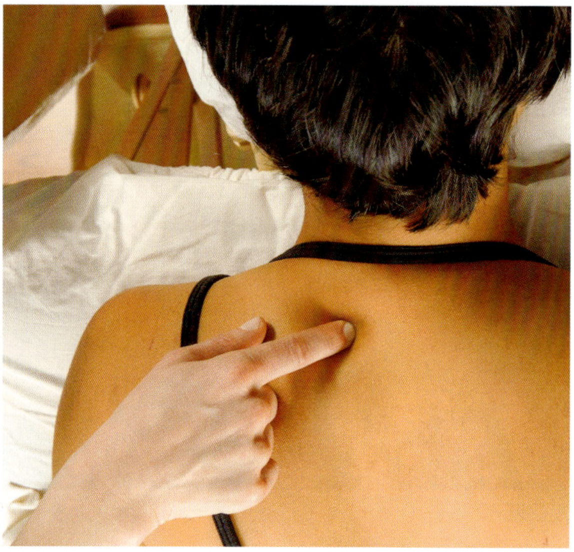

환자 및 임상의 위치

- 환자: 베개를 배 밑에 깔고 엎드려 누운 자세
- 임상의: 환자의 옆에 선 자세

지시사항

- T1의 극돌기를 촉진한다.
- 흉추의 횡돌기를 찾기 위해서, 손가락을 1인치(2.5㎝) 정도 외측으로 움직인다.
- 모든 흉추의 횡돌기가 촉진이 될 때까지, 척추를 따라 움직여 내려가면서 이 과정을 계속해서 진행하도록 한다.

수복사항

특정 척추 횡돌기 레벨에 대한 확인이 약간 어려울 수도 있는데, 그 이유는 흉추에서 횡돌기와 극돌기의 레벨이 같지 않기 때문이다. 특정 횡돌기를 촉진하기 위해서는 아래의 스텝들을 따르도록 한다:

- 의도한 레벨에서 첫 번째 손가락(엄지손가락)으로 극돌기를 촉진한다.
- 다른 손의 엄지손가락으로 촉진하고 있는 극돌기에서 1인치(2.5㎝) 정도 외측으로 움직인다.
- 후방에서 전방으로 힘을 가하여, 엄지손가락 아래에서 횡돌기가 닿는 감을 느끼도록 한다.
- 그 다음 몇 개의 레벨에서, 극돌기를 촉진하고 있는 손아래에서 움직임을 느낄 때까지 이 스텝을 반복한다.

흉추의 늑골 각(Rib Angle of Thoracic Vertebrae)

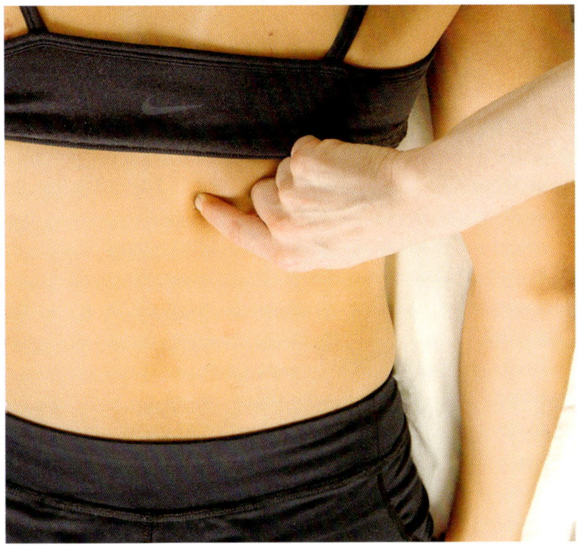

환자 및 임상의 위치

- 환자: 두 개의 베개를 배 아래에 깔고 엎드려 누운 자세
- 임상의: 환자의 옆에 선 자세

지시사항

방법 1

- 의도한 레벨에서 횡돌기를 촉진한다.
- 손가락을 외측으로 손가락 반 정도의 넓이로 옮긴다.
- 후방에서 전방으로 힘을 가하여, 견고한 압박을 가한다.
- 뼈의 융기부가 손가락 아래에서 촉진이 되어야 한다.

방법 2

- 의도한 늑골 골간(rib shaft)을 촉진한다.
- 극돌기에서 1.25인치(3㎝) 정도 떨어져 있는 뼈의 융기부가 느껴질 때까지, 늑골의 골간을 따라 내측으로 이동하면서 계속해서 촉진한다.

경추와 흉추의 근육

근육	기시점	종지점	신경지배	액션
흉쇄유돌근	흉골두: 흉골의 병골 쇄골두: 쇄골의 내측 부위	유양돌기와 상항선	척추더부신경 (뇌신경 XI)	양측 액션: 상 경추(머리) 신전, 하경추(목) 굴곡 일측 액션: 동측 외측 굴곡, 이측 회전
전사각근	C3–C6 횡돌기	늑골 1	C3–C6 전지신경	양측 액션: 목 굴곡 일측 액션: 동측 외측 굴곡, 이측 회전 호흡 보조
중사각근	C2–C7 횡돌기	늑골 1	C3–C8 전지신경	양측 액션: 목 굴곡 일측 액션: 동측 외측 굴곡, 이측 회전 호흡 보조
후사각근	C5–C7 횡돌기	늑골 2	C6–C8 전지신경	양측 액션: 목 신전 일측 액션: 동측 외측 굴곡, 이측 회전 호흡 보조
두판상근	C3–T4 극돌기	유양돌기와 상항선	C3–C5 전지신경	양측 액션: 머리, 목 신전 일측 액션: 머리, 목 동측 외측 굴곡, 회전
두반극근	C4–T6 횡돌기	상항선과 하항선 사이의 후두골	대후두신경	머리 신전
상사근	C1 횡돌기	후두골	후두하신경	머리 신전
하사근	C2 극돌기	C1 횡돌기	후두하신경	양측 액션: 머리 신전 일측 액션: 동측 회전
대후두직근	C2 극돌기	하항선	후두하신경	머리 신전
소후두직근	C1 횡돌기	하항선	후두하직근	머리 신전
두장근	C3–C5 횡돌기	후두골	C3–C6 신경근	머리 굴곡
경장근	C5–T3 횡돌기	환추골(C1)	C3–C6 신경근	머리, 목 굴곡

근육	기시점	종지점	신경지배	액션
흉장늑근과 요장늑근	장골능	늑골	척추신경의 후방 가지	양측 액션: 척추 신전 일측 액션: 척추 동측 외측 굴곡
흉최장근	하부 늑골	상부 늑골	척추신경의 후방 가지	양측 액션: 척추 신전 일측 액션: 척추 동측 외측 굴곡
흉극근	하부 극돌기의 측면	상부 극돌기의 측면	척추신경의 후방 가지	양측 액션: 척추 신전 일측 액션: 척추 동측 외측 굴곡

흉쇄유돌근(Sternocleidomastoid)

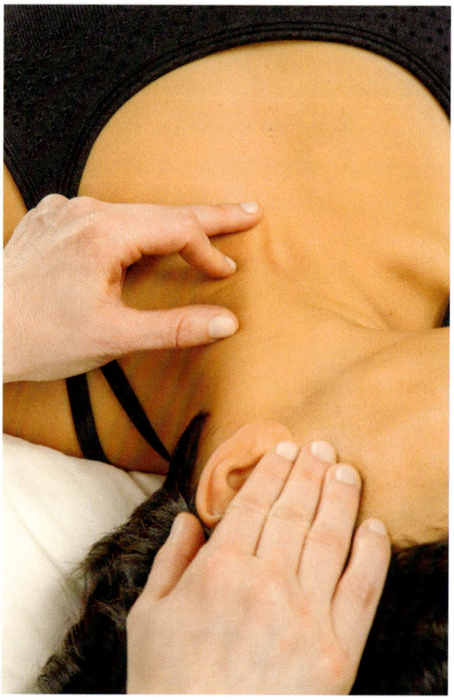

환자 및 임상의 위치

- 환자: 베개를 무릎 밑에 깔고 바로 눕거나, 의자에 앉은 자세
- 임상의: 테이블의 머리맡에 앉거나, 환자의 옆에 선 자세

지시사항

- 흉쇄관절(sternoclavicular joint)을 촉진한다.
- 흉쇄관절 바로 위에 손가락을 옮겨 놓는다.
- 근육을 기시점에서 종지점으로 촉진을 하고, 원위부에 있는 두 개의 근육 두(muscle head)도 촉진한다.
- 촉진이 정확한지를 확인하기 위하여, 환자에게 머리와 목을 반대편으로 회전을 시키게 한다.
- 확인을 위해 하나 더 추가하자면, 환자에게 머리를 테이블 위로 약간 덜어 올리게 하면 된다.

주목사항

어떤 증례에 있어서는, 환자가 테이블에서 머리를 들어 올릴 때에 통증을 일으킬 수도 있다. 이런 경우에는 경추를 회전만 시킨 상태에서 촉진하도록 한다.

사각근(Scalenes)

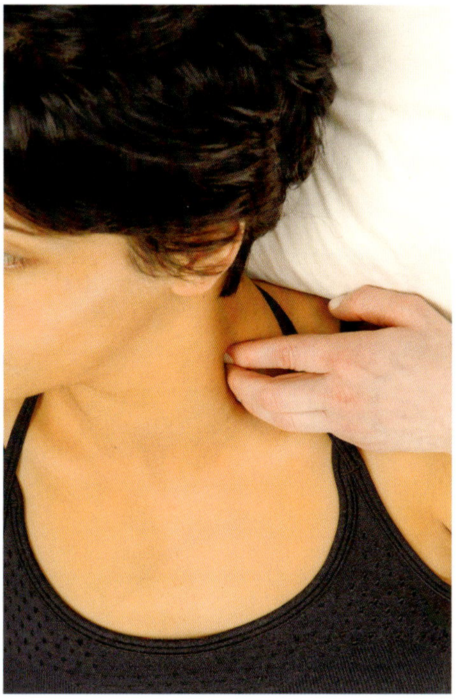

환자 및 임상의 위치

- 환자: 베개를 무릎 밑에 깔고 바로 눕거나, 의자에 앉은 자세
- 임상의: 테이블의 머리맡에 앉거나, 환자의 옆에 선 자세

지시사항

- 흉쇄유돌근을 촉진한다.
- 손가락을 흉쇄유돌근의 바로 뒤에 옮겨 놓는다.
- 촉진이 정확한지를 확인하기 위하여, 환자에게 머리와 목을 같은 편으로 굴곡시키게 하고 반대편으로 회전을 시키게 한다.
- 전, 중, 후사각근을 찾기 위해서는, 손가락을 전방에서 후방으로 움직여 가야한다.

주목사항

촉진을 좀 더 확인하기 위하여, 환자에게 코를 통해 호흡을 급하게 들이쉬게 하면 되는데, 이렇게 했을 때 손가락 아래에서 사각근이 수축하는 것을 느끼게 된다.

두판상근(Splenius Capitis)

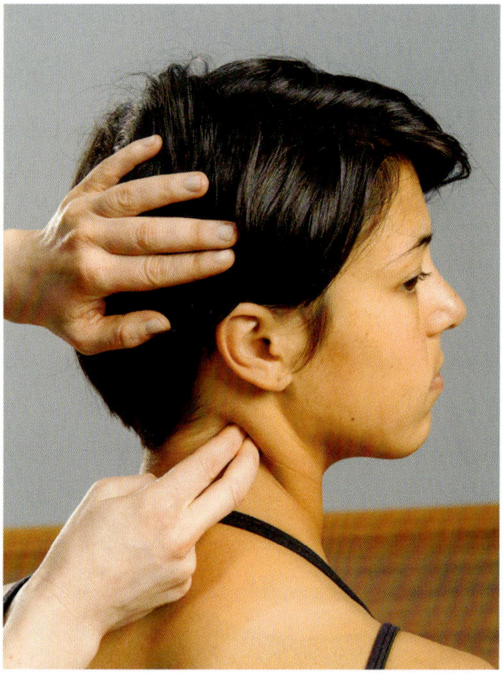

환자 및 임상의 위치

- 환자: 의자에 앉은 자세
- 임상의: 환자의 뒤 혹은 옆에 선 자세

지시사항

- 흉쇄유돌근의 바로 뒤 그리고 후두골 바로 아래 부위를 촉진한다.
- 이 근육의 촉진을 좀 더 잘되게 하기 위해서, 머리와 목을 촉진을 하고 있는 방향으로 회전을 시키게 하여, 상승모근의 작용을 억제시키도록 한다.
- 촉진이 정확한지를 확인하기 위하여, 환자의 머리와 목을 저항 신전(resistance extension)하는 퍼포먼스를 시행하면 된다.

두반극근(Semispinalis Capitis)

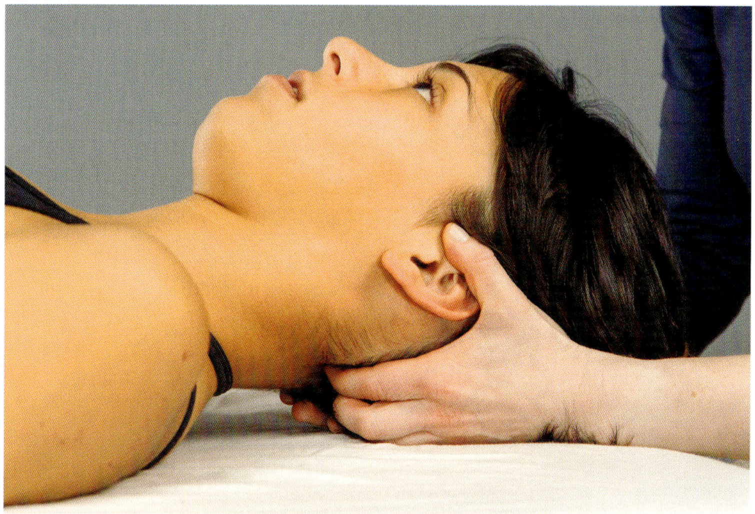

환자 및 임상의 위치

- 환자: 베개를 무릎 밑에 깔고 바로 눕거나, 의자에 앉은 자세
- 임상의: 테이블의 머리맡에 앉은 자세

지시사항

- 외후두융기(external occipital protuberance) 촉진한다.
- 손가락을 후두골 바로 아래, 극돌기 바로 옆에 옮겨 놓는다.
- 환자에게 머리와 목을 같은 방향으로 회전을 시키게 한다.
- 촉진이 정확한지를 확인하기 위해, 승모근을 깊숙이 촉진한 뒤, 환자에게 머리와 목을 검사자의 손가락에다 대고 신전을 시키게 한다.

주목사항

- 환자에게 손을 등 뒤 아래에 위치시키게 하여 견갑골에 회전이 일어나게 함으로서, 승모근의 작동을 억제시키도록 한다.
- 환자에게 머리를 같은 방향으로 돌리게 함으로서, 승모근을 더욱 억제시키도록 한다.

하후두근(Suboccipital Muscles)

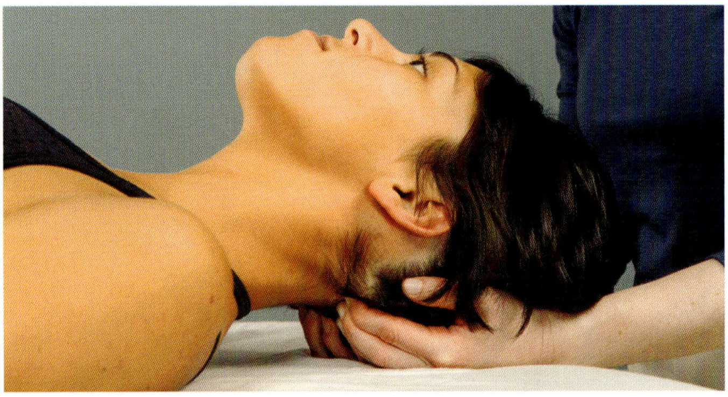

환자 및 임상의 위치

- 환자: 베개를 무릎 밑에 깔고 바로 누운 자세
- 임상의: 테이블의 머리맡에 앉은 자세

지시사항

- 외후두융기(external occipital protuberance) 촉진한다.
- C2 극돌기를 촉진한다.
- 양 손의 손가락으로 환자의 외후두융기와 극돌기 사이에 위치시킨다.
- 근육의 기시점과 종지점을 따라가면서, 아래의 각 근육들을 찾도록 한다.
  - 상사근: C1 횡돌기에서 후두골
  - 하사근: C2 극돌기에서 C1의 횡돌기
  - 대후두직근: C2 극돌기에서 후두골
  - 소후두직근: C1 횡돌기에서 후두골
- 상사근과 대후두근 그리고 소후두근의 촉진을 확인하기 위해서, 상부 경추를 신전시키게 한다.
- 하사근의 촉진을 확인하기 위하여, 환자에게 동측으로 상부 경추를 회전시키게 하면 된다.

임상적 중요성

하후두근은 종종 만성적으로 단축되는 경향이 있으며, 그로 인해 머리가 전방으로 돌출되는 자세가 나타나게 된다. 이 근육들은 연축성(spasm)을 가지게 되면서 통증유발점과 연관이 있게 되고, 두통과 구안(orofacial)통을 일으키는 원인이 되기도 한다. 이러한 증상에 첨가하여, 이 근육들을 통해 흐르는 신경의 과도한 흥분은 균형과 고유수용을 방해하는 원인이 된다(Beer 등, 2012; Diab, 2012; Diab & Moustafa, 2011; Kelly 등, 2012).

두장근과 경장근(Longus Capitis and Colli)

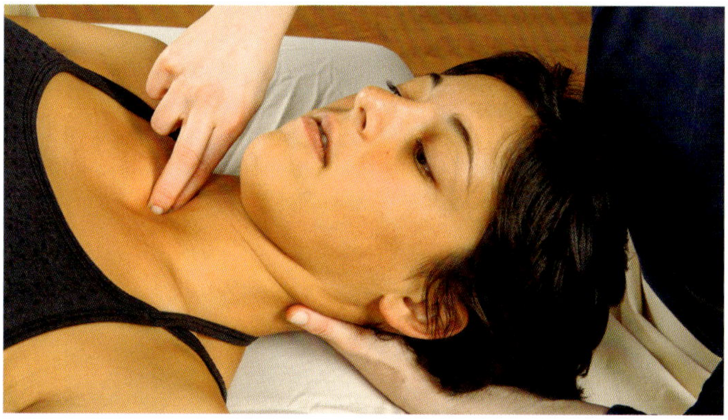

환자 및 임상의 위치

- 환자: 베개를 무릎 밑에 깔고 바로 누운 자세
- 임상의: 테이블의 머리맡에 앉은 자세

지시사항

- 흉쇄유돌근을 촉진한다.
- 두 번째 세 번째 손가락의 패드가 이 근육의 근복(muscle belly)의 전하방 경계면에서 굴러떨어질 때까지 전방으로 슬라이딩시켜 나간다.
- 검사자는 손가락의 패드를 사용하여 흉쇄유돌근을 외측으로 잡아당긴다.
- 횡돌기를 향해 전방에서 후방으로 향해 부드럽지만 견고한 압박을 가하면서 시작한다.
- 이 근육들의 촉진을 확인하기 위하여, 환자에게 상부 경추를 굴곡(턱을 당김) 시키게 한다.

주목사항

촉진을 하는 동안, 검사자는 맥박을 느낄 수 있을 것이다. 이것은 총경동맥(common carotid artery)인데, 이 구조물 위를 직접적으로 깊이 있게 촉진하는 것은 피해야 한다. 손가락을 약간 전방이나 후방으로 옮겨서 심부 두장근과 경장근을 검사하도록 한다.

임상적 중요성

이 근육들은 하후두근과는 길항작용을 하고 있으며, 만성적으로 늘어나게 되면서 머리가 전방으로 돌출되는 자세를 일으킨다. 이 근육들에 대한 모터 재훈련(motor retraining)은 만성 목 통증 환자와 편타 손상(whiplash injury)과 관련된 질환을 가진 환자에게 효과적인 치료가 될 수 있다(Beer 등, 2012; Diab, 2012; Diab & Moustafa, 2011; Kelly 등, 2012).

척추기립근(Erector Spinae)

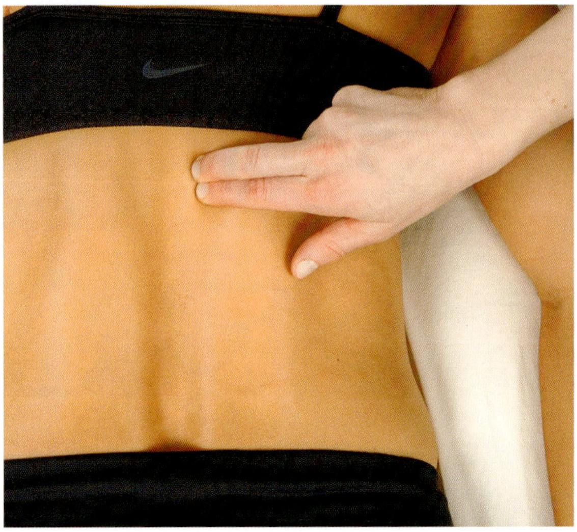

환자 및 임상의 위치

- 환자: 엎드려 누운 자세
- 임상의: 촉진하고자 하는 쪽에 선 자세

지시사항

- 두 개 혹은 세 개 손가락 패드를 척추 중앙선상에서 외측에 위치시킨다.
- 후방에서 전방으로 힘을 가한다.
- 이 근육의 촉진을 확인하기 위하여 환자에게 척추를 가볍게 신전시키게 한다.

주목사항

촉진하고 있는 척추의 부위에 따라, 촉진을 확인하기 위해 환자가 척추를 신전시키는 각도가 달라지게 된다. 검사자가 경추나 상부 흉추에 접근하게 될 때에는, 머리를 테이블에서 살짝 들어 올리게 하는 것만으로도 충분하다. 만약 중간 흉추에 접근할 때면, 양쪽 어깨와 가능하다면 가슴까지 테이블에서 들어 올릴 필요가 있다. 하부 흉추와 요추의 경우에 있어서는 좀 더 많은 신전이 필요하며, 가슴도 테이블에서 좀 더 들어 올려야 한다.

증례 연구(Case Study)

병력(History)

45세의 여성이 클리닉을 방문하여, 우측 팔로 타고 내려가는 우측 경추 통증을 호소하였다. 그녀는 두 달 전에 발생하였고, 작업 중에 나타났다 하였다. 그녀는 지난 한달 이상 증상이 증가하였고, 우측 팔에서 엄지손가락까지 그 통증이 타고 내려갔다고 보고하였다. 이 증상은 하루 일을 마치는 저녁쯤, 작업을 마친 후 그리고 전화 업무와 컴퓨터 업무 이후에 더 심해지며, 뜨거운 샤워를 하고나면 증상이 약간 가벼워진다고 한다. 그녀가 증상 그 자체는 조금 나아지기는 하나 없어지지는 않기에 이제 도움을 얻고자 한다는 것이다. 그녀는 6살과 8살 난 두 아이를 가진 결혼한 여성이다. 그녀는 이사 보좌관직의 일을 하고 있으며(파트타임), 오른손잡이이다. 그녀는 하루에 두 번씩 개(40파운드, 18킬로그램)와 산책을 하고, 일주일에 두 번 교환수업을 들으며, 일주일에 한번은 테니스를 친다.

- 주관적인 정보에만 기초로 하여 볼 때, 가장 유력한 세 가지의 진단은 무엇이라고 보는가?

검사(Examination)

과거 치료 병력	특이사항 없음
약 복용	약이나 비타민 혹은 보조제 복용 부정
관찰	급성 통증, 좌상, 변형은 보이지 않음 경추의 전만 감소 가벼운 경추 좌측 굴곡
능동적 가동범위	우측 굴곡(0도에서 10도)을 제외하고는 정상 가동범위
수동적 가동범위	상동
수기적 근력 검사	우측 상완 전반에 걸쳐 4/5
특별 테스트	Spurling 테스트 양성 견인 테스트 양성 사분부 테스트-신전, 우측 굴곡과 회전 테스트 양성 상지 정중신경 장력 테스트 양성 경추 외측 굴곡, 회전 테스트 음성 Roos's 테스트 음성
그 외	이두근, 삼두근 반사 감소 첫 번째, 두 번째 손가락 전방 부위 가벼운 촉감각 감소 경추 우측→좌측 글라이딩 동작 제한 첫 번째 늑골 가동성 제한과 함께 상승

- 주관적인 정보와 객관적인 정보를 함께 기초로 하여 볼 때, 가장 유력한 두 개의 진단은 무엇이라고 보는가? 세 번째 진단을 배제하는 근거를 제시하라.
- 여러분의 감별 진단에 기초하여, 이 환자의 어느 구조를 촉진해야 할 것인가?
- 나타난 모든 정보를 바탕으로 하여 볼 때, 여러분은 이러한 구조물의 촉진에서 무엇을 발견할 것이라고 기대하는가?

증례의 해결과 논의(Case Solution and Discussion)

병력에 기초한 잠재적인 진단

- 경추 신경근병
- 기계적인 목 통증
- 흉곽출구증후군

병력과 검사에 기초한 잠재적인 진단

- 경추 신경근병
- 흉곽출구증후근

기계적인 목 통증: Spurling 테스트 양성, 견인 테스트 양성, 사분부 테스트 양성, 상지 정중신경 장력 테스트 양성 그 뿐만 아니라, 이두근, 삼두근의 반사 감소, 첫 번째, 두 번째 손가락 전방 부위의 가벼운 촉감각 감소는 신경이 관련되어 있다는 것을 가리키는 것이다. 그러므로 여기 진단에서 순수한 기계적인 것은 제외될 수가 있다.

촉진할 구조물

- 요골동맥박
- 첫 번째 늑골
- C1–C7 극돌기와 횡돌기
- 상승모근
- 견갑거근
- 흉쇄유돌근
- 사각근
- 소흉근

촉진의 결과

- 우측 상승모근, 견갑거근, 흉쇄유돌근의 연축성(spasm)

- C3-C7에서 촉진에 의한 압통점 발생
- 우측 첫 번째 늑골에서 압통점 발생

임상적 추론

- 경추 신경근병(Cervical radiculopathy): 통증이 우측 상지의 피부 분절 패턴을 따라 팔을 타고 내려가고 있다는 환자의 통증에 대한 보고와, 첨가하여 양성 반응 테스트(Spurling 테스트, 견인 테스트, 사분부 테스트)가 있으며, 척추의 외측 글라이딩 동작의 제한과 C3-C7 촉진에 압통점이 있는 점에서, C6-C7 신경근병 임이 더욱 확실해 진다.
- 흉곽출구증후군(Thoracic outlet syndrome): 통증이 우측 상지를 타고 내려가고, 감각이 감소되어 있다는 환자의 보고와 첫 번째 늑골이 상승해 있는 것으로는 흉곽출구증후군의 사인과 증상으로 볼 수 있다. 그러나 경추 외측 굴곡과 회전 테스트 그리고 Rooss 테스트가 음성이고, 신경근 사인이 양성인 것으로 봐서 흉곽출구증후군은 아닌 것으로 보아야 한다.

8
요추와 천골 (Lumbar and Sacral spine)

요추와 천골은 여러 많은 뼈와, 연부조직, 그리고 관절들을 아우르는 복잡한 시스템으로 구성되어 있다. 요통은 일생을 통해 그 발병률이 11%에서 84%에 이르는 흔하고도 사회적 비용이 많이 드는 질환이다(Walker, 2000). 최근의 증거자료에는 요추, 천골, 그리고 아래 4분부(lower quadrant) 사이에는 서로 상호 의존하는 영역이 있다는 중요한 점을 강조하고 있다(Bialosky, Bishop, & George, 2008; Wainner, Whitman, Cleland, & Flynn, 2007). 동역학 제인(kinetic chain)에서 근위부 분절(요추)의 기능부전은 동역학 체인에서 원위부 분절(고관절, 무릎, 그리고 발목)의 손상으로 나타날 수 있다. 이러한 관절의 기능들에 관한 연구와 임상적 검사를 통해 이러한 연관관계를 염두에 두는 것은 매우 중요한 점이다.

요추천골의 기능(Functions of the Lumbosacral Spine)

요추천골 부위에서 가장 중요한 기능은 체중을 지지해 주는 것이다. 이 부위의 적절한 안정성은 몸통에서부터 하지(혹은 그 반대의 경우)로의 성공적인 힘의 전달을 위한 중요한 요소가 된다. 요추는 많은 기능적 활동을 수행하기 위해 안정성이 요구되는 반면에, 이 부위에서 동작 또한 일어날 수 있는데, 특히 시상면에서 그렇다. 요추의 후관절은 수직으로 그 면을 형성하고 있기 때문에, 굴곡과 신전 움직임이 일차적인 골운동학적 동작(osteokinematic motion)이 된다. 이러한 관절면의 성향은 약간의 측면굴곡과 최소한의 회전을 일으킬 수 있다(Neumann). 경추와 흉추와 유사하게, 요추도 기능적 과제를 실행하는 동안에 분절 간에 안정성을 제공해 주기 위해서 근육과 인대에 의존하고 있다.

경추, 흉추, 요추와 비교해 볼 때, 천골 부위는 그렇게 큰 동작을 일으키지 않는다. 천골과 천장관절의 실제 기능에 대해 논란은 있지만, 천장관절에 약간의 미미한 움직임이 일어

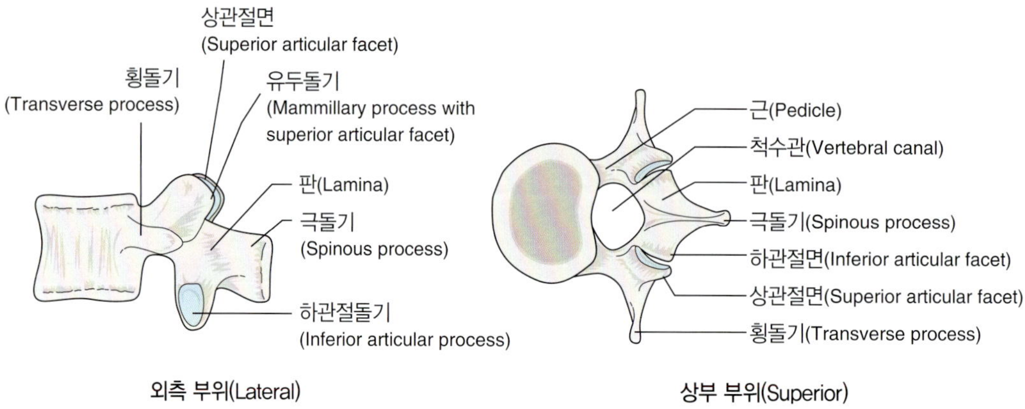

그림 8.1 요추의 양상

날 수 있다는 점에는 대부분 동의를 하는데, 그 기능은 골반과 하지 사이에서 정교한 조율과 협응의 역할을 하는 것이다(Goode 등, 2008; Neumann, 2010). 천골은 몸통과 하지의 연결고리의 역할을 하는 기능을 하고, 불필요한 힘의 불균형을 막기 위해서 힘의 분배는 이 부위에서 반드시 균등하게 이루어져야만 한다(Goode 등, 2008; Neumann, 2010).

골 해부학(Bony Anatomy)

요추는 다섯 개의 척추로(L1–L5) 이루어져 있고, 이 모두가 비슷한 형태를 갖추고 있으며, 척추가 크다는 점과 신경 아치(neural arch)라는 점 두 개의 주요 포인트로 나눠 볼 수 있다(그림 8.1). 요추체의 일차적인 기능은 체중의 80% 정도를 지탱하는 것이다(Moore, Agur, & Dalley, 2011; Neumann, 2010). 척추체는 척추경(pedicle)에 의해 신경 아치에 연결되어 있다. 신경 아치에 위치해 있는 라미나(lamina)는 여러 개의 돌기를 갖추고 있는데, 여기에는 한 개의 큰 극돌기와 두 개의 횡돌기 그리고 양쪽 상하 관절돌기 혹은 후관절이 존재해 있다. 요추에서 특별히 중요한 점은 유두돌기인데, 그것은 후관절의 상부에 위치해 있으면서, 다열근의 부착점으로 자리를 제공하고 있다(Moore 등, 2011).

천골의 영역은 네 개의 분절(S1–S4)로 구성되어 있는데, 보통은 융합되어 있으며, 이를 천골이라고 부른다(그림 8.2). 이 크고, 넓은 뼈는 다른 어떤 척추보다도 크다. 천골은 상부 부위에 베이스(base)와 하부 부위에 정점(apex)이라는 곳이 있다. 천골의 원위부로는 미골과 관절을 이루어 천미골 관절을 형성하고 있다(Moore 등, 2011). 시상면에서 천골의 움직임은 전굴(nutation)과 반굴(counter–nutation)로 알려져 있다(Neumann, 2010). 천골은 또한 양쪽 측면에서

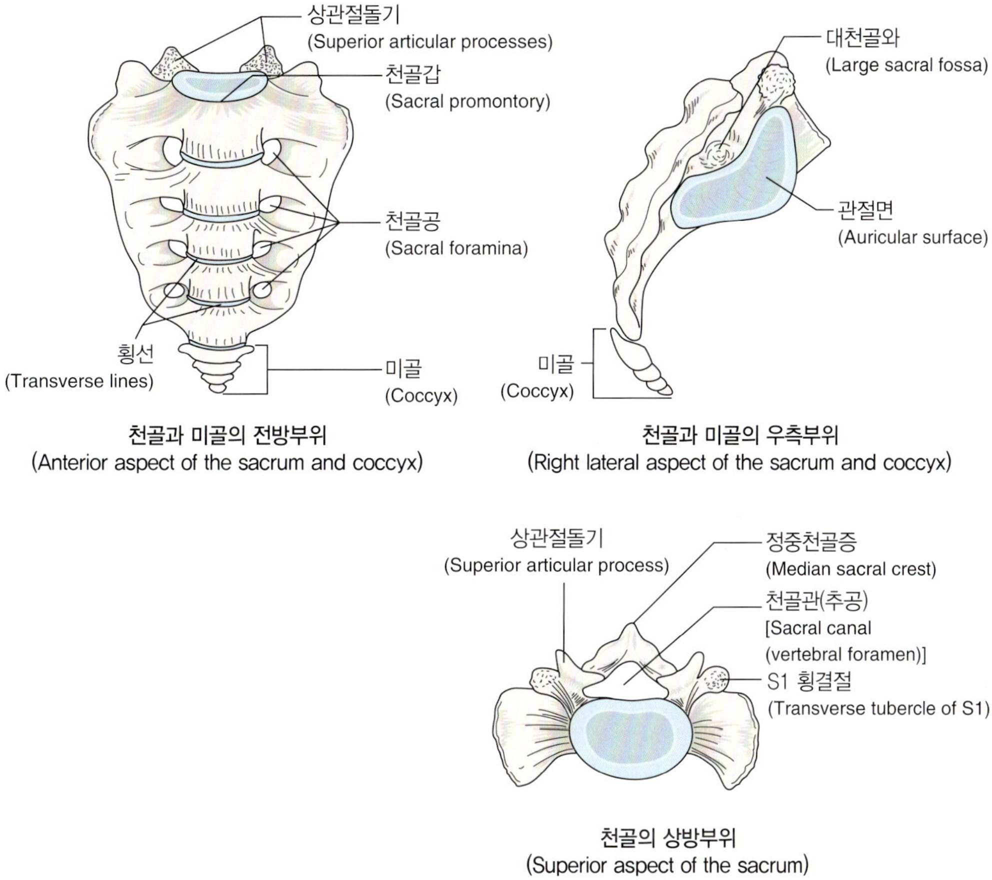

그림 8.2 천골과 미골

장골과 관절을 이루어 천장관절을 형성하고 있다. 이 관절은 윤활 관절(synovial joint)로 여겨지고 있으나, 다른 윤활 관절과는 달리, 이 관절에서의 가능한 움직임은 아주 제한적이며, 약간의 글라이딩과 회전 움직임만이 일어난다(Goode 등, 2008; Moore 등, 2011; Neumann, 2010).

연부조직 해부학(Soft Tissue Anatomy)

요추천골 주변의 근육들은 모두 다이나믹한 안정성을 제공하고 있다. 이러한 근육들은 두 개의 그룹으로 나누어지고 있는데(그림 8.3): 분절의 안정성을 증가시켜 주도록 디자인되어 있는 지엽적인 안정화 근육(다열근, 내복사근, 복횡근)과 광범위한 움직임을 제공하는 글로벌 근육(광배근, 복직근, 외복사근)이다(Cleland & Koppenhaver, 2011; Hides 등, 2009; Hides, Stanton, McMahon, Sims, & Richardson, 2008; Hodges, 1999; Hodges & Richardson, 1999).

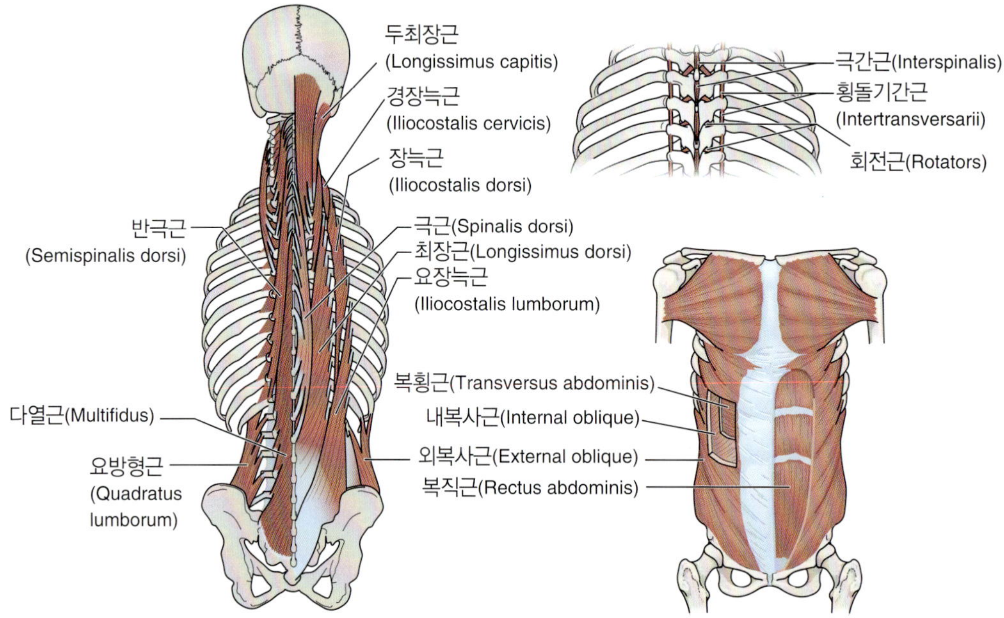

그림 8.3 전방과 후방 몸통의 근육들

광배근은 요추와 천골을 모두 가로 지르는 가장 표면근육이며, 흉요추근막(thoracolumbar fascia)의 부착점을 가지고 있다. 이 근육에 관하여는 3장에 구체적으로 기술되어 있다. 몸통의 심부근육을 덮고 있는 흉요추근막은 세 개 층의 근막으로 구성되어 있다(Moore 등 2011). 요방형근은 전방층과 중간층 사이에 존재하고 있으며, 반면에 척추기립근은 중간층과 후방층에 위치해 있다. 흉요추근막은 종 섬유와 횡 섬유 모두를 포함하고 있으며, 그것의 가장 깊이 존재해 있는 섬유는 요추에 부착해 있다. 첨가하여, 요추를 안정화시키는데 기여하는 일부의 근육이 이 근막에 부착해 있다(Moore 등, 2011).

흉추 부위의 척추기립근과 같이, 요추의 기립근은 세 개의 근육 그룹으로 구성되어 있는데: 장늑근, 최장근, 그리고 흉극근이다(그림 8.3 참조). 척추기립근이 양쪽에서 대칭을 이루면서 수축하면, 척추는 신전을 일으키고; 한쪽에서 수축을 하게 되면, 일측으로 외측 굴곡을 일으키게 된다(Moore 등, 2011). 이러한 근육들에 대해서는 7장에 구체적으로 잘 기술되어 있다.

횡극근 근육 그룹은 기립근의 안쪽 심부에 위치해 있다. 이 근육의 그룹은 다열근, 반극근, 그리고 회전근으로 구성되어 있다(그림 8.3 참조). 총체적으로, 이러한 근육들은 몸통을 반대편으로 회전을 일으키게 하는 기능을 한다(Moore 등, 2011). 이 근육의 그룹에서 다열근만이 유일하게 촉진이 가능한 근육이다. 이 근육은 광범위하게 펼쳐져 있으며, 척추 분절의 안정화를 위해 많은 부착점을 가지고 있다(Hides 등, 2008, 2009; Hodges, 1999; Hodges & Richardson, 1999).

복벽의 전방-측방의 근육들은 요추에 작용을 한다. 복근은 복직근, 외복사근, 내복사근, 그리고 복횡근으로 구성되어 있다. 첨가하자면, 후방-측방 복벽의 근육으로는 대요근과 요방형근을 들 수 있다. 총체적으로, 이러한 근육(그림 8.3 참조)들은 척추의 전반적인 움직임(예, 복직근, 외복사근, 요방형근)을 제공하고, 안정성(예, 내복사근, 복횡근)을 증가시키는 기능을 한다(Hides 등, 2008, 2009; Hodges, 1999; Hodges & Richardson, 1999; Moore 등, 2011).

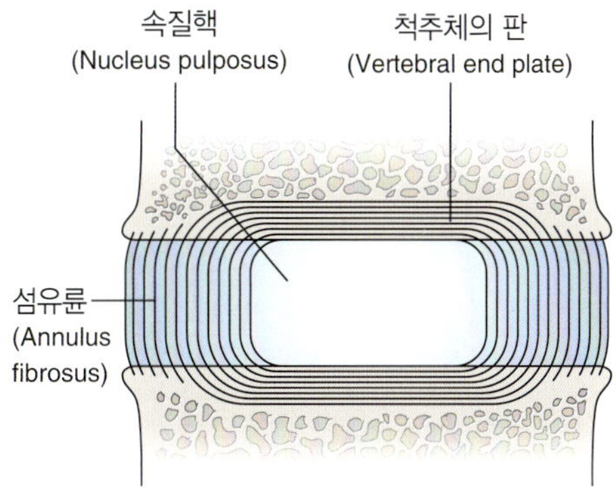

그림 8.4 척추간 디스크

요추천골에 안정성을 더해 주는 근육에 첨가하여, 여러 개의 인대와 척추간 디스크도 척추를 수동적으로 안정화시키는데 중요한 역할을 한다. 각 척추간 디스크는 두 개의 척추 사이에 놓여 있으며, 척추체에 강한 부착점을 제공하고 있다. 척추간 디스크는 섬유륜이라 불리는 외부 영역과 핵이라 불리는 내부 영역으로 구성되어 있다(그림 8.4). 그것의 주요 기능은 척추체의 넓은 표면 위에서 힘을 흡수하고 소멸시키는 것이다(Moore 등, 2011).

섬유륜은 척추간 디스크의 외측 표면을 형성하고 있는 섬유연골의 링 형태를 말한다. 그것은 디스크의 안정성을 증대시켜 주기 위한 외측으로 직각 형태의 여러 층을 가지고 있다. 섬유륜은 척추체의 판(vertebral endplate)에 부착해 있으며, 척추체의 가장자리를 형성하고 있다. 섬유륜과 척추체의 판은 혈액의 공급이 잘되고 있으며, 그것은 움직임에 의해 디스크의 핵에까지 전달이 된다(Moore 등, 2011). 디스크의 내측 영역인 핵은 동작이 일어나는 동안 압박과 감압 작용에 의하여 영양분을 공급 받게 된다. 그것은 또한 많은 양의 물로 이루어져 있으므로, 압박에 의해 넓게 퍼지게 되고 인장력에 의해 얇아지게 된다(Moore 등, 2011).

척추의 전방과 후방 전체는 제각기 전종인대와 후종인대로 싸여져 있다(그림 8.5). 이러한 인대는 척추에서 동작이 일어나는 동안에 과도한 굴곡과 신전이 일어나는 것을 방지해 준다. 전종인대는 요추에서 신전이 일어날 때에 팽팽해지고 반면에, 후종인대는 신전이 일어날 때에 팽팽해진다. 이러한 인대들은 척주의 전방과 후방 영역에 안정성을 증대시켜 준다(Moore 등, 2011; Neumann, 2010). 이 인대는 척추관의 후방 벽을 형성하고, 척주의 과도한 굴곡을 방지함으로써 디스크의 부상을 방지하는 역할을 한다(Moore 등, 2011).

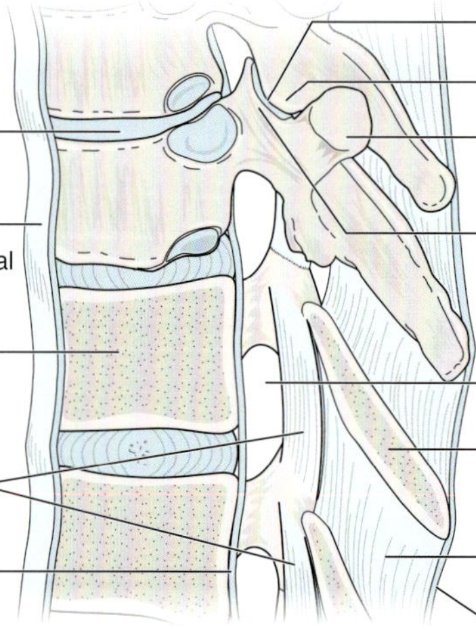

좌측 부위(Left lateral view)

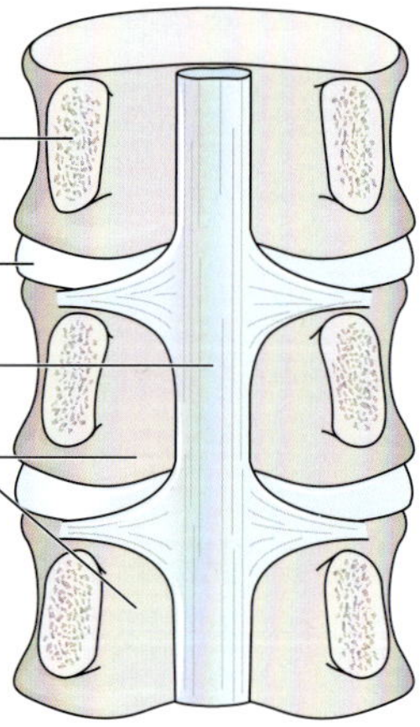

앞척추부분, 후방부위
(Anterior vertebral segments, posterior view)

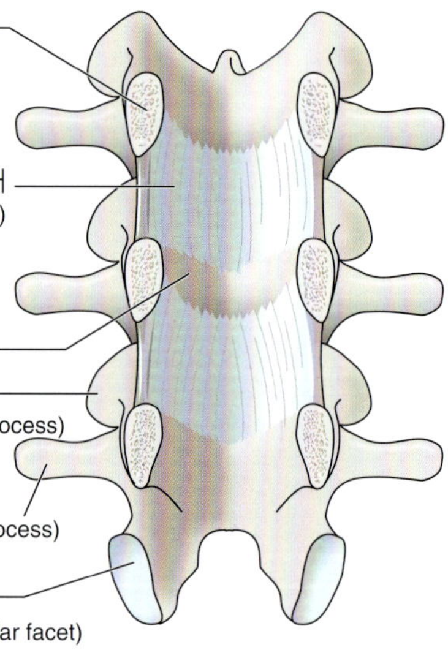

후척추부분, 전방부위
(Posterior vertebral segments, anterior view)

그림 8.5 척추 인대

신경혈관 해부학(Neurovascular Anatomy)

요추에 공급되는 혈액은 복부 내에서 늑하동맥(subcostal artery)과 요동맥(lumbar artery)에 의해 공급을 받고 있다. 요추체의 전방 부위를 직접적으로 타고 내려가는 복부 동맥이 있는데, 이것은 아주 큰 대동맥으로서, L2에서 좌측과 우측의 총장골동맥(common iliac artery)으로 갈라

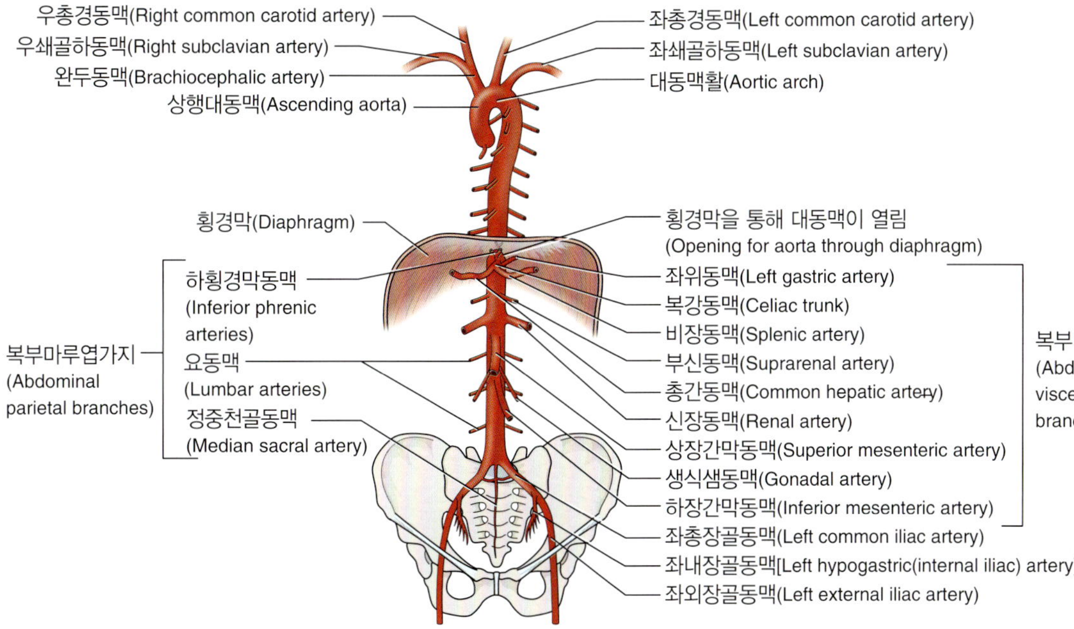

그림 8.6 몸통, 흉부, 그리고 복부의 주요 동맥

진다. 이 동맥은 다시 더 세부적으로 내장골동맥과 외장골동맥으로 나뉜다. 외장골동맥은 대퇴동맥이 되고 서혜인대 아래로 지나간다(그림 8.6)(Moore 등, 2011).

요추천골 영역에는, 다섯 개의 요추신경과 다섯 개의 천골신경이 있는데, 이것은 그 상응하는 척추 아래에서 빠져 나간다. 척수는 연수(medula oblongata; 뇌간)에서 시작하여 L1–L2의 중간 부위까지 이어져 있으며, 이 부위에서부터 말총(cauda equida)으로 변하는데, 이것이 척추신경근의 집합체인 것이다(Moore 등, 2011). 요추천골 영역에는 또한 L1과 S3 사이에 커다란 신경근이 있는데, 이것은 요추신경얼기(L1–L4)와 천미골신경얼기(L4–S3)를 이루게 된다(그림 8.7). 각 척추신경은 전방, 후방 신경근을 가지고 있으며, 전방 척추신경근은 골격근을 지배하는 모터섬유(원심신경섬유)를 포함하고 있는 반면에, 후방 척추신경근은 피부와 피하조직의 감각섬유(구심신경섬유)를 포함하고 있다. 전방과 후방 신경근은 추간 공을 통해 빠져나가는 척추신경을 형성하기 위해 통합이 된다(그림 8.7)(Moore 등, 2011).

촉진(Palpation)

다음의 장에서, 다섯 개의 뼈 구조와 일곱 개의 연부조직 구조에 대한 촉진 테크닉을 보여주고자 한다.

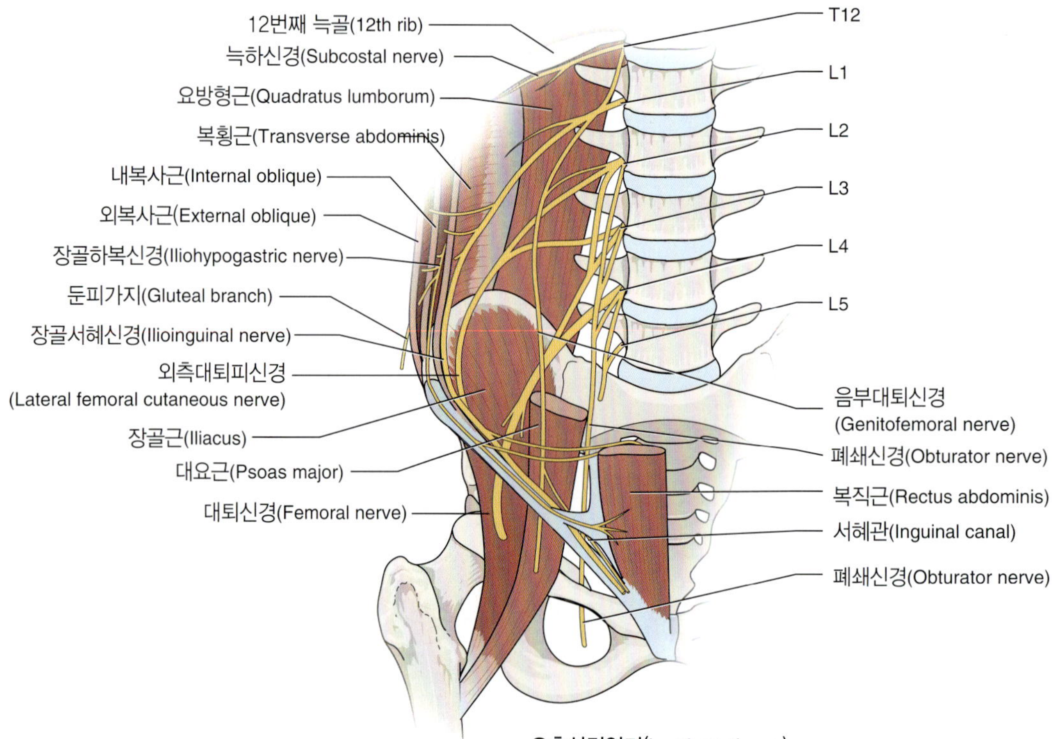

요추신경얼기(Lumbar plexus)

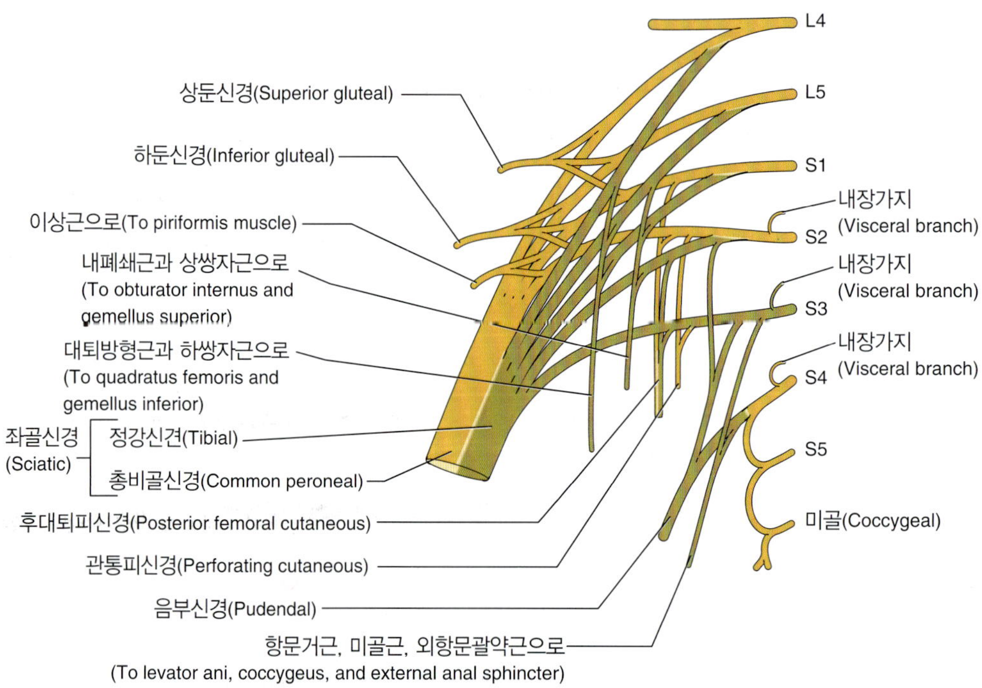

천골신경얼기(Sacral plexus)

그림 8.7 요추와 천미골의 신경얼기

L1-L5의 극돌기

환자 및 임상의 위치

- 환자: 두 개의 베개를 배 아래에 깔고 엎드려 누운 자세
- 임상의: 환자의 옆에 선 자세

방법 1

지시사항

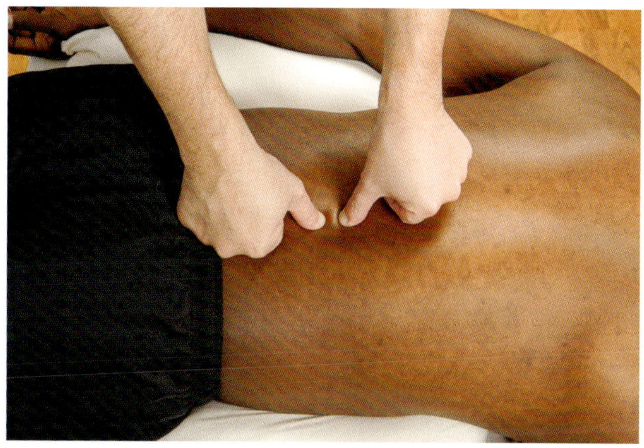

- 두 손의 엄지손가락으로 T12의 극돌기를 촉진한다.
- 한 개의 엄지손가락은 T12의 위에 고정시켜 놓고, 다른 엄지손가락으로 척추의 중앙 라인을 따라 아래로 내려간다.
- 중앙 라인에서 커다란 구조물이 촉진될 때까지 계속해서 아래로 내려간다: 이것이 L1의 극돌기이다.
- 나머지 극돌기를 촉진하기 위해서 엄지손가락을 하방으로 계속해서 움직여 내려간다.

방법 2

지시사항

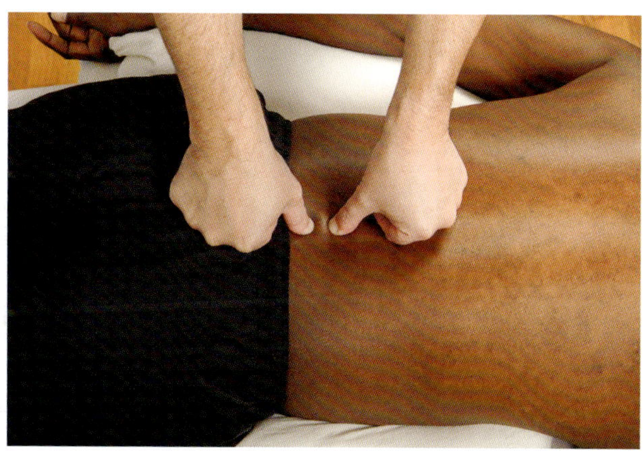

- 장골능(L4-L5의 사이에 위치)을 촉진한다.
- 두 손을 등 중앙선에서 엄지손가락이 서로 만날 때까지 움직여 간다.
- 두 손을 상 방향으로 움직여서 L4의 극돌기를 찾아낸다.

주목사항

- 손을 아래 방향으로 움직이기 전에 사전에 항상 촉진한 극돌기의 접촉 상태를 그대로 유지하도록 한다.
- 요추는 자연스러운 만곡으로 인해 서로 밀접해 있기 때문에, 각 개별 극돌기의 촉진이 어려울 수 있다. 이러한 이유로, 배 밑에 두 개 혹은 그 이상의 베개를 넣어 요추가 상대적으로 굴곡 상태가 되도록 하여 극돌기 간의 공간이 넓어지게 한다.
- 최근의 증거 자료에서는 요추에 대한 극돌기의 촉진은 해부학적 변형과 임상의의 경험에 의해 다른 결과를 양산할 수도 있다고 나타내고 있다(Chakraverty, Pynsent, & Isaacs, 2007; Chakraverty, Pynsent, Westwood, & Chakraverty, 2007; Kim 등, 2007).
- 이러한 이유에서, 우리는 요추에서 극돌기의 레벨을 찾아내기 위한 몇 가지의 방법을 설명하고자 한다.
- 요추의 극돌기를 찾아내기 위해 임상의들이 사용하는 세 번째의 방법은 S2를 먼저 촉진하고 그리고 나서 찾아올라 가는 것이다.

L1–L5의 척추 횡돌기

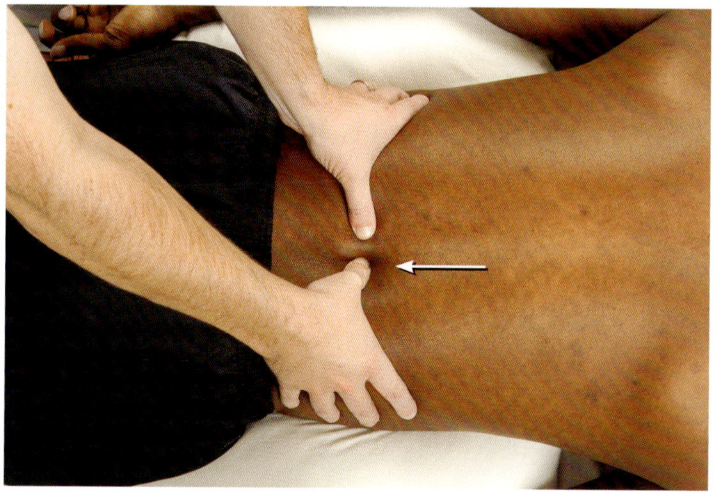

환자 및 임상의 위치

- 환자: 두 개의 베개를 배 아래에 깔고 엎드려 누운 자세
- 임상의: 환자의 옆에 선 자세

지시사항

- 두 손의 엄지손가락으로 L1의 극돌기를 촉진한다.
- 한 개의 엄지손가락은 L1의 극돌기 위에 고정시켜 놓고, 다른 엄지손가락으로 외측 방향으로 1인치(2.5㎝) 정도 움직여 나아간다.
- L1의 횡돌기를 확인하기 위하여 엄지손가락을 후방에서 전방으로 압박을 가한다.
- 요추의 다른 횡돌기를 촉진하기 위하여 이 과정을 반복하도록 한다.

주목사항

- 횡돌기에 압박을 가했을 때, 엄지손가락 아래에 있는 극돌기에서 움직임이 발생해야 한다.
- 요추에서 횡돌기의 촉진은 불가능한 것은 아닐지라도, 극히 어려울 수 있는데, 커다란 척추기립근이 이 해부학적 랜드마크를 완전히 뒤 덮고 있기 때문이다.
- 이러한 구조물들을 촉진하기 위해서는 주의 깊은 검사와 실습이 필요하다.

천골 베이스(Sacral Base)

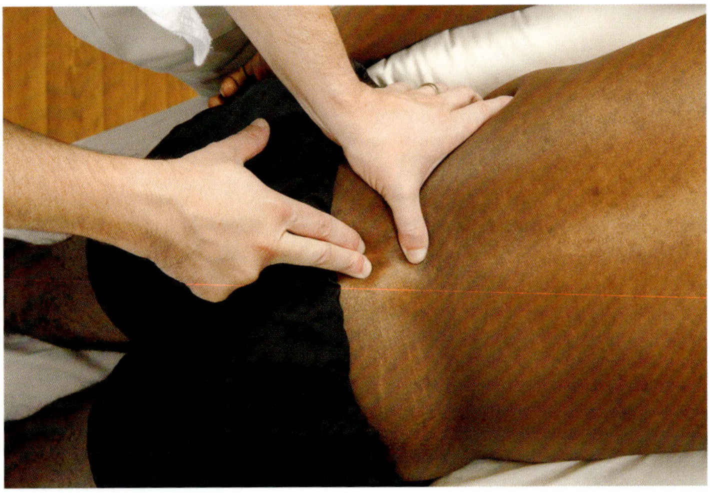

환자 및 임상의 위치

- 환자: 두 개의 베개를 배 아래에 깔고 엎드려 누운 자세
- 임상의: 환자의 옆에 선 자세

지시사항

- L5의 극돌기를 촉진한다.
- 한 개의 엄지손가락으로 L5의 극돌기 위에 고정시켜 놓고, 다른 손의 두 개의 손가락으로 아래 방향으로 움직여 내려간다.
- 몇 인치 크기의 뼈 융기 부분이 느껴질 것인데; 이것이 천골의 베이스이다(S1).

천골 정점(Sacral Apex)

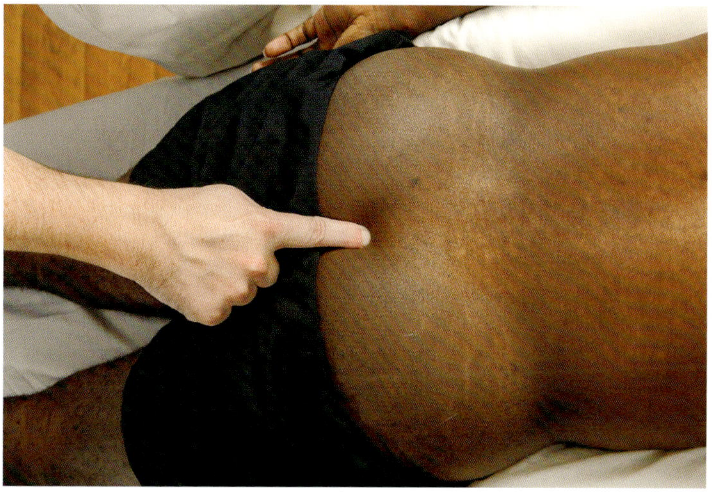

환자 및 임상의 위치

- 환자: 두 개의 베개를 배 아래에 깔고 엎드려 누운 자세
- 임상의: 환자의 옆에 선 자세

지시사항

- 천골의 베이스(S1)를 촉진한다.
- 두 번째 손가락을 사용하여 천골의 가장 하단 부위(S4)에 닿을 때까지 하방으로 계속해서 움직여 내려간다.

미골(Coccyx)

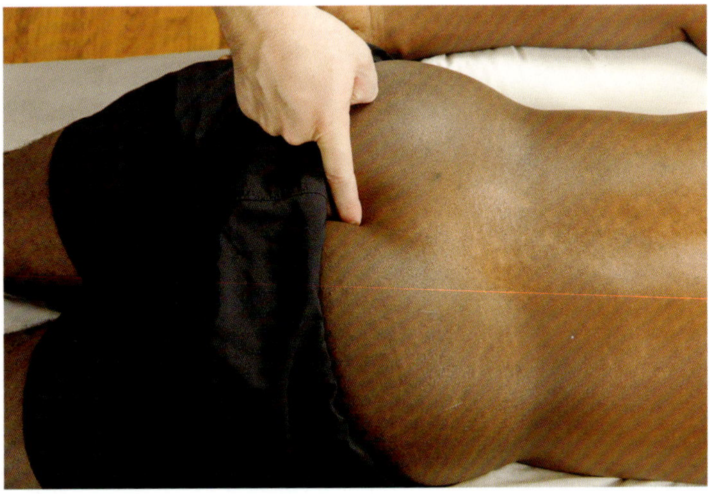

환자 및 임상의 위치

- 환자: 두 개의 베개를 배 아래에 깔고 엎드려 누운 자세
- 임상의: 환자의 옆에 선 자세

지시사항

- 천골의 정점(S4)을 촉진한다.
- 이 촉진한 부위를 그대로 유지하고 있으면서, 다른 손가락으로 하방에 있는 미골을 촉진한다.

주목사항

많은 사람들은 미골을 촉진할 때에 불편한 감을 느끼게 되므로, 이 부위를 촉진하기 전에, 환자에게 무엇을 하고 있고, 왜 그것이 필요한 지를 반드시 설명해 주어야 한다.

요추와 복부 영역의 근육

근육	기시점	종지점	신경지배	액션
다열근	천골의 후방 표면과 요추의 횡돌기	요추의 극돌기(L2–L5)	척추신경의 후근	양측 액션으로는 척추 신전, 일측 액션으로는 반대편으로의 회전
복직근	5–7번째의 늑골	치골 결절	7–12번째 늑간신경	몸통 굴곡과 복부내 장기 지지
외복사근	5–12번째 늑골	전상장골극, 서혜인대	8–12번째 늑간신경	몸통의 굴곡과 반대편으로의 회전, 복부내 장기 지지
내복사근	8–12번째 늑골	전상장골극, 서혜인대, 흉요추근막	8–12번째 늑간신경	몸통의 굴곡과 같은편으로의 회전, 복부내 장기 지지
복횡근	8–12번째 늑골, 흉요추근막	전상장골극, 서혜인대	7–12번째 늑간신경	척추 분절 간의 안정성 증대
대요근	T12에서 L5 척추, 척추 간 디스크	소전자	L1–L3 척추신경의 전근	고관절 굴곡
요방형근	12번째 늑골	장골능	T12–L3 척추신경의 전근	고관절 하이킹, 척추의 일측으로의 외측 굴곡

다열근(Multifidus)

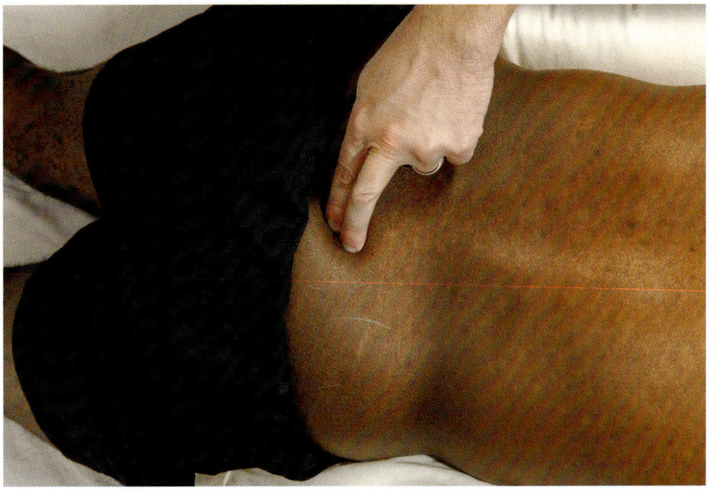

환자 및 임상의 위치

- 환자: 엎드려 누운 자세
- 임상의: 환자의 옆에 선 자세

지시사항

- 천골의 베이스를 촉진한다.
- 손가락을 바로 외측으로 옮겨서 약간 움푹 들어 간 곳을 찾아낸다.
- 환자에게 척추나 고관절을 신전시키게 하여 그 촉진한 곳이 정확한 지를 확인한다.

임상적 중요성

이 근육은 기능적 활동을 할 때에 요추를 안정화시켜주는 극히 중요한 근육이다(Hides 등, 2008, 2009; Hodges, 1999; Hodges & Richardson, 1999). 어떤 사람은 양쪽 후상장골극을 동시에 당겨 올림으로서, 다열근의 독립적인 수축을 일으킬 수 있는 능력을 가지고 있기도 하다. 이것은 극히 어려운 일이며, 보통은 이러한 과제를 성공적으로 성취하기 위해서는 연습이 필요하다.

복직근(Rectus Abdominis)

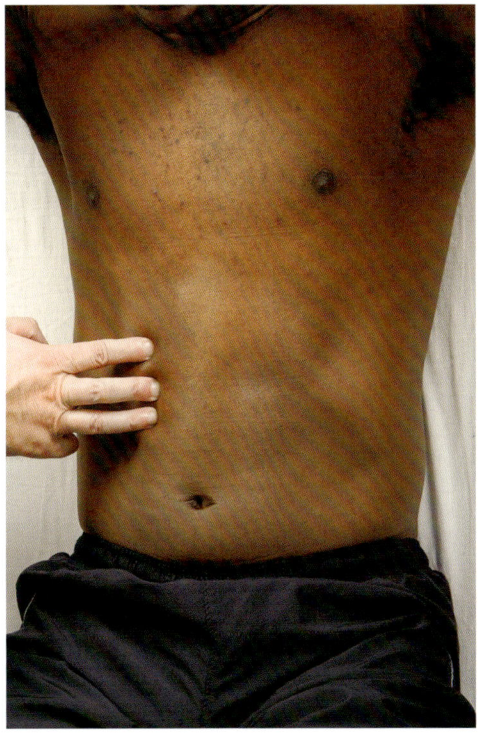

환자 및 임상의 위치

- 환자: 바로 누운 자세, 고관절은 45도 굴곡, 무릎은 110도 굴곡시킨 자세
- 임상의: 환자의 옆에 선 자세

지시사항

- 복부의 중앙선 상에서 바로 외측 부위를 양쪽으로 촉진한다.
- 환자에게 양쪽 어깨를 들어 올리게 하여(부분적인 싯업(sit-up)) 촉진의 위치가 정확한지를 확인한다.

외복사근(External Oblique)

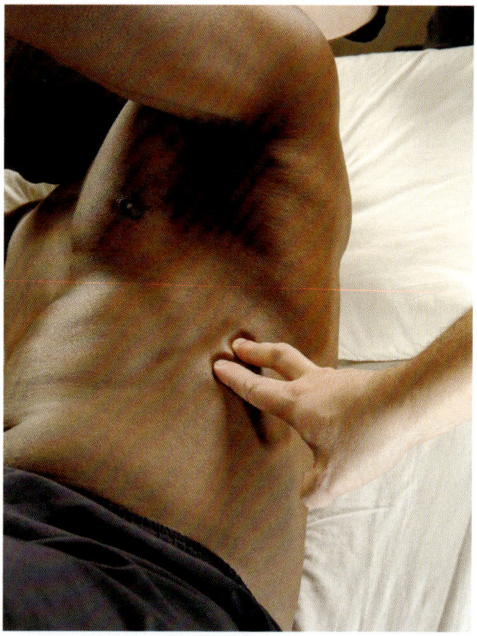

환자 및 임상의 위치

- 환자: 바로 누운 자세, 고관절은 45도 굴곡, 무릎은 110도 굴곡시킨 자세
- 임상의: 환자의 옆에 선 자세

지시사항

- 복부의 전방–외측 부위를 촉진한다.
- 외복사근의 섬유를 기시점에서 시작하여 종지점으로 수직 방향으로 촉진한다.
- 환자에게 몸통을 반대편으로 굴곡과 회전을 시키게 하여, 외복사근의 촉진이 정확한 지를 확인한다.

주목사항

외복사근의 섬유는 전방–내측 방향으로 달리고 있다(마치 손을 바지 주머니에 넣은 것처럼).

내복사근(Internal Oblique)

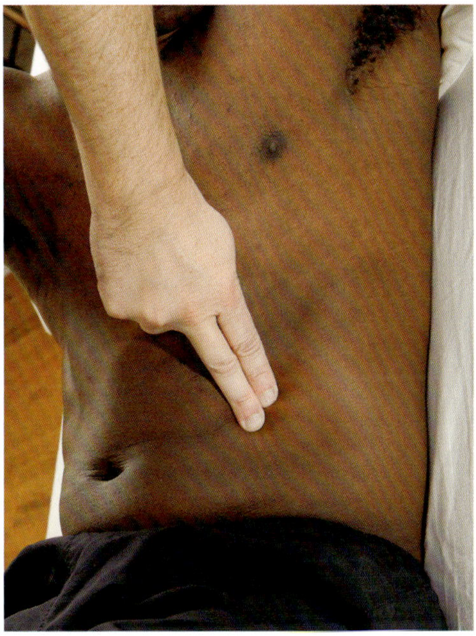

환자 및 임상의 위치

- 환자: 바로 누운 자세, 고관절은 45도 굴곡, 무릎은 110도 굴곡시킨 자세
- 임상의: 환자의 옆에 선 자세

지시사항

- 복부의 전방-외측 부위를 촉진한다.
- 내복사근의 섬유를 기시점에서 시작하여 종지점으로 수직 방향으로 촉진한다.
- 환자에게 몸통을 같은편으로 굴곡과 회전을 시키게 하여, 내복사근의 촉진이 정확한 지를 확인한다.

주목사항

- 내복사근의 섬유는 후방-외측 방향으로 달리고 있다(외복사근 섬유의 수직 방향)
- 환자에게 몸통을 외복사근이나 내복사근을 독립시키기 위해 회전을 시키게 할 때에, 과도한 몸통의 굴곡이 일어나는지를 지켜보도록 하는데, 이는 두 개 복사근을 동시에 수축시키게 하는 원인이 되기 때문이다.
- 외복사근과 내복사근의 섬유를 감별해 낸다는 것은 쉬운 일이 아니다.

복횡근(Transversus Abdominis)

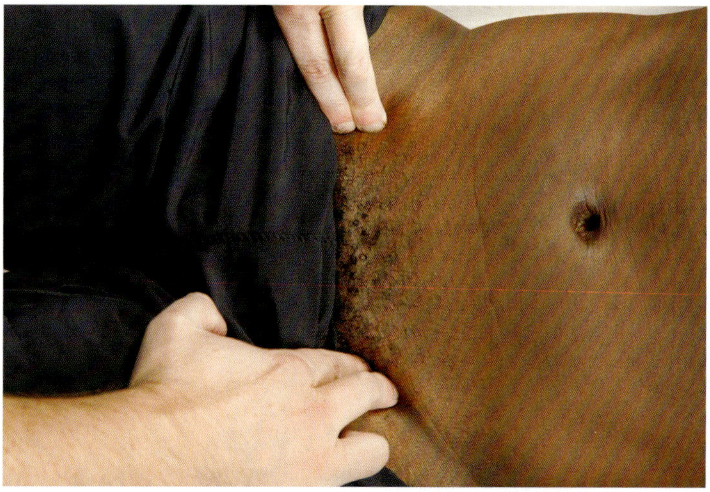

환자 및 임상의 위치

- 환자: 바로 누운 자세, 고관절은 45도 굴곡, 무릎은 110도 굴곡시킨 자세
- 임상의: 환자의 옆에 선 자세

지시사항

- 전상장골극을 촉진하도록 하는데, 그것은 장골의 전방 부위에서 허리 바로 아래에 나타나 있는 뼈의 돌출 부분이다.
- 손가락을 그 곳에서 바로 내측 하방으로 옮겨 간다.
- 환자에게 배꼽을 척추 쪽으로 잡아당기게 하여, 촉진의 위치가 정확한 지를 확인하도록 하는데; 검사자는 손가락 아래에서 수축이 일어나는 것을 느껴야만 한다.

수복사항

만약 수축 시에 큰 돌출이 발생하면, 이것은 내복사근이 활성화된 것으로서, 환자가 너무 과도한 힘을 주어 수축을 시킨 탓이다. 환자에게 이완을 시킨 다음 다시 시도하도록 한다.

대요근(Psoas Major)

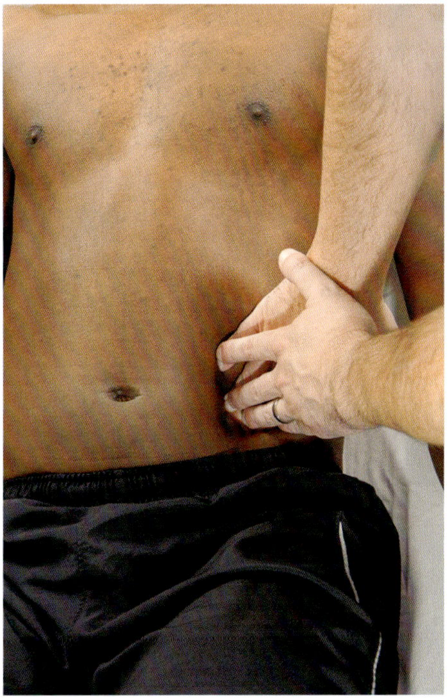

환자 및 임상의 위치

- 환자: 바로 누운 자세, 고관절은 45도 굴곡, 무릎은 110도 굴곡시킨 자세
- 임상의: 환자의 옆에 선 자세

지시사항

- 환자는 이완된 상태에서 호흡은 정상적으로 하는 상태에서 전상장골극을 촉진한다.
- 검사자는 손가락을 복벽의 상부 내측 방향에서 전방 외측 방향으로 옮겨간다.
- 후방 방향으로 부드럽지만 견고한 압박을 가한다.
- 환자가 숨을 내 쉬는 단계에서, 복벽을 후방으로 좀 더 깊숙이 촉진해 들어간다.
- 이것을 세 차례 반복해서 한다.
- 환자에게 고관절을 굴곡시키게 하여, 촉진의 위치가 정확한 지를 확인하도록 하는데; 검사자는 손가락 아래에서 근복(muscle belly)에서 수축이 일어나는 것을 느껴야만 한다.

요방형근(Quadratus Lumborum)

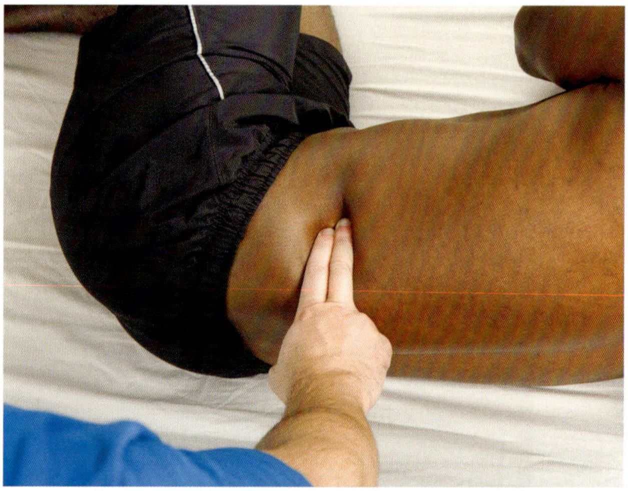

환자 및 임상의 위치

- 환자: 옆로 누운 자세, 고관절은 45도 굴곡, 무릎은 90도 굴곡시킨 자세
- 임상의: 환자의 옆에 선 자세

지시사항

- 12번째 늑골의 후방 부위를 촉진한다.
- 손가락에서 연부조직이 느껴질 때까지 늑골 바로 아래 하방으로 움직여 내려간다.
- 환자에게 수축이 느껴질 때까지 고관절을 당겨 올리게 하거나 척추를 외측 굴곡시키게 하여, 촉진의 위치가 정확한 지를 확인하도록 한다.

증례 연구(Case Study)

병력(History)

35세 여성이 클리닉에 방문하여 요통과 골반 통증을 호소하였는데, 통증은 지속적으로 발생하는 것은 아니나, 일단 발생하면 좌측 허리와 골반 그리고 엉덩이 부위에 나타나며, 서 있을 때 통증이 악화된다고 한다. 그녀는 5개월 전에 둘째 아기를 출산한 상태이며, 통증은 임신 말기에 시작되었다고 한다. 그녀는 남편과 세 살짜리와 5개월짜리 아기와 함께 3층 주택에서 생활을 하고 있다. 그녀는 최근에 다시 달리기를 시작하였고, 올해 말에는 마라톤을 배우기 시작했다.

- 주관적인 정보에만 기초로 하여, 가장 유력한 세 가지의 진단은 무엇이라고 보는가?

검사(Examination)

과거 치료 병력	두 번의 자연분만
약 복용	약이나 비타민 혹은 보조제 복용 부정
관찰	잠자리에서의 가동성 저하: 뒹굴기와 바로 누운 자세에서 일어나 앉기
능동적 가동범위	요추 전반에서 정상 가동범위
수동적 가동범위	상동
수기적 근력 검사	좌측 대둔근과 중둔근 4−/5, 통증 수반 좌측 슬와부근 4−/5
특별 테스트	천골 thrust 양성 천골 신장 테스트 양성 천장관절 압박 테스트 양성 좌측 Gaenslen's 테스트 양성 좌측 능동 직거상 테스트 양성 사분면 테스트(quadrant rest) 음성 직거상 테스트와 교차 직거상 테스트 음성(양쪽)
그 외	좌측 무명골 전방 회전 좌측에 감소된 입각기(stance phase) 우측에 짧은 걸음걸이 폭 통증을 수반한 좌측 천골의 2단계(grade Ⅱ) 회전 요추 전반에 걸쳐 통증이 수반되지 않은 후방에서 전방으로의 회전 한 방향으로의 반복된 움직임 테스트에서 통증 패턴의 변화 무

- 주관적인 정보와 객관적인 정보를 함께 기초로 하여 볼 때, 가장 유력한 진단은 무엇이라고 보는가? 세 번째 진단을 배제하는 근거를 제시하라.
- 여러분의 감별 진단에 기초하여, 이 환자의 어느 구조를 촉진해야 할 것인가?
- 나타난 모든 정보를 바탕으로 하여 볼 때, 여러분은 이러한 구조물의 촉진에서 무엇을 발견할 것이라고 기대하는가?

증례의 해결과 논의(Case Solution and Discussion)

병력에 기초한 잠재적인 진단

- 고관절(대퇴골) 골절
- 요통
- 천장관절 기능부전

병력과 검사에 기초한 잠재적인 진단

- 요통
- 천장관절 기능부전

고관절(대퇴골) 스트레스성 골절: 통증의 부위, 특히 서혜부 통증이 미약한 점과 증상의 시작 타이밍(임신 말기, 달리기 재 개시 전)으로 볼 때, 이 진단은 아닌 것이다. 첨언하여, 여러 특별 검사에서의 양성 반응에서 천장관절의 기능부전이라는 것을 더 잘 알 수 있다.

촉진할 구조물

- 전상장골극
- 후상장골극
- 천골
- 요근
- 내전근
- 대, 중, 소둔근

촉진의 결과

- 후상장골극과 엉덩이 아래 부위에서 촉진에 의한 압통점 발생
- 좌측 전상장골극은 우측 것보다 낮아 있고, 좌측 후상장골극은 우측 것보다 높아져 있다.
- 요근은 좌측의 압통점이 우측의 것보다 더 크게 촉진 됨

- 내전근은 좌측의 압통점이 우측의 것보다 더 크게 촉진 됨

임상적 추론

- 요통: 환자는 호소하는 그녀의 좌측 요추천골 부위와 엉덩이 부위에 나타나는 확산된 통증과 걸음걸이의 변위 그리고 촉진에 나타난 근육성 압통점은 모두가 요통의 진단에 일관성이 있는 것이다. 그러나, 요추의 후방에서 전방으로의 글라이딩 움직임에서 통증이 약한 점, 요통에 대한 특별 테스트에서 음성 반응, 그리고 천장관절 통증 유발 테스트에서 양성 반응으로 나오는 이 모든 것을 감안할 때는 요통으로 보기보다는 천장관절의 기능 부전으로 보아야 한다.
- 천장관절 기능부전: 통증이 임신 말기에서 시작한 점과 두 번의 자연분만, 그녀의 통증 패턴, 좌측 무명골의 전방 회전, 걸음걸이의 변위, 천장관절 통증 유발 테스트 양성 반응, 그리고 촉진에서 근육성 압통점, 이 모든 것은 천장관절의 기능부전을 나타내는 것이다.

9

둔부와 서혜부
(Hip and Groin)

둔부와 서혜부는 허리와 골반 사이 동작의 조화를 책임지는 부분이다(Neumann, 2010). 이 동작의 조화는 다양한 기능적인 것들의 움직임을 컨트롤 하면서 구성되어진다. 고관절(hip joint)은 구형관절(ball and socket joint)로 이루어져 있으며 상지의 상완와 관절(glenohumeral joint)과 아주 유사하다. 둔부는 모든 방향으로 움직임이 가능한데 이것은 걷거나 뛰거나 점프를 하는 것과 같은 활동을 하는 동한 큰 압축력을 만들어 낸다. 일상 활동 동안에 충분한 안정성을 유지하기 위해서 고관절 주위의 능동적인 것과 수동적인 구조물들 사이의 균형은 반드시 존재해야 한다(Moore, Agur, & Dally, 2011; Neumann, 2010).

고관절의 기능(Function of Hip)

고관절의 중요한 기능은 체중을 싣는 활동 중에 일어나는 운동학 사슬(kinetic chain)의 힘을 흡수하고 분산 시킬 뿐만 아니라 전체 운동학 사슬에서의 힘을 적절하게 분배시키는 것이다(Neumann, 2010). 상지의 상완와 관절처럼 구형관절로 이루어져 있어서 이는 세 관절 면의 방향으로 움직임을 가능하게 해 준다. 이것은 어깨 관절과 비슷하게 기능적인 움직임을 광범위하게 나타날 수 있도록 해 준다. 하지만 둔부 쪽이 어깨관절보다 더욱 안정성을 가지고 있는데 반하여 어깨관절은 움직임을 더 많이 가지고 있다(Neumann, 2010). 이러한 자유로운 움직임은 우리로 하여금 하지, 특히 발을 일상생활에서 우리가 필요로 하는 위치에 둘 수 있도록 해준다.

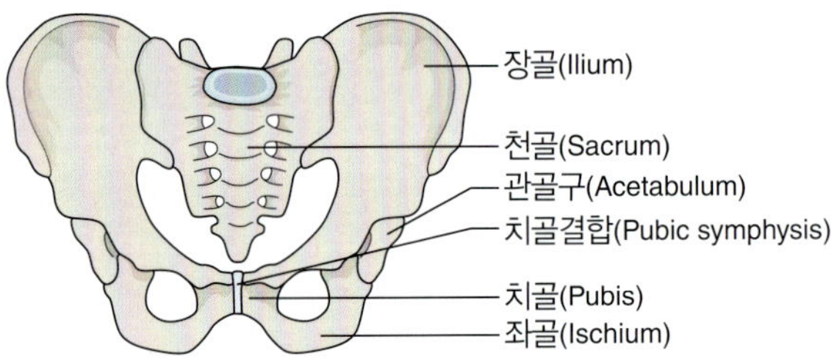

골반의 전방 부위(Anterior)

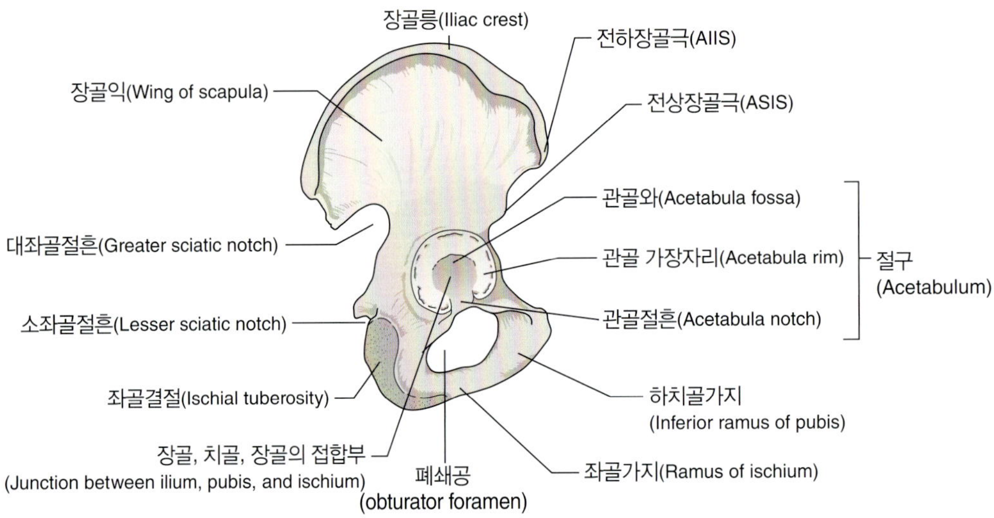

우측 무명골의 외측 부위(Lateral)

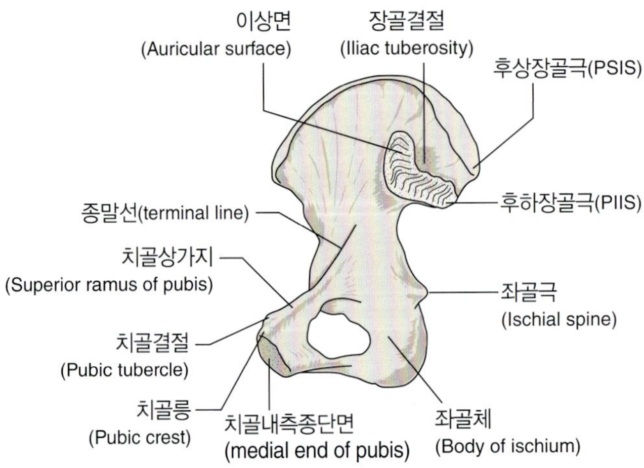

우측 무명골의 내측 부위(Medial)

그림 9.1 골반의 뼈

골 해부학(Bone Anatomy)

골반은 링과 같은 모양을 하고 있으며 두 개의 무명골(innominate)과 천골(sacrum)이 관절면을 이루고 있다. 각각의 무명골은 세 개의 뼈와 관절면을 이루고 있는데: 장골(ilium), 좌골(ischium) 그리고 치골(pubis)이다(그림 9.1). 이 뼈들 중 가장 큰 뼈는 장골인데 이것은 천장관절을 양쪽으로 이루며 천골과 접하고 있다(Moore 등, 2011). 장골은 몇 개의 랜드마크(landmark)이 있는데, 전상장골극, 전하장골극, 후상장골극 그리고 후하장골극이 그것이다. 이러한 랜드마크는 종종 임상학적인 검사 시에 표면에 위치하므로 쉽게 촉진이 된다. 또한 장골에는 앞, 뒤 그리고 아래 둔근선(gluteal line)을 가진다. 직접적으로 촉진이 되진 않지만 이러한 랜드마크는 둔근(gluteal muscle)에 붙게 된다(Moore 등, 2011).

장골의 후하방에는 좌골이 있다. 이 뼈는 몇 가지의 중요한 랜드마크를 가지는데, 좌골결절(ischial tuberosity), 좌골극(ischial spine), 대전자(greater trochanter)과 소전자(lesser trochanter)이 있다. 장골의 앞쪽 아래쪽에는 치골이 있다. 대략 배꼽에서 5에서 7인치 아래쪽에 치골결합(pubic symphysis)이 있는데 이 관절은 두 개의 치골과 관절면을 이루고 있다(Moore 등, 2011). 이 관절은 불전동관절(amphiarthrotic joint)로 활동을 할 때 아주 작은 움직임만 일어난다(Neumann, 2010). 치골 각각의 후 상방에는 치골지(pubic rami)가 있는데 이는 치골결절의 한 부분이다(Moore, 등, 2011).

대퇴(femur)는 몸 중에서 가장 크고 튼튼한 뼈이다. 대퇴골두(femoral head)는 관골절구(acetablum)와 관절면을 이루고 이것이 고관절을 만든다. 관절구는 장골, 좌골 그리고 치골과 관절면을 이루고 있다. 대퇴 골두의 안쪽 면은 움푹 들어가 있는데 이곳을 통해 대퇴 골두와 고관절을 지나가며 혈액을 공급해주는 혈관이 지나간다(Moore 등, 2011).

대퇴의 가까운 쪽은 대퇴 골두, 대퇴의 목(femoral neck) 그리고 대전자(greater trochanter)와 소전자(lesser trochanter)를 포함한다(그림 9.2). 두 전자들 사이로 전방엔 전자간선(intertrochanteric line)이 뒤쪽으로는 전자간능선(intertrochanteric crest)이 존재한다. 대퇴의 중간면에는 거친선(linea aspera)이 있는데 이것은 몇몇 전방 하방 허벅다리 근육과 붙는다(Moore 등, 2011).

연부조직 해부학(Soft tissue Anatomy)

장골의 상방으로 몇 가지의 근육들이 있다(그림 9.3, 후면 참조). 특히 대둔근(gluteus maximus)은 이러한 근육들 중에서 둔부의 신전과 외회전을 하도록 하는데 가장 크고 표면에 있는 근육이다. 대둔근의 가까운 쪽으로는 중둔근(gluteus medius)의 기시점(origin)이 있는데 이것은 내

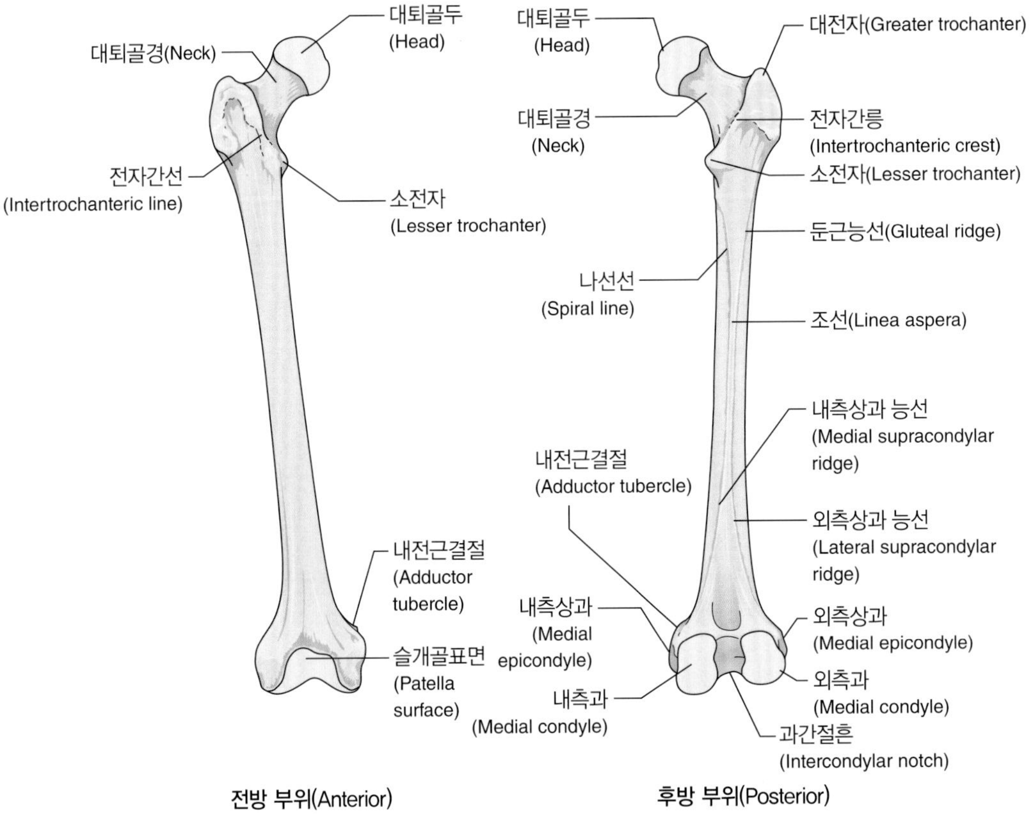

그림 9.2 우측 대퇴골

회전과 내전을 담당한다(Moore 등, 2011). 둔근(gluteal region)의 심부에는 소둔근(gluteus minimus)과 이상근(piriformis), 상쌍자근(superior gemelli), 하쌍자근(inferior gemelli), 내폐쇄근(obturator internus) 그리고 대퇴사두근(quadratus femoris)이 있다. 소둔근은 엉덩이의 외전과 내회전을 담당하는 반면, 다른 근육들은 엉덩이의 외회전을 담당한다(Moore 등, 2011). 이러한 근육들은 골운동학(osteokinematic)적으로 둔부의 위치에 기반을 두고 기능을 하므로 촉진에 들어가기 전에 둔부의 골운동학을 다시 리뷰해 보기를 강력하게 권장한다(Neumann, 2010).

허벅지를 둘러싸고 있는 다양한 근육들은 3개의 부분으로 나누어 질 수 있다. 허벅지 앞쪽은 봉공근(Sartorius), 대퇴근막장근(Tensor fasciae latae), 넓다리곧은근(rectus femoris), 내측광근(vastus medialis), 외측광근(vastus lateralis), 중간광근(vastus intermedius)를 포함하고 있다(그림 9.3, 전면 참조). 대부분의 이 근육들은 고관절을 굴곡시키거나 무릎을 신전시킨다(Moore 등, 2011). 허벅지의 내측 부분은 장내전근(adductor longus), 단내전근(adductor brevis) 그리고 대내전근(adductor magnus), 박근(gracilis), 두덩근(pectineus) 그리고 외폐쇄근(obturator externus)을 포함

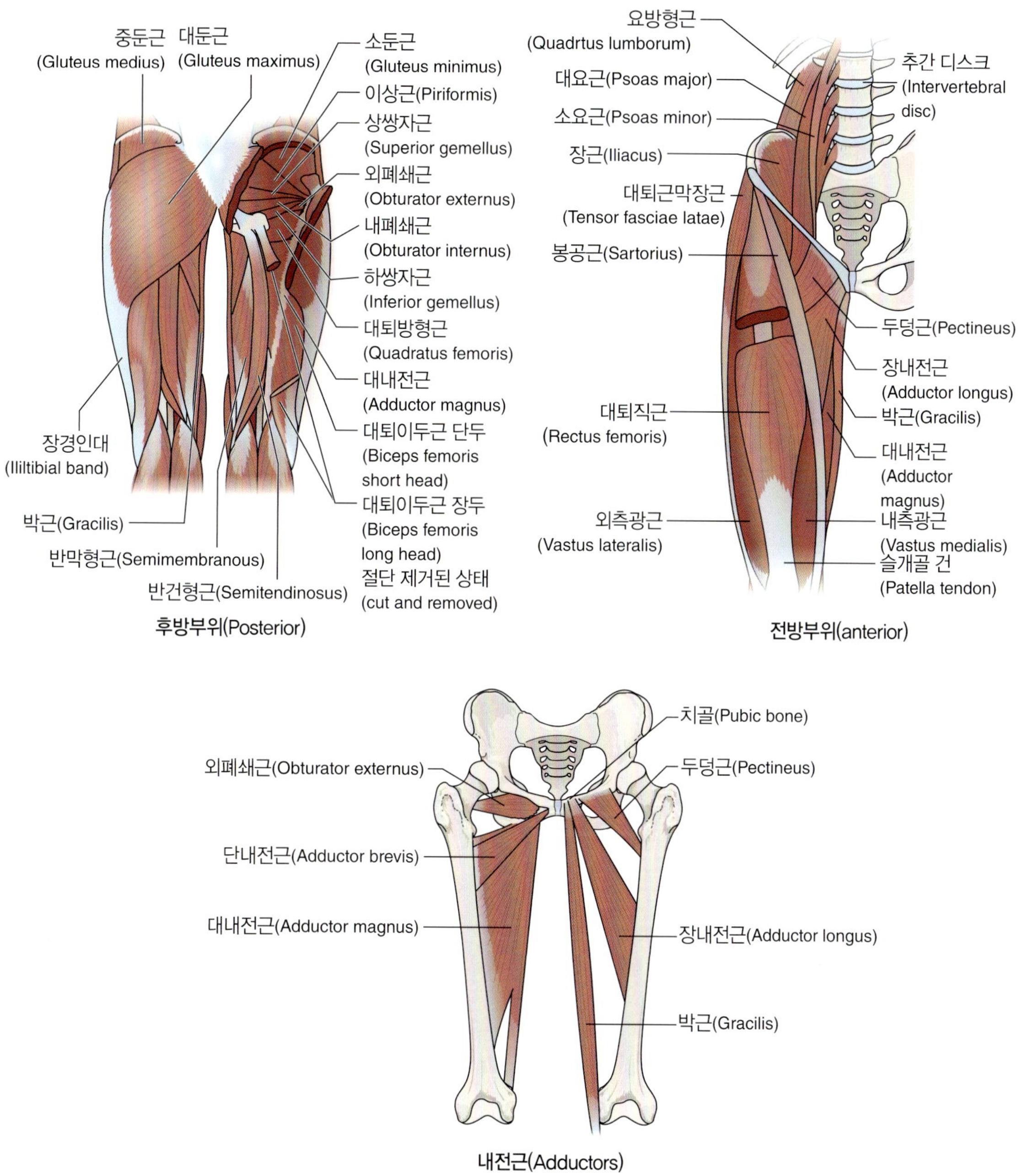

그림 9.3 고관절에 관련된 근육

한다(그림 9.3, 내전근 참조). 이러한 근육들은 고관절의 내전을 일으키는 기능을 한다(Moore 등, 2011). 허벅지의 후방 부위에는 반건형근(semitendinosus), 반막형근(semimembranous), 대퇴이두근(biceps femoris)으로 구성되어 있다(그림 9.3, 후면 참조). 이쪽의 근육들은 고관절을 신전시키고

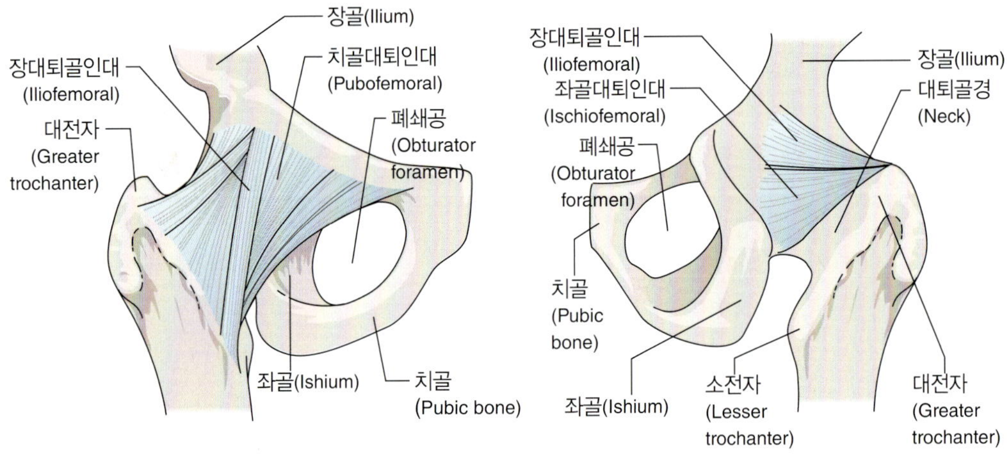

전방 부위(Anterior) 후방 부위(Posterior)

그림 9.4 고관절과 관련된 인대

무릎을 굴곡 하는 역할을 한다(Moore 등, 2011).

몇몇 인대들은 둔부와 서혜부를 감싸는 근육에 더하여 이쪽 부위에 수동적인 안정성을 제공한다. 고관절은 세 가지의 내재된(intrinsic) 인대들이 있는데: 장대퇴골(iliofemoral), 좌골대퇴(ischiofemoral), 치골대퇴(pubofemoral) 인대가 있다. 이러한 인대들은 장골, 좌골 그리고 치골에서 시작되지만 모두 다 대퇴에 부착 되어있기 때문에 이 인대들은 고관절이 신전될 때 타이트 해진다(그림 9.4)(Neumann, 2010).

신경혈관 해부학(Neurovascular Anatomy)

허벅지와 앞쪽과 안쪽으로 대퇴삼각(femoral triangle) 부위가 있다(그림 9.5). 대퇴삼각의 바깥부분은 봉공근(sartorius), 안쪽 부분으로는 장내전근(adductor longus), 그리고 아래쪽으로는 서혜인대(inguinal ligament)가 위치 해 있다. 이 대퇴삼각의 바닥은 안쪽으로는 두덩근(pectineus)과 바깥쪽으로는 장요근(iliopsoas)으로 구성되어 있다(Moore 등, 2011).

대퇴삼각 부위 내에서 안쪽에서부터 바깥쪽까지 대퇴정맥, 대퇴동맥 그리고 신경이 있다. 대퇴동맥은 외장골동맥(external iliac artery)와 직접적으로 연결되어 있고 쉽게 촉진이 되며, 이쪽 부위를 촉진하는 동안에 이 혈관들을 건드리지 않도록 주의해야 한다(Moore 등, 2011). 대퇴동맥이 허벅지 앞쪽으로 내려감에 따라, 그것의 가장 큰 가지를 내는데 이것은 고관절에 주로 혈액공급 담당을 책임지는 심부대퇴동맥(Profunda femoral artery)이다. 이 혈관은

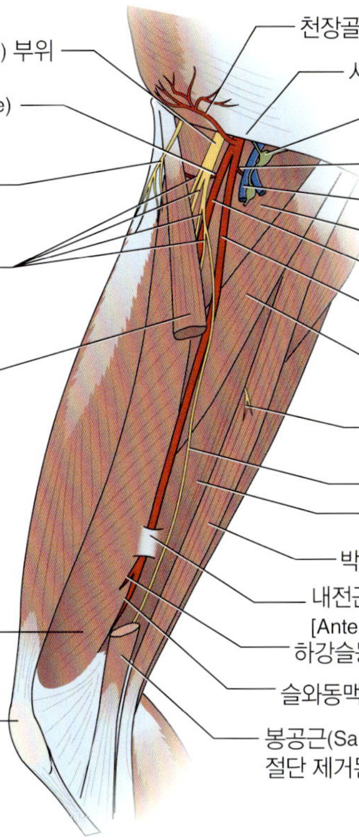

그림 9.5 **대퇴삼각(femoral triangle) 부위**

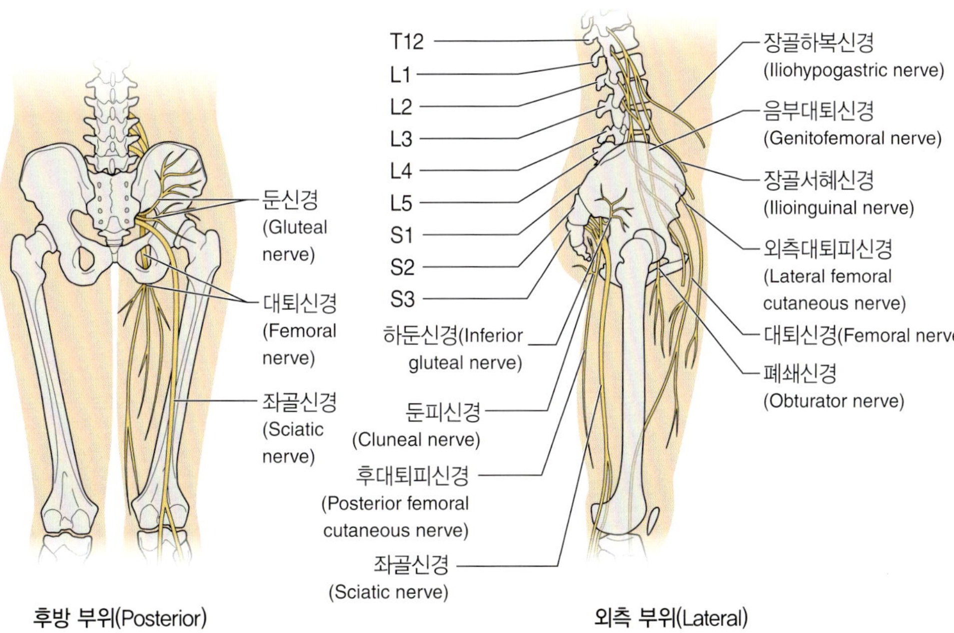

그림 9.6 **고관절과 허벅지에 관련된 신경**

허벅지의 안쪽을 따라 내려와 대내전근의 틈으로 들어가고 틈을 빠져나온 대퇴동맥은 슬와동맥(popliteal artery)으로 이름이 변한다(Moore 등, 2011).

대퇴신경(femoral nerve)은 요추신경얼기(lumbar plexus-L2-L4)에서 파생되어 나와서 허벅지 앞쪽으로 내려가 대퇴 근막 장근을 제외한 허벅지 앞쪽 근육의 신경을 주로 지배한다(그림 9.6 참조). 허벅지의 안쪽에는 폐쇄신경(obturator nerve)이 위치하는데 이것은 요추신경얼기(L2-L4)에서 나와 허벅지 안쪽으로 내려가고, 그 부위의 근육의 신경을 지배한다. 가장 큰 신경은 천미골신경얼기(sacrococcygeal plexus)에서 파생되는 좌골신경(sciatic nerve-L4-L3)인데 이 신경은 허벅지 뒤쪽으로 내려가며 슬와부근(hamstring)의 신경을 지배한다. 이 신경은 허벅지의 먼 쪽에서 갈라져 경골신경(tibial nerve)과 비골신경(fibular nerve)이 된다(Moore 등, 2011).

촉진(Palpation)

다음의 장에서 여덟 개의 뼈 구조와 열 한 개의 연부조직 구조 그리고 한 개의 신경장기 구조에 대한 촉진 테크닉을 보여 주고자 한다.

장골능(Iliac Crest)

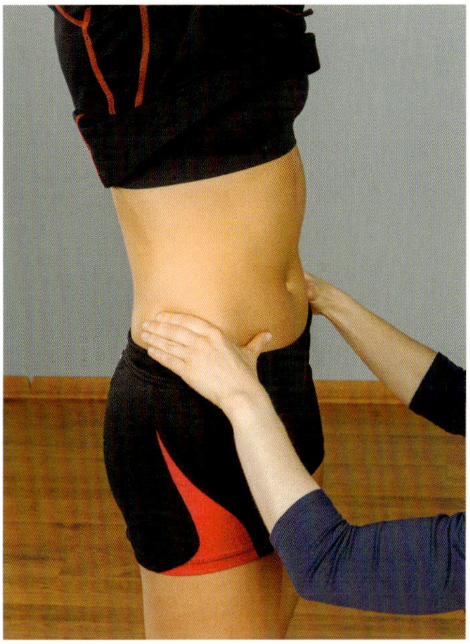

환자 및 임상의 위치

- 환자: 양 발을 어깨 넓이로 벌리고 선 자세
- 임상의: 환자 앞에서 낮은 베개 위에 무릎을 꿇거나 앉은 자세

지시사항

- 배꼽의 위치를 확인한다.
- 배꼽의 높이에서 환자의 허리를 양 손으로 감싸 쥔다.
- 뼈의 모서리가 느껴 질 때까지 양 손을 아래쪽으로 움직여 내려간다.

주목사항

- 이 촉진은 환자가 테이블에 눕거나 엎드린 자세에서도 시행할 수 있다.
- 장골능은 대략 L4와 L5 사이에 위치한다(Chakraverty, Pynsent, & Lsaacs, 2007).

전상장골극(Anterior Superior Iliac Spine)

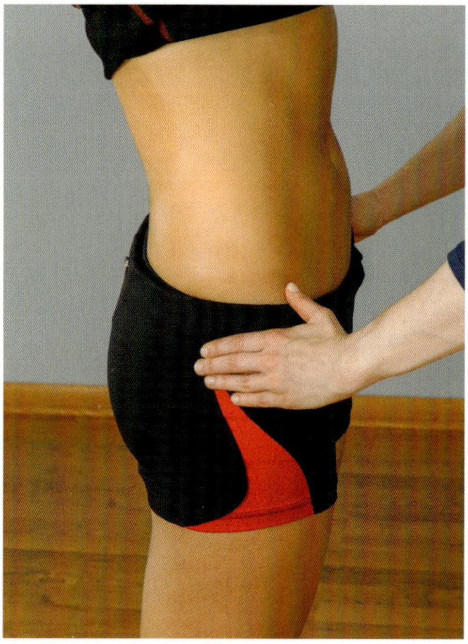

환자 및 임상의 위치

- 환자: 양 발을 어깨 넓이로 벌리고 선 자세
- 임상의: 환자 앞에서 낮은 배게 위에 무릎을 꿇거나 앉은 자세

지시사항

- 장골능을 촉진한다.
- 엄지를 아래쪽의 뼈가 튀어나온 부분이 느껴질 때까지 하방으로 옮긴다(필요하다면 내측이나 외측으로 내려올 수도 있다).

후상장골극(Posterior Superior Iliac Spine)

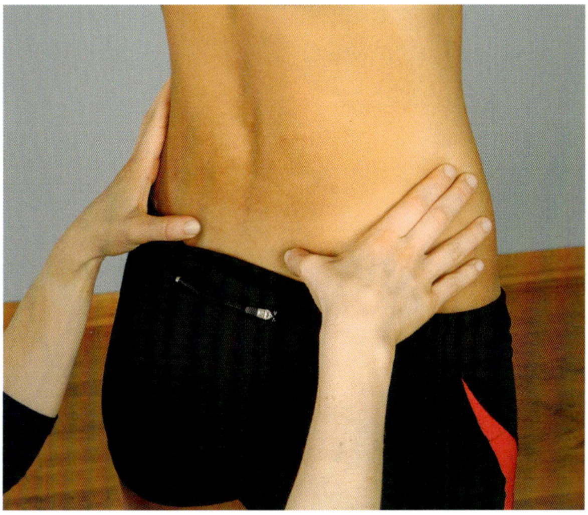

환자 및 임상의 위치

- 환자: 양 발을 어깨 넓이로 벌리고 선 자세
- 임상의: 환자 앞에서 낮은 배게 위에 무릎을 꿇거나 앉은 자세

지시사항

- 장골능의 후방 부위를 촉진한다.
- 엄지를 내측 하방으로 뼈가 튀어나온 부분이 느껴질 때까지 옮겨 내린다.

주목사항

후상장골극은 S2의 레벨에 위치해 있다.

전하장골극(Anterior Inferior Iliac Spine)

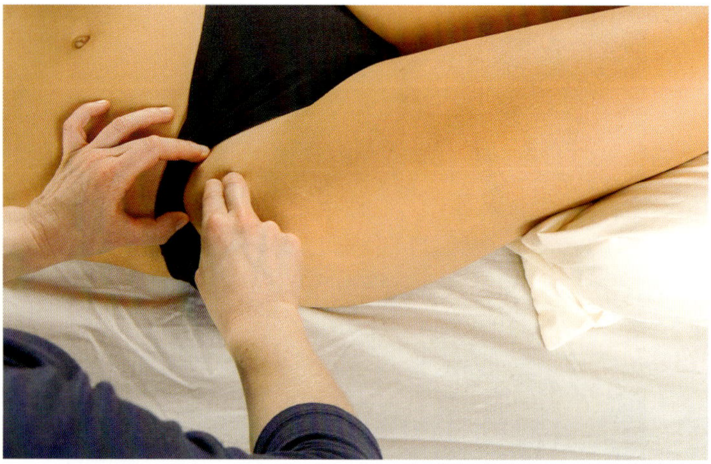

환자 및 임상의 위치

- 환자: 천장을 보고 똑바로 누워서 고관절과 무릎을 굴곡시킨 자세
- 임상의: 촉진하고자 하는 부위의 측면에 선 자세

지시사항

- 전상장골극을 촉진한다.
- 엄지와 검지를 약 1인치(2.5cm) 하방으로 옮긴다.
- 그 지점에서 후방으로 직접적으로 견고한 힘을 가한다.

치골결절(Pubic Tubercle)

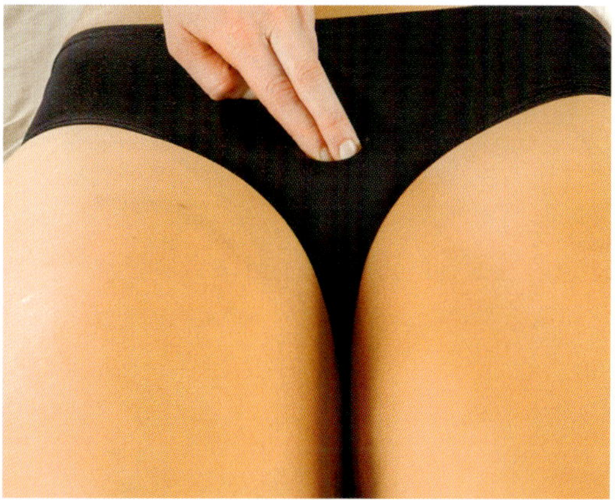

환자 및 임상의 위치

- 환자: 천장을 보고 똑바로 누워서 고관절과 무릎을 굴곡시킨 자세
- 임상의: 촉진하고자 하는 부위의 측면에 선 자세

지시사항

- 배꼽의 위치를 확인한다.
- 중앙에서 검지와 중지를 5에서 7인치(13–18cm) 정도 하방으로 미끄러져 내린다.
- 손가락의 패드를 이용하여 후방으로 눌러 뼈의 융기부분을 느낀다.

주목사항

위치상의 이유로 인해, 이 촉진은 아주 개인적으로 환자에게 불편하게 느낄 수 있다. 이 촉진을 시행할 때에는 환자에게 무엇을 촉진 할 것인지, 이것이 왜 필요한지에 관해 충분한 설명을 해 주어야 한다.

치골지(Pubic Ramus)

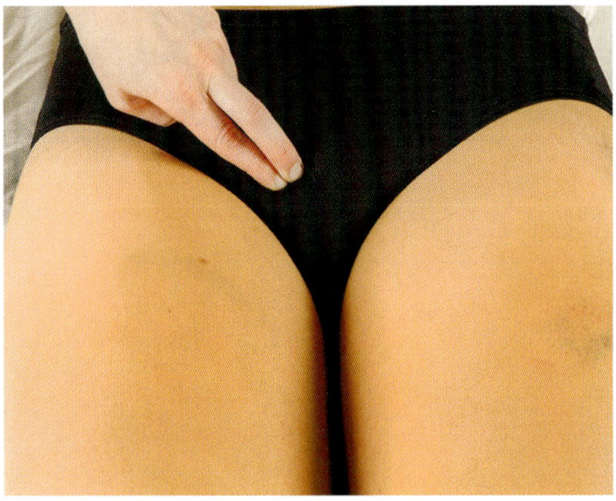

환자 및 임상의 위치

- 환자: 천장을 보고 똑바로 누워서 고관절과 무릎을 굴곡시킨 자세
- 임상의: 촉진하고자 하는 부위의 측면에 선 자세

지시사항

- 치골결절을 촉진한다.
- 뼈의 모서리부분을 따라 손가락 하나 정도 넓이의 외측 부위를 촉진한다.

주목사항

위치상의 이유로 인해, 이 촉진은 아주 개인적으로 환자에게 불편하게 느낄 수 있다. 이 촉진을 시행할 때에는 환자에게 무엇을 촉진 할 것인지, 이것이 왜 필요한지에 관해 충분한 설명을 해 주어야 한다.

대전자(Greater Trochanter)

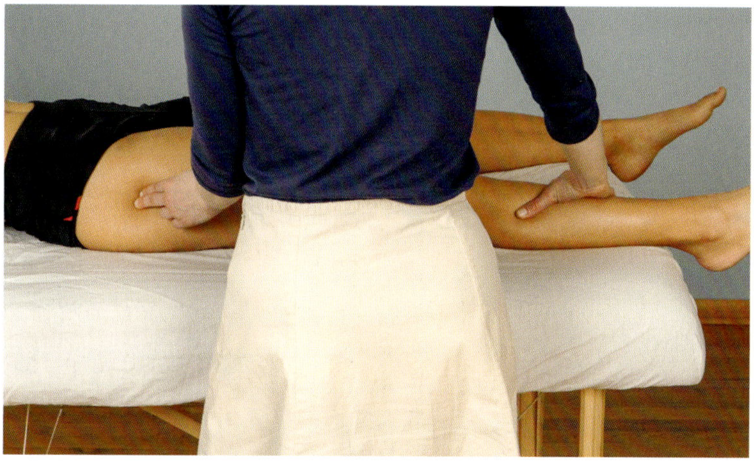

환자 및 임상의 위치

- 환자: 천장을 보고 바로 누운 자세
- 임상의: 촉진하고자 하는 부위의 측면에 서거나 앉은 지세

지시사항

- 장골능의 외측 부위를 촉진한다.
- 검지와 중지를 크고 둥근 뼈의 융기가 느껴질 때까지 하방으로 옮긴다.
- 촉진이 되었다면 환자의 고관절을 내측과 외측으로 회전시키도록 지시한다. 그때 손가락에서 근육의 움직임이 느껴지게 될 것이다.

임상적 중요성

대전자의 바로 후방에는 대전자피하낭(trochanteric bursa)이 있다. 대전자피하낭염(Trochanteric bursitis)을 가진 환자에게선 미세하고 정교한 압통이 느껴지게 될 것이다.

좌골결절(Ischial Tuberosity)

방법1

환자 및 임상의 위치

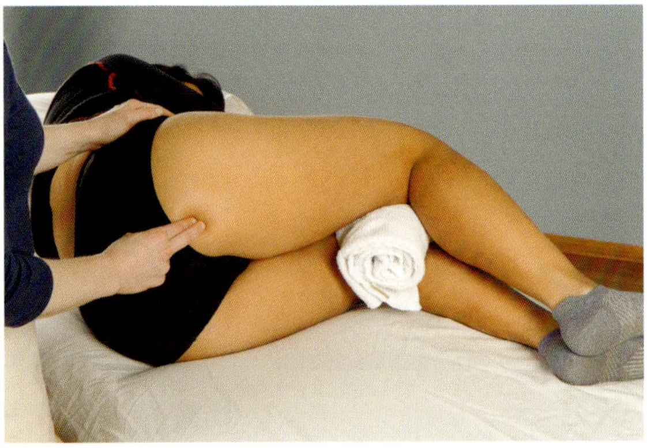

- 환자: 고관절과 무릎을 90도로 굴곡시킨 채, 촉진할 부위를 위로 하고 옆으로 누운 자세
- 임상의: 환자의 후방에서 고관절 약간 아래쪽에 선 자세

지시사항

- 대전자를 촉진한다.
- 손가락을 후하방으로 큰 뼈의 융기가 느껴질 때까지 옮겨 내려간다(대략 둔부 부분의 중간까지).

방법2

환자 및 임상의 위치

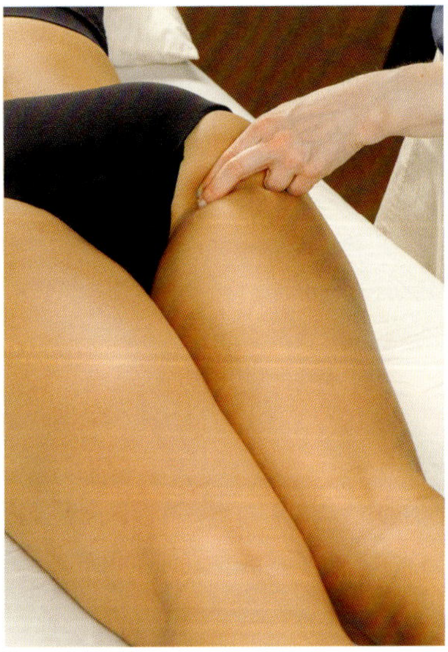

- 환자: 엎드려 누운 자세
- 임상의: 촉진하고자 하는 부위의 측면에 선 자세

지시사항

- 대전자를 촉진한다.
- 손가락을 후하방으로 큰 뼈의 융기가 느껴질 때까지 옮겨 내려간다(대략 둔부 부분의 중간까지).

둔부와 허벅지 영역의 근육

근육	기시점	종지점	신경지배	액션
대퇴근막장근	전상장골극 장골능	장경인대	상둔부신경(L4–S1)	고관절 굴곡, 외전, 내회전
봉공근	전상장골극	경골의 상내면 (pes anserine)	대퇴신경(L2–L4)	고관절 굴곡, 내전, 외회전
대퇴직근	전하장골극	경골조면	대퇴신경(L2–L4)	고관절 굴곡, 무릎 신전
외폐쇄근	폐쇄공	대전자 와	폐쇄신경(L2–L4)	고관절 외회전
장내전근	하치골지	대퇴 능선	폐쇄신경(L2–L4)	고관절 내전, 굴곡, 신전
단내전근	하치골지	대퇴 능선	폐쇄신경(L2–L4)	고관절 내전
대내전근	하치골지, 좌골결절	대퇴 내전근 결절	폐쇄신경(L2–L4), 좌골신경(L4–S3)	고관절 내전과 신전
두덩근	치골	대퇴 치골근선	대퇴신경 또는 폐쇄신경 (L2–L4)	고관절 내전과 굴곡
박근	아래치골지	경골 상내면 (pes anserine)	폐쇄신경(L2–L4)	고관절 내전과 무릎의 굴곡
대둔근	천골, 미골, 장골의 후면	IT 밴드	하둔부신경(L5–S1)	고관절 신전과 외회전
중둔근	장골의 후면	대전자 바깥면	상둔부신경(L4–S1)	고관절 외전과 내회전
소둔근	장골의 후면	대전자 전면	상둔부신경(L4–S1)	고관절 외전과 내회전
이상근	천골의 전면	대전자 상면	S1–S2 척추신경 전근	고관절 외회전
상쌍자근	좌골극	대전자 내측면	내폐쇄근 신경(L5–S1)	고관절 외회전
내폐쇄근	폐쇄공	대전자 내측면	내폐쇄근 신경(L5–S1)	고관절 외회전
하쌍자근	좌골결절	대전자 내측면	하쌍자근 신경(L5–S1)	고관절 외회전
대퇴사두근	좌골결절	대퇴 사각근 결절	하쌍자근 신경(L5–S1)	고관절 외회전
반건형근	좌골결절	경골의 상내면 (pes anserine)	좌골신경(L4–S3)	고관절 신전, 무릎 굴곡과 경골 내회전
반막상근	좌골결절	경골의 후방내면	좌골신경(L4–S3)	고관절 신전과 무릎 굴곡
대퇴이두근	장두: 좌골결절 단두: 대퇴후면	비골두	좌골신경(L4–S3)	고관절 신전과(장두) 무릎 굴곡, 경골 외회전

대퇴근막장근(Tensor Fasciae Latae)

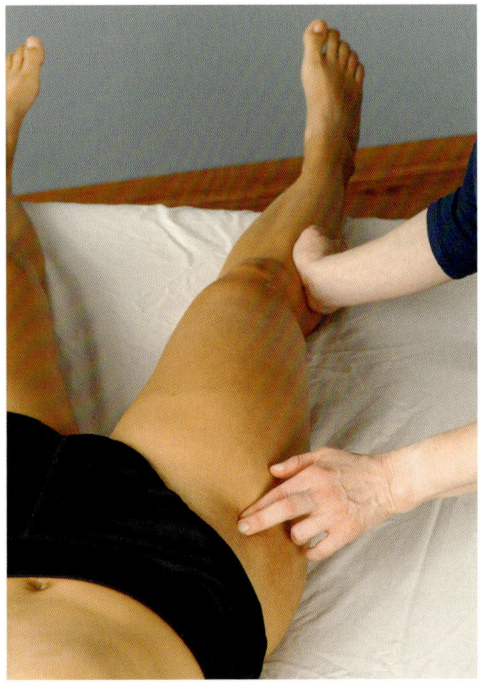

환자 및 임상의 위치

- 환자: 천장을 보고 바로 누운 자세
- 임상의: 촉진하고자 하는 부위의 측면에 선 자세

지시사항

- 전상장골극을 촉진한다.
- 손가락을 아래 외측으로 옮긴다.
- 촉진을 확인하기 위하여, 환자의 고관절을 외측방향으로 외선시켜 보면 손가락 아래의 근육이 수축되는 것을 느끼게 될 것이다.

주목사항

- 대퇴근막장근은 장경인대에 종지해 있으며, 장경인대는 경골의 외측과(lateral condyle)에 종지해 있다(Gerdy's tubercle).
- 일부의 경우에는 장경인대의 몇 개의 섬유들이 슬개골(Patella)의 외측면에 종지하기도 한다(Moore 등, 2011).

봉공근(Sartorius)

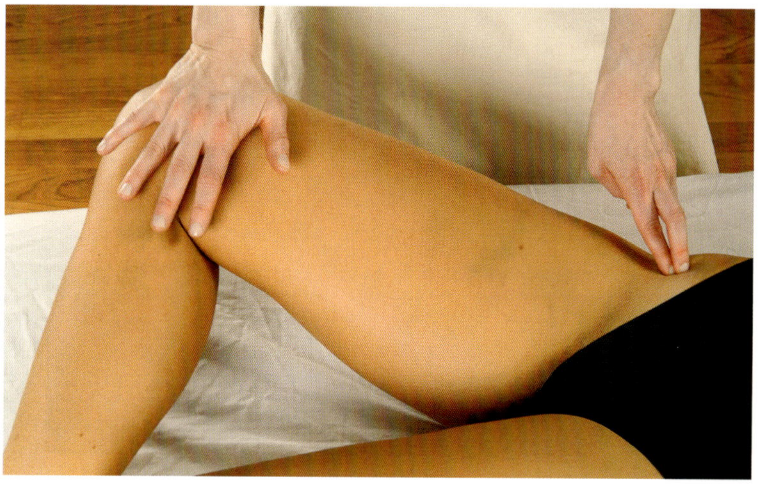

환자 및 임상의 위치

- 환자: 천정을 보고 바로 누운 자세
- 임상의: 촉진하고자 하는 부위의 측면에 선 자세

지시사항

- 전상장골극를 촉진한다.
- 손가락을 내측 하방으로 이동시킨다.
- 촉진을 확인하기 위하여, 환자에게 고관절을 굴곡, 외전 그리고 외회전을 시키도록 지시했을 때 손가락 아래에서 근육이 촉진 될 것이다.

임상적 중요성

일부 환자들은 봉공근을 촉진할 때, 전상장골극 부근에서 정교하고 세밀한 압통(tenderness)을 느낄 수 있다. 이것은 환자가 전상장골극의 견열(avulsion) 골절이 있을 가능성이 있다. 이러한 손상을 골단손상(apophyseal injuries)이라고 부르며, 청소년기에서 많이 발생한다(McKinney, Nelson, & Carrion, 2009; Prentice, 2011).

대퇴직근(Rectus femoris)

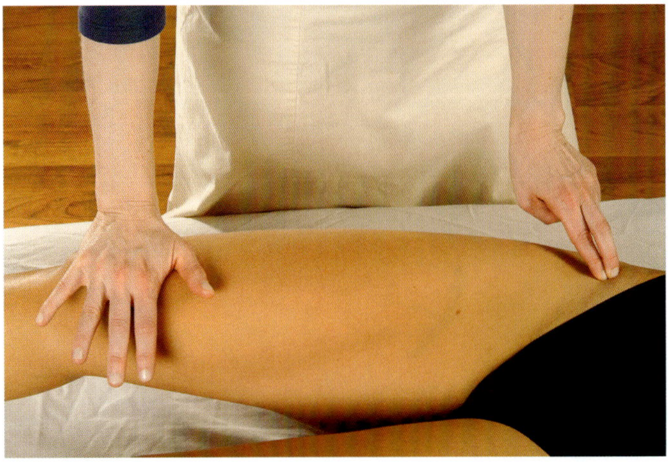

환자 및 임상의 위치

- 환자: 천정을 보고 바로 누운 자세
- 임상의: 촉진하고자 하는 부위의 측면에 선 자세

지시사항

- 전상장골극를 촉진한다.
- 검지를 하방으로 1인치(2.5cm) 전하장골극 방향으로 옮긴다.
- 촉진을 확인하기 위하여, 환자에게 고관절을 굴곡시키게 했을 때 손가락 아래에서 근육이 촉진될 것이다.

임상적 중요성

몇몇 환자들은 대퇴직근을 촉진할 때, 전하장골극 부근에서 정교하고 세밀한 압통을 느낄 수 있다. 이것은 환자가 견열(avulsion) 골절이 있는 가능성을 가질 수 있다. 이러한 손상을 골단 손상(apophyseal injuries)라고 부르며 청소년기에 많이 발생된다(Avrahami & Choudur, 2010; McKinney 등, 2009; Prentice, 2011).

장내전근(Adductor Longus)

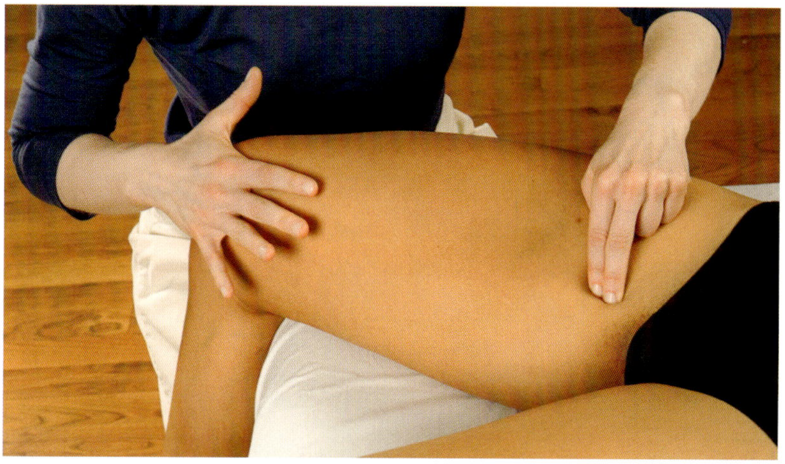

환자 및 임상의 위치

- 환자: 천정을 보고 바로 누워서 테이블 밑으로 다리를 떨어뜨린 자세
- 임상의: 촉진하고자 하는 부위의 측면에 앉은 자세

지시사항

- 검지와 중지로 치골지(pubic ramus)를 촉진한다.
- 손가락을 하방으로 옮겨 장내전근(adductor longus)을 촉진한다.
- 장내전근의 섬유를 따라 내려와 부착 부위인 거친선(linea aspera)을 촉진한다.
- 촉진을 확인하기 위하여, 환자에게 고관절을 내전시키라고 지시했을 때 손가락 아래에서 근육이 촉진될 것이다.

주목사항

단내전근(Adductor brevis)은 장내전근(adductor longus)과 두덩근(pectineus)의 심부 아래 부분에 위치해 있다. 하지만 단내전근(adductor brevis)의 깊이에서는 다른 근육들과 분리하기가 사실상 불가능하다.

대내전근(Adductor Magnus)

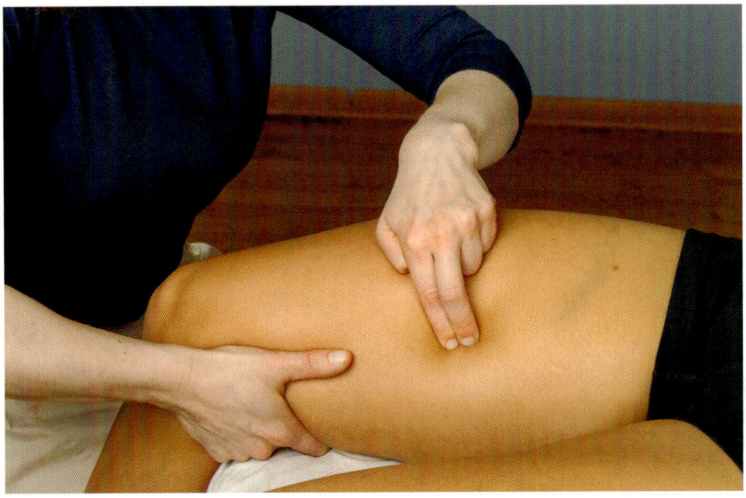

환자 및 임상의 위치

- 환자: 천정을 보고 바로 누워서 테이블 밑으로 다리를 떨어뜨린 자세
- 임상의: 촉진하고자 하는 부위의 측면에 앉은 자세

지시사항

- 검지와 중지를 이용하여 치골지(Pubic ramus)의 하방 부위를 촉진한다.
- 손을 하방으로 움직여 장내전근(adductor longus)을 촉진한다.
- 손가락을 더 하후방으로 움직여 대내전근(adductor magnus)를 촉진한다.
- 대내전근(Adductor magnus) 섬유를 따라서 내려가다 보면 마지막으로 부착하는 지점에 내전근 결절(adductor tubercle)이 위치해 있다.
- 촉진을 확인하기 위하여, 환자에게 고관절을 내전과 신전하라고 지시했을 때 손가락 아래에서 근육이 촉진될 것이다.

주목사항

대내전근은 내전시키는 역할을 하지만 그것의 주된 근 섬유들은 고관절의 회전 축 후방에 부착해 있기 때문에 고관절을 신전시키는 역할도 하게 된다. 이 근육을 분리하기 위해서는 이 자세에서 아주 부드러운 교정과 저항의 힘을 제공해 주는 것이 필요하다.

두덩근(Pectineus)

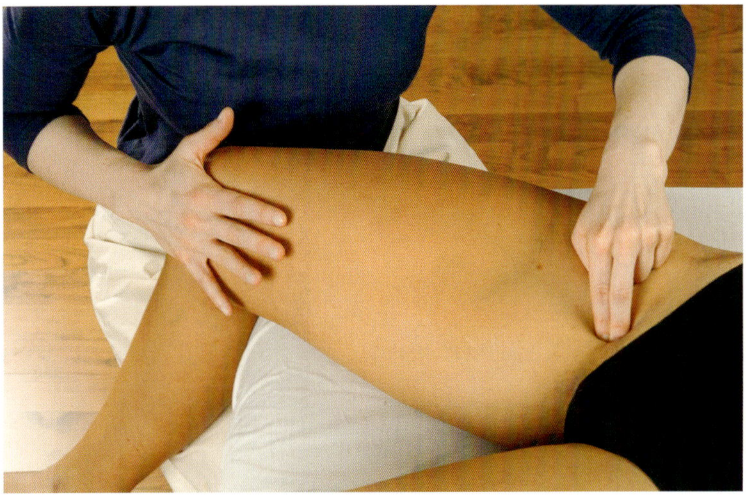

환자 및 임상의 위치

- 환자: 천정을 보고 바로 누워서 테이블 밑으로 다리를 떨어뜨린 자세
- 임상의: 촉진하고자 하는 부위의 측면에 앉은 자세

지시사항

- 검지와 중지를 이용하여 치골지(pubic ramus)의 하방 부위를 촉진한다.
- 손가락을 하방으로 옮겨 내려가서 장내전근(adductor longus)을 촉진한다.
- 손가락을 전방 외측으로 움직여 두덩근을 촉진한다.
- 촉진을 확인하기 위하여, 환자의 고관절을 내전 굴곡을 하도록 지시했을 때 손가락 아래에서 근육이 촉진될 것이다.

박근(Gracilis)

환자 및 임상의 위치

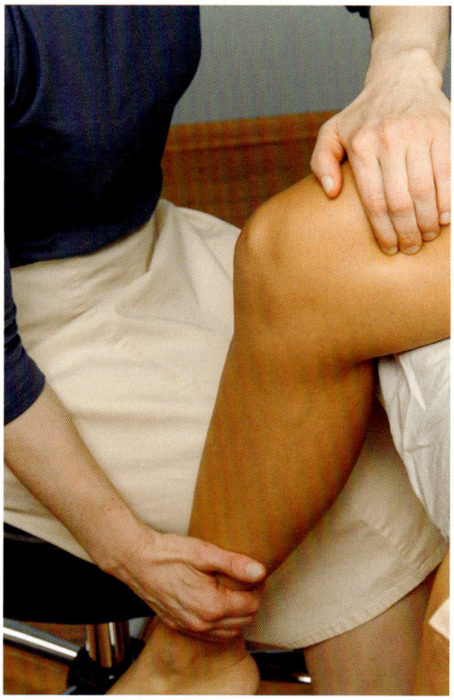

- 환자: 천장을 보고 바로 누워서 다리를 테이블 아래로 떨어뜨린 자세
- 임상의: 촉진하고자 하는 부위의 측면에 앉은 자세

지시사항

- 검지와 중지를 이용하여 치골지(pubic ramus)의 하방 부위를 촉진한다.
- 손가락을 하방으로 옮겨 내려가서 장내전근(adductor longus)을 촉진한다.
- 손가락을 하후방 내측으로 움직여 박근을 촉진한다. 만약 중지와 약지를 사용한다면 근복(muscle belly)을 촉진할 수 있을 것이다.
- 박근의 섬유가 종지해 있는 경골의 내측 상부 부위까지 따라 내려간다.
- 촉진을 확인하기 위하여, 환자의 무릎을 굴곡시키라고 지시했을 때 손가락 아래쪽으로 근육이 촉진될 것이다.

주목사항

박근은 무릎을 가로지르는 유일한 내전근이기 때문에 환자의 무릎을 굴곡시키게 함으로서 다른 내전근들로 부터 분리시킬 수 있다.

임상적 중요성

이 근육들은 축구, 하키, 달리기 등 스포츠를 하는 사람들에게 흔히 관련되고 있으며, 건병증(서혜부 통증)을 일으키는 경향을 가지고 있다(Avrahami & Choudur, 2010; Prentice, 2011). 이 근육들은 요통이나 천정관절 이상 또는 그 둘 다를 가진 환자에게서 빈번히 증상이 나타나고 압통점(tender)이나 유발점(trigger point)을 포함할 수도 있다.

대둔근(Gluteus maximus)

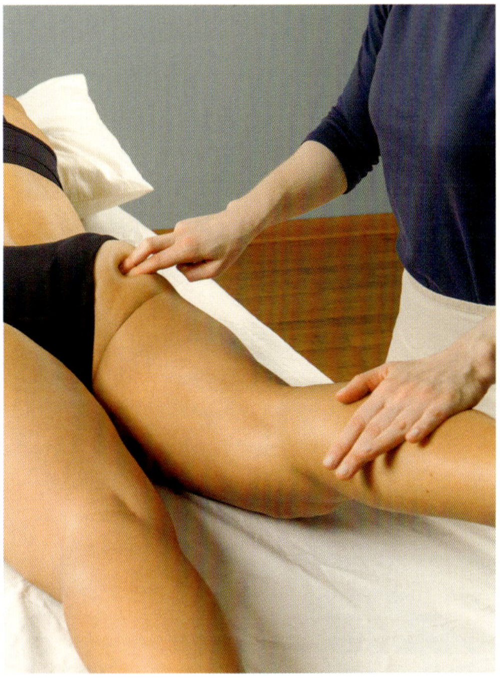

환자 및 임상의 위치

- 환자: 엎드려 누운 자세
- 임상의: 촉진하고자 하는 부위의 측면에 선 자세

지시사항

- 엉덩이의 후방 부위를 촉진한다.
- 촉진을 확인하기 위하여, 환자에게 고관절을 신전시키라고 지시했을 때 손가락 아래에서 근육이 촉진될 것이다.

임상적 중요성

요통이나 천장관절의 기능부전을 가진 환자들에 있어서 이 근육에 통증유발점(trigger point)이나 압통점(tendon area)을 쉽게 찾아 볼 수 있다. 범위가 크기 때문에 이 근육의 여러 부분을 촉진하는 것이 필요할 지도 모른다.

중둔근(Gluteus medius)

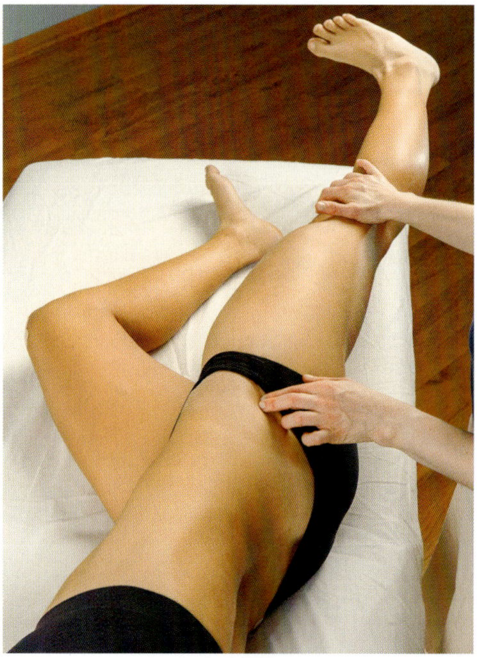

환자 및 임상의 위치

- 환자: 촉진할 쪽을 위쪽으로 하고 아래쪽 다리는 90도로 굴곡시키며 위쪽 다리는 곧게 펴고 옆으로 누운 자세
- 임상의 : 환자의 후방에 선 자세

지시사항

- 두 손가락으로 장골능의 후방 외측 부위를 촉진한다.
- 손가락을 장골능의 바로 아래쪽으로 옮긴다.
- 촉진을 확인하기 위하여 환자에게 고관절을 외전시키라고 지시했을 때 손가락 아래에서 근육이 촉진될 것이다.

임상적 중요성

중둔근은 보행에 있어서 입각기 동안 골반을 컨트롤하는 역할을 한다. 우측 입각기 동안에 좌측 골반이 떨어지는 것을 막기 위해 오른쪽 중둔근을 수축시킨다. 만약 좌측 골반이 떨어진다면 이 보행을 우측 트렌델렌버그 보행(Trendelenburg gait)이라고 한다(Neumann, 2010).

이상근(Piriformis)

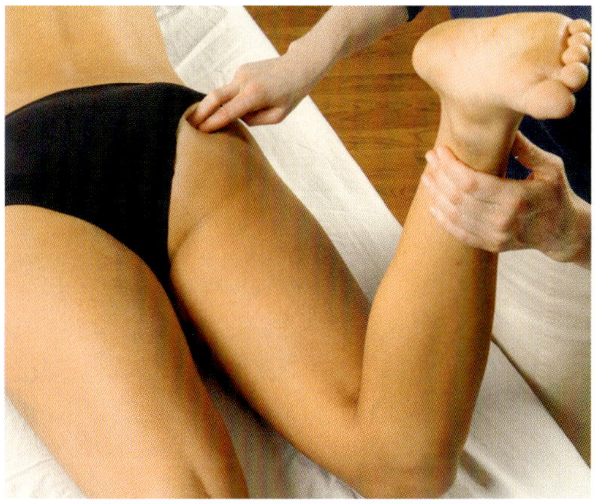

이상근은 천장관절, 대전자 그리고 좌골결절이 이루는 삼각형의 중심에 위치한다.

환자 및 임상의 위치

- 환자: 엎드려 누운 자세
- 임상의: 촉진하고자 하는 부위의 측면에 선 자세

지시사항

- 대전자(greater trochanter)를 촉진한다.
- 손가락을 둔부의 중간까지 후방으로 옮겨간다.
- 세 개의 손가락을 이용해서 대둔근을 통과하여 심부 부위까지 촉진한다.
- 무릎을 90도로 굴곡시킨다.
- 촉진을 확인하기 위하여, 환자에게 고관절을 외회전 시키라고 지시했을 때 손가락 아래에서 근육이 촉진될 것이다.

주목사항

이 근육이 수축하는 동안 환자에게 힘을 점진적으로 증가시키라고 얘기 하는 것이 중요하다. 만약 강한 외회전 힘을 한 번에 주게 된다면 대둔군이 수축되어 이상근을 촉진하는데 방해가 될 것이다.

임상적 중요성

이 근육 섬유가 나아가는 길 때문에 이상근은 고관절의 위치에 따라 여러 가지 역할을 한다. 고관절이 신전되어 있을 때는 외회전근으로 쓰인다. 약 70도 정도 고관절이 굴곡 될 때는 고관절의 외전근으로 사용되며 90도 이상으로 고관절을 굴곡 시키면 내회전 근으로 사용된다(Neumann, 2010).

슬와부근(Hamstrings)

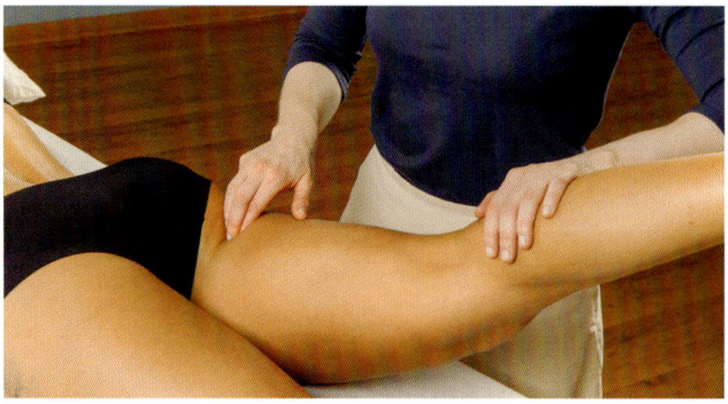

기시부의 건에 관하여는 이번 장에서 다루었고, 각각의 근육들은 10장에서 다루어질 것인데, 무릎의 근위부 경골과 비골에 있는 종지점에 관한 것이다.

- 반건형근(Semitendinosus)
- 반막상근(Semimembranosus)
- 대퇴이두근(Biceps femoris)

환자 및 임상의 위치

- 환자: 엎드려 누운 자세
- 임상의: 촉진하고자 하는 부위의 측면에 선 자세

지시사항

- 세 개의 손가락을 이용하여 좌골결절(ischial tuberosity)을 촉진한다.
- 손가락을 좌골결절 바로 하방으로 옮겨간다.
- 촉진을 확인하기 위하여, 환자의 무릎을 굴곡시킨 채로 고관절을 신전시키라고 지시할 때 손가락 아래에서 근육이 느껴질 것이다.

임상적 중요성

슬와부근 염좌(Hamstring Strain)는 스포츠를 하는 사람들에게서 아주 빈번하게 나타나는 손상이다. 종종 그들은 근복의 중간이나 몸통 가까운 쪽에 위치한다. 이 손상들은 심각한 손상이 될 수 있으며 종종 치료에 많은 시간이 걸리는데, 이것은 특히 기시점에 가까울수록 건(tendon)에 혈액공급이 각각 제대로 이루어지지 않기 때문이다.(Ali & Leland, 2010).

몇몇 환자들은 슬와부근을 수축시킬 때, 좌골결절 근처에 정교하고 세밀한 압통점을 느낄 수도 있다. 이는 좌골결절의 견열골절(avulsion fracture)을 의심해 볼 수 있다. 이러한 손상을 골단손상(apophyseal injuries)이라고 부르며, 청소년기에서 많이 발생한다(McKinney 외, 2009; Prentice, 2011).

대퇴 맥박(Femoral pulse)

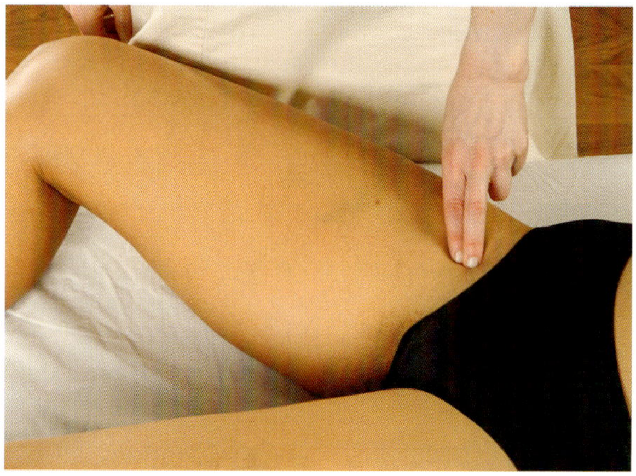

환자 및 임상의 위치

- 환자: 고관절을 살짝 굴곡, 외전, 외회전을 시킨 채, 하늘을 보고 누운 자세(FABER 자세)
- 임상의: 촉진하고자 하는 부위의 측면에 선 자세

지시사항

- 전상장골극을 촉진한다.
- 치골결절을 촉진한다.
- 이 두 구조물 사이에 검지와 중지의 패드 부위로 촉진한다.
- 손가락 아래에서 대퇴맥박이 느껴져야 한다.

증례 연구(Case Study)

병력(History)

45세 남성이 우측 둔부 통증을 호소하면서 내원하였다. 통증은 지난달에 축구를 할 때, 반대편 선수에게 태클을 당하고 나서부터 시작되었다. 환자는 2주 후부터 통증이 증가 되었으며 서혜부에 가장 큰 통증이 있다고 말했다. 그는 아침이나 오랜 시간 동안 똑같은 동작을 하고 있을 때 뻐근함을 느낀다고 말했다. 그는 짧은 시간 동안 얼음찜질을 했을 때, 통증의 경감에 도움이 되고 또한 긴 시간 동안의 뜨거운 샤워도 통증을 경감시키는 것 같았다고 말했다. 환자는 혼자 살고 있으며, 3층 아파트를 걸어 다닌다고 하였다. 그는 하루에 오랜 시간을 앉아 있어야 하는 은행의 부 지점장이며, 주말마다 축구를 즐기고 있다.

- 주관적인 정보에만 기초로 하여, 가장 유력한 세 가지의 진단은 무엇이라고 보는가?

검사(Examination)

과거 치료 병력	이상 없음
약 복용	약이나 비타민 혹은 보조제 복용 부정
관찰	보행 동안 오른쪽 입각기의 감소 오른쪽 하지의 외회전
능동적 가동범위	오른쪽 고관절 굴곡 = 0도에서 98도/ 외전 = 0도에서 40도/내회전 = 0도에서 15도, 외회전 = 0도에서 45도
수동적 가동범위	상동, 굴곡과 내회전시에 통증 호소
수기적 근력 검사	정상적인 제한점 안에서 오른쪽 고관절 굴곡을 제외하고 = 4–/5(두번째 통증호소), 내회전 = 3+/5(두번째 통증호소)
특별 테스트	FABER 테스트 양성 Scour 테스트 양성 천골 thrust 음성 천골 신장 테스트 음성 천장관절 압박 테스트 음성 Gaenslen's 테스트 음성 능동 직거상 테스트 음성
그 외	우측 고관절의 캡슐패턴(capsular pattern) 우측 하지의 종축(long axis)방향 신장 시 통증이 감소 함.

- 주관적인 정보와 객관적인 정보를 함께 기초로 하여 볼 때, 가장 유력한 진단은 무엇

이라고 보는가? 세 번째 진단을 배제하는 근거를 제시하라.

- 여러분의 감별 진단에 기초하여, 이 환자의 어느 구조를 촉진해야 할 것인가?
- 나타난 모든 정보를 바탕으로 하여 볼 때, 여러분은 이러한 구조물의 촉진에서 무엇을 발견할 것이라고 기대하는가?

사례의 해결과 논의(Case Solution and Discussion)

병력에 기초한 잠재적인 진단

- 관절순 파열
- 외상 후 골관절염의 시작
- 대퇴직근 염좌

병력과 검사에 기초한 잠재적인 진단

- 외상 후 골관절염의 시작
- 대퇴직근 염좌

관절순 파열: 고관절에서 관절음의 소리가 나지 않고 고관절의 가동범위가 제한된 캡슐패턴(capsular pattern)으로 보아 이 진단은 배제될 수 있다.

촉진할 구조물

- 대퇴 직근(Rectus femoris)
- 내전근(Adductor muscle)
- 전상장골극(ASIS)
- 장요근(Psoas)

촉진의 결과

- 대퇴직근, 장요근 그리고 모든 내전근에서 촉진에 의한 압통점 발생

임상적 추론

- 외상 후 골 관절염의 시작: 아침과 오랜 시간 동안 앉은 자세를 유지하고 나서 느껴지는 뻐근함의 주관적인 정보와, 열에 의해 증상이 경감되는 것, Scour 테스트의 양성반응 그리고 고관절 가동범위의 제한이 캡슐패턴으로 나타나는 것 모두 외상 후 골관절염을 진단할 수 있다. 때때로 관절염은 증상이 없고, 외상이나 사고가 일어나기 전까지 발견하는 것이 어려운 채로 있지만 사고에 의해 발생한 염증으로 관절염이 촉진되고 심해질 수도 있다.

- 대퇴직근 염좌: 손상의 메커니즘은 둔부 근육의 촉진 시에 위약함이나 압통점이 느껴졌으며 FABER 테스트에서 양성반응이 나온 것은 모두 대퇴직근 염좌의 구성 요소로 볼 수 있다. 하지만 Scour 테스트가 양성반응으로 나오고, 캡슐패턴으로 고관절의 가동범위가 제한이 되는 것으로 보아서는 이 진단을 제외시키는 것이 가능하다.

10

무릎과 대퇴부 (Knee and Thigh)

무릎 관절은 하지 운동 역학 체인에 있어서 아주 중요한 연결 고리이다. 이 관절은 신체에 있는 두 개의 가장 긴 뼈 사이에 위치하며(대퇴와 경골), 그렇기 때문에 기능적인 활동을 하는 동안 관절은 큰 압박을 받으며 관절을 지나가는 큰 전달력(shear force)을 제공 받게 된다(Neumann, 2010). 무릎 관절은 융기 관절(condyloid joint)에 분류되며, 두 면으로 움직임이 가능하다. 이러한 분류에도 불구하고, 이 관절의 가장 주요한 움직임은 시상면(sagittal plane)에서 일어난다. 이 관절에서의 정상적인 움직임은 보행을 하거나, 뛰거나, 계단을 오르내리는 것과 같은 일상생활을 위해서 필요하다. 이 관절은 몇몇 인대들과 근육들로 수동적 그리고 능동적인 안정성을 각각 가진다(Neumann, 2010).

무릎 관절의 기능(Functions of the Knee Joint)

무릎 관절의 주요한 기능은 굴곡과 신전이다. 이러한 골운동학적(osteokinematic) 움직임은 걷거나, 뛰거나, 스쿼트(squat)를 하는 것 뿐만 아니라, 혼자서 계단을 오르내리거나 편안하게 앉는 것을 위해 필요한 움직임을 제공한다. 무릎 관절은 이러한 활동을 하는 동안 큰 스트레스를 받게 되고, 때로는 통증이나 많은 환자들의 불안정성을 야기하는 원인이 될지도 모른다(Foss, Myer, Chen, & Hewett, 2012). 무릎관절 주위의 부종(swelling), 뻣뻣함(stiffness), 또는 약화(weakness)는 움직임을 가능하게 하는데 있어서 해로운 영향을 줄 수 있으며, 일상 생활의 활동을 어렵게 만들 수 있다.

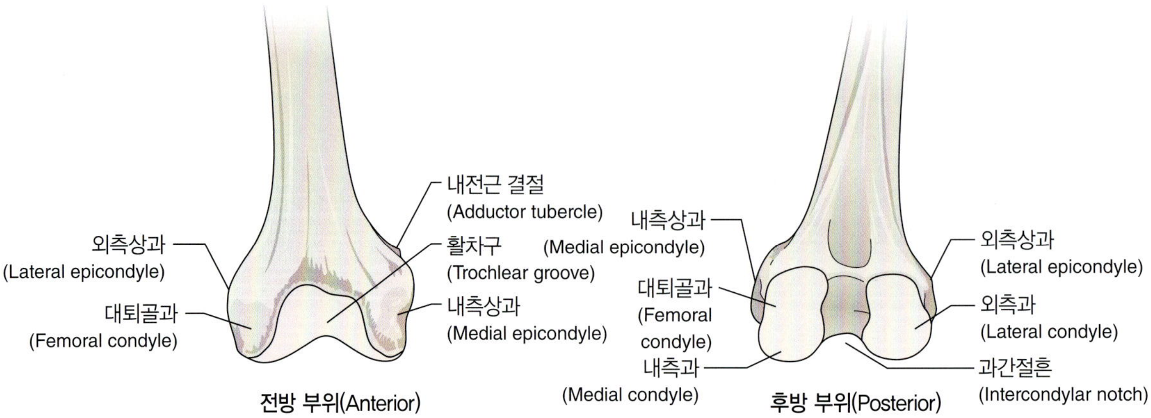

그림 10.1 대퇴의 말단 부위

골 해부학(Bone Anatomy)

말단으로 갈수록 대퇴는 상완골과 마찬가지로 넓어지게 되며, 내측과 외측의 상과를 형성한다(그림 10.1 참조). 내측 상과(epicondyle)는 내전근 결절(adductor tubercle)이라고 불리는 랜드마크이다. 말단에서 상과들(epicondyles)은 대퇴–내측과 외측 관절융기(condyle)–와 관절면을 이루고 있다. 관절융기들은 볼록(convex)하고 오목한(concave) 근위부의 고평부(tibial plateaus)과 관절면을 이뤄 대퇴경골관절(tibiofemoral joint)을 형성한다. 내측과 외측 상과 사이에는 과간절흔(inercondylar notch)이 있으며, 이곳에서 전방십자인대(ACL)와 후방십자인대(PCL)를 발견 할 수 있다(Moore, Agur, & Dalley, 2011).

대퇴 말단의 전면에는 활차구(trochlear groove)가 있다(그림 10.1 참조). 이 움푹 패인 곳은 슬

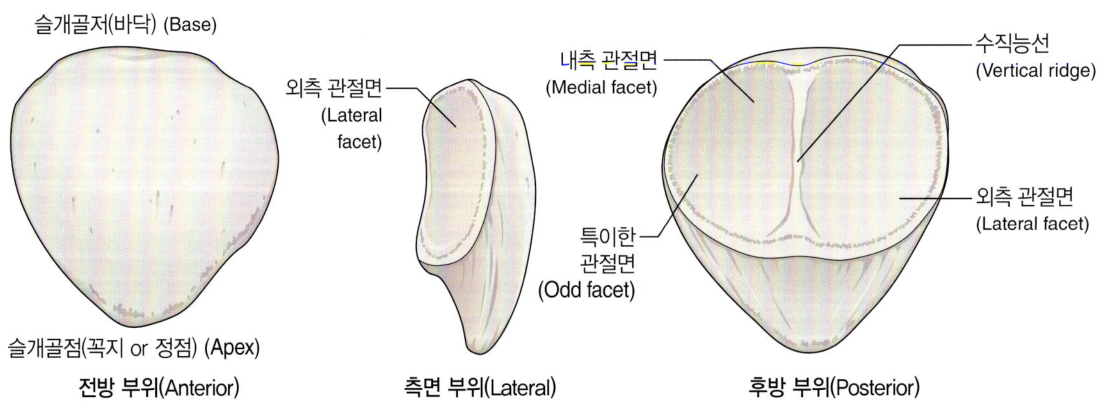

그림 10.2 슬개골

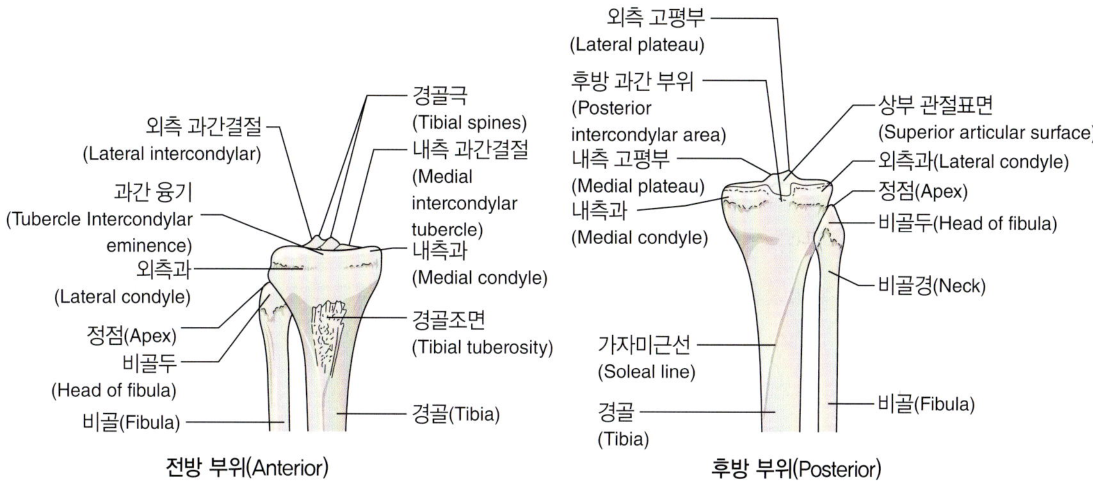

그림 10.3 경골 고평부를 포함한 경골의 근위부

개골과 관절면을 이루며, 슬개-대퇴관절을 형성한다(PFJ). 이 관절은, 무릎에 심한 움직임을 제공하지는 않지만, 적절한 무릎 역학을 위해 아주 중요하다. 슬개골은 신체에서 가장 큰 종사골(sesamoid bone)로 고정되어 있는 뼈가 아니지만 대퇴사두근의 역학적인 이점을 증가시키는 기능을 한다(Moore 등, 2011; Neumann, 2010). 슬개골은 세 개의 면(facet)을 가지는데-외측면, 내측면 그리고 특이한 면(odd facet)을 가지고 있다(그림 10.2 참조). 특이한 면은 가장 내측에 있으며 무릎이 최대로 굴곡할 때 오직 대퇴골하고만 관절면을 이루게 된다. 무릎이 움직임이 일어나는 동안 슬개골도 움직이며 대퇴골에 대해서 위치가 변형되는데, 이것은 슬개 대퇴관절이 접촉 되는 것에 영향을 준다. 슬개골은 무릎이 굴곡되는 동안 하방으로 이동하고 무릎이 신전되는 동안 상방으로 이동한다. 게다가, 슬개골은 기울어짐(tilt)이나 회전(rotate)의 움직임 역시 가능하다(Moore 등, 2011; Neumann, 2010).

경골은 대퇴경골 관절과 발목 관절(talocrural)을 모두 형성하는데 도움을 주는 긴 뼈이다. 또한 경골 고평부(tibial plateaus) 외에도 근위 경골은 내측과 외측의 관절 융기를 가진다. 경골의 외측 관절 융기(Gerdy's tubercle)는 장경인대(ITB)의 기시점이다. 경골관절 융기의 아래쪽 전면에는 경골조면(tibial tuberosity)이 있다(그림 10.3 참조). 경골의 내측면의 뒤쪽에는 거위발(pes anserine)이 있는데 여기엔 세 개의 건이 존재한다: 봉공근(Sartorius), 박근(gracilis), 그리고 반건형근(semitendinousus) (Moore 등, 2011).

연부조직 해부학(Soft Tissue Anatomy)

대퇴부에서 시작되는 몇몇 근육들은 무릎 관절을 지나 경골에 부착한다. 큰 대퇴 사각근은 대퇴 전면에 있고 4개의 근육으로 되어있다: 대퇴직근, 내측광근, 외측광근, 중간광근. 종합적으로, 이 근육들은 무릎을 신전시키는 역할을 하며, 대퇴직근은 고관절을 굴곡 시킨다. 능동적으로 대퇴사두근이 수축하는 동안 슬개골이 상방으로 미끄러지는 것을 볼 수 있을 것이다(그림 10.4, 전면 참조)(Moore 등, 2011).

대퇴 후면에는 슬와부근(hamstring)이 있다. 이 근육은 세 개의 근육으로 구성되어 있다: 반건형근(semitendinousus), 반막모양근(semimembranososus) 그리고 대퇴이두근(biceps femoris)(그림 10.4, 후면참조). 대퇴 이두근은 단두와 장두를 가진다. 종합적으로 이 세 근육은 무릎을 굴곡 시키며 앞서 언급 하였듯이, 대퇴 이두근의 단두를 제외 하고는 고관절을 신전시킨다. 게다가, 슬와부근은 경골에 붙어 무릎의 횡단면 움직임을 만든다. 무릎이 굴곡할 때, 경골은 내회전과 외회전이 나타나게 된다. 내측 슬와부근(반건형근과 반막형근)은 경골을 내회전 시키는

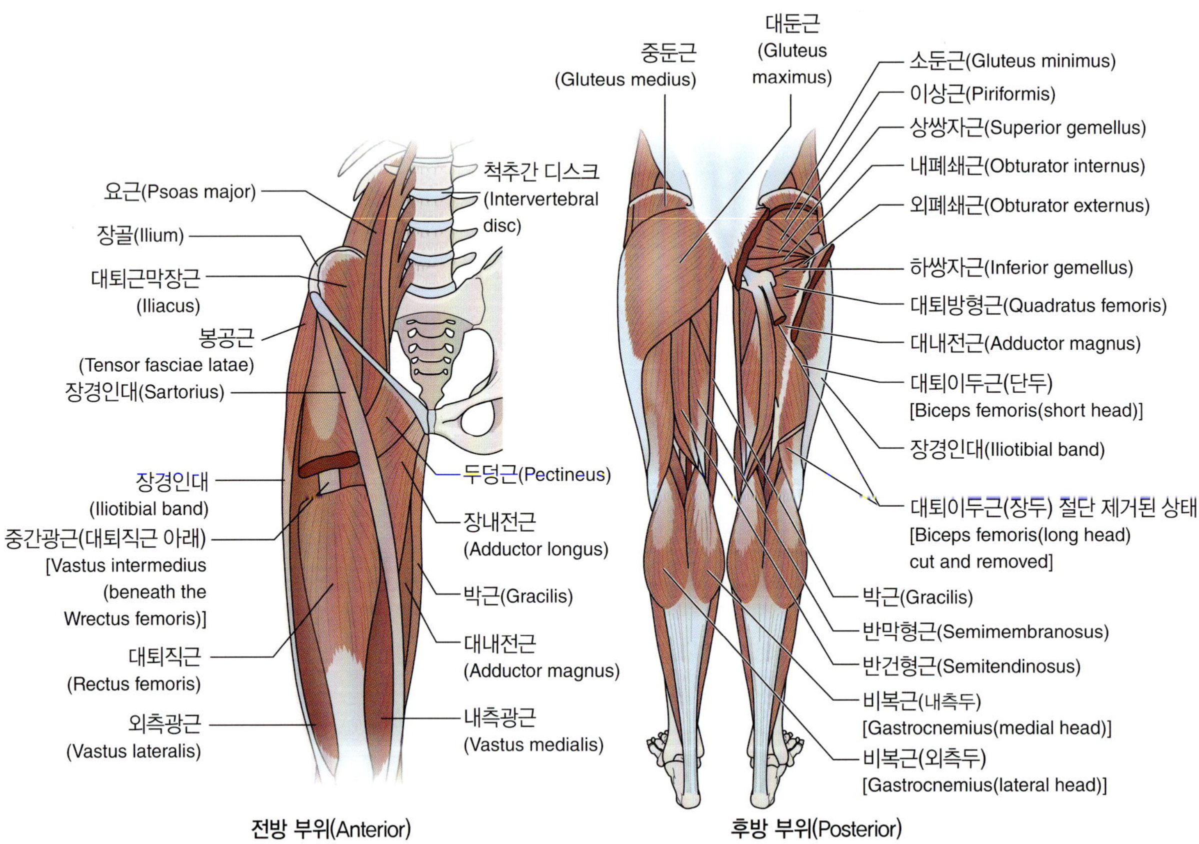

그림 10.4 무릎의 근육

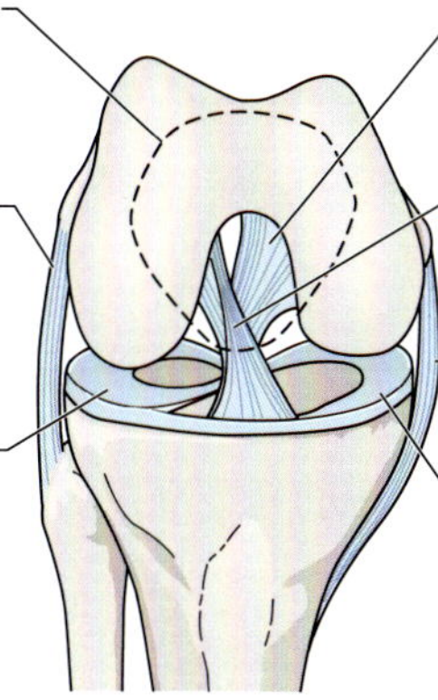

그림 10.5 대퇴경골 관절의 인대

반면, 외측 슬와부근(대퇴 이두근)은 경골은 외회전 시킨다(Moore 등, 2011).

경골의 상방 내측면에는 거위발(pes anserine)이 있다. 봉공근(Sartorius), 박근(gracilis) 그리고 반건형근(semitendinosus) 모두가 이곳에 부착해 있는데, 봉공근이 가장 앞쪽에 위치하며 반건형근이 가장 뒤쪽에 위치한다. 이 세 건의 깊은 곳에는 거위발 윤활낭(pes anserine bursa)이 존재해 있다(Moore 등, 2011).

무릎 관절 주변의 뼈와 근육에 의한 안정성 외에도, 관절의 안정성을 높여주는 네 개의 주요한 인대가 있다. 이 인대들 중 두 개는 전방십자인대와 후방십자인대이며 각각 무릎의 전면과 후면의 안정성을 제공한다. 이 인대들은 관절 사이에 있으며 그러므로 직접적으로 촉진되지 않는다(Moore 등, 2011; Neumann, 2010). 내측 측부인대(MCL)과 외측 측부인대(LCL)는 각각 무릎관절의 내측과 외측에 존재 한다(그림 10.5 참조). 이러한 인대들은 관절 외 영역에 존재 하므로 임상 검사의 부분으로써 촉진이 가능하다. 그들은 역동적인 움직임을 하는 동안 무릎 관절의 내측과 외측의 안정성을 제공하는 역할을 한다(Moore등, 2011; Neumann, 2010).

대퇴 관절 융기(condyle)과 경골고평부(tibial plateaus) 사이에는 반월판(menisci)이 존재한다. 반월판의 일차적인 기능은 대퇴 관절 융기와 경골 고평부 사이의 압박력을 줄이는 것이다. 내측 반월판은 C 모양이고, 내측 측부인대(MCL)와 반막모양근 모두가 부착되어 있다. 외측 반월판은 원형이며, 슬와근이 부착 되어 있다. 반월판 영역의 대부분은 혈관과 신경이 없으며, 이는 각각 혈액공급과 신경의 지배를 거의 받지 않는다는 것을 의미한다. 반월판의 바깥쪽 부분(외측 3분의1 영역)은 제외하는데, 이곳은 혈액 공급을 받기 때문에 스스로 치유될 수 있는 능력이 있다(Danzig, Resnick, Gonsalves, & Akeson, 1983; Morre 등, 2011; Neumann, 2010).

슬와근은 적절한 무릎의 생체역학을 위해서 아주 중요하다. 내측과 외측 관절 융기의 길이 차이 때문에 무릎이 신전을 하고 남은 10도를 끝까지 신전하는 동안 경골은 외 회전을 하게 되는데, 이것을 "나사잠김 기전 screw–home mechanism"이라고 부른다. 슬와근은 무릎의 굴곡이 일어나도록 하기 위해 고정되지 않은 나사잠김 기전을 책임 진다(Moore 등, 2011; Neumann, 2010).

신경혈관 해부학(Neurovascular Anatomy)

슬와(popliteal fossa)는 무릎의 후면에 삼각모양으로 움푹 패인 곳을 말한다. 위쪽 면은 슬와부근 건에 의해 형성되며 비복근의 머리가 아래쪽 면을 형성한다. 슬와의 깊은 곳은 슬와동맥, 슬와 정맥, 그리고 경골신경이 지나간다. 슬와근은 이 혈관들과 함께 깊이 주행한다. 슬와동맥은 대내전근(adductor magnus)을 빠져 나온 직후에 대퇴 동맥과 연결된다. 이 동맥은 슬와

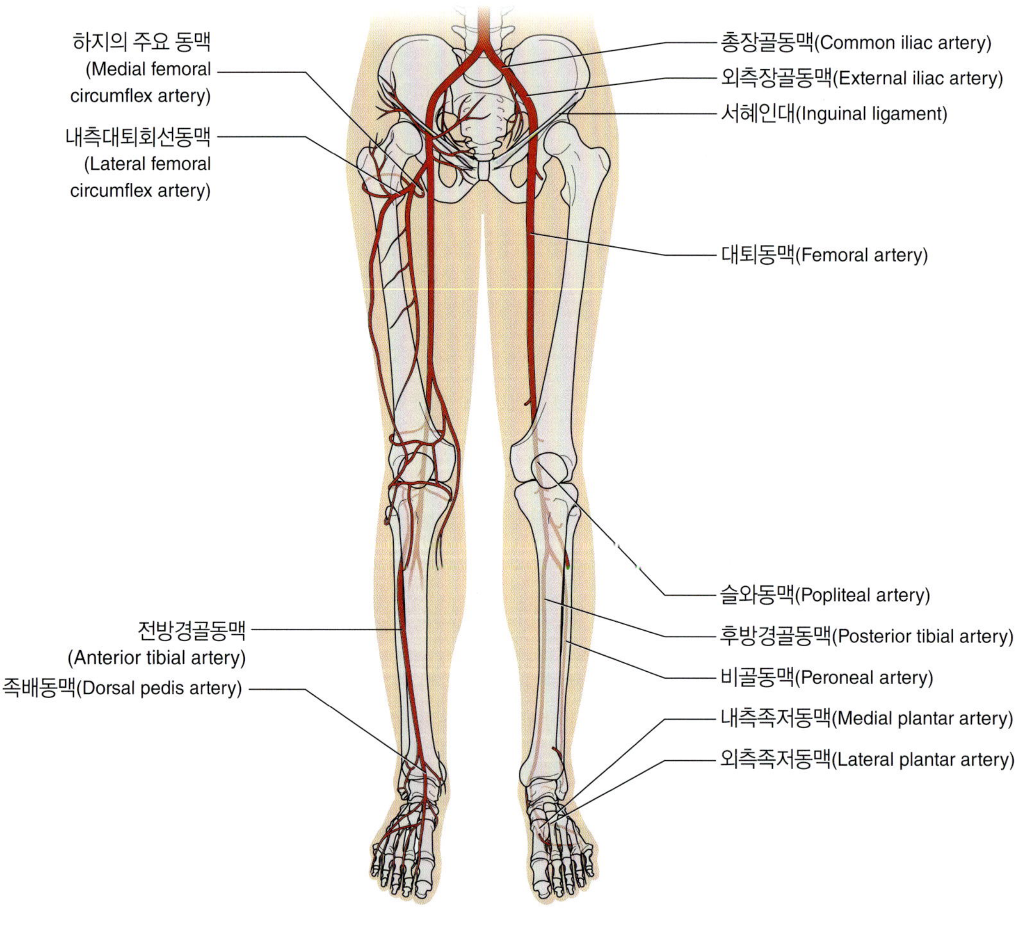

그림 10.6 하지의 주요 동맥

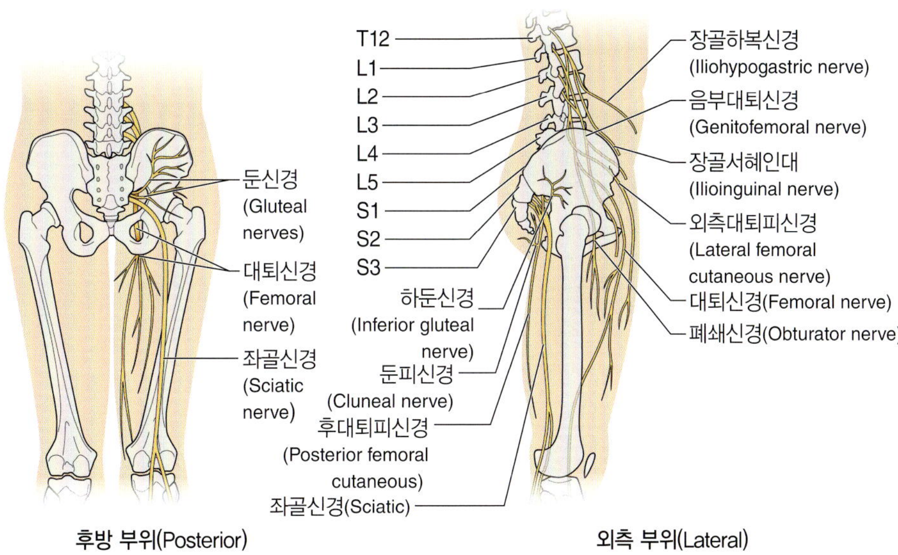

그림 10.7 허벅지의 후방과 외측 부위 신경

의 중앙에서 촉진 할 수 있다(Moore 등, 2011). 이것은 가자미근의 틈새(hiatus)를 통해 주행한 후 전경골동맥과 후경골동맥으로 나눠진다(그림 10.6).

몇몇의 신경들은 무릎과 대퇴부의 전과 후면을 따라서 주행한다. 대퇴부의 전면에는 앞넙다리피부신경(anterior femoral cutaneous nerve)이 존재한다. 이 신경은 가쪽넙다리피부신경(lateral femoral cutaneous nerve)을 따라 내려오며, 대퇴부의 전면과 외측 면의 피부 신경을 지배한다(Moore 등, 2011). 무릎 아래쪽은 복재신경이 있으며, 이것은 대퇴신경(femoral nerve)의 가장 큰 피부 가지이다. 이 신경은 하지의 전면과 내측 면뿐 아니라 무릎 아래쪽 피부신경을 지배한다. 대퇴부의 후면에는 뒤넙다리피부신경(posterior femoral cutaneous nerve)이 존재하며 대퇴부의 뒤쪽 피부 신경을 지배한다(그림 10.7 참조)(Moore 등, 2011).

촉진(Palpation)

다음의 장에서, 일곱 개의 뼈 구조와 열 세 개의 연부조직 구조에 대한 촉진 테크닉을 보여주고자 한다.

슬개골(Patella)

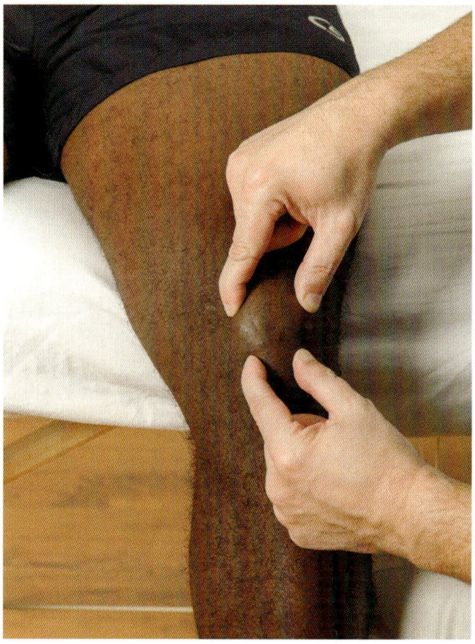

환자 및 임상의 위치

- 환자: 테이블 끝에 앉아 무릎을 90도로 굴곡시킨 자세
- 임상의: 촉진하고자 하는 부위에서 환자를 향해 앉은 자세

지시사항

- 대퇴골 원위부의 전면을 따라서 촉진한다.
- 넓은 뼈의 모서리(슬개골의 위쪽 극)가 처음으로 느껴질 것이다.
- 손가락을 계속 아래로 이동하여, 슬개골의 추체를 촉진한다.
- 아래쪽 극(pole)은 좁아지는 뼈의 모서리이다.

임상적 중요성

슬개골을 촉진 할 때, 긴장이나 부종, 또는 둘 다를 무릎 주위에서 느끼는 것은 중요하다(Magee, 2008; Sturgill, Synder-Mackler, Manal, & Axe, 2009). 뼈의 랜드마크를 촉진하는 것 이외에도 무릎을 신전하고 대퇴사각근을 이완시킨 상태에서 슬개골을 모든 방향으로 움직이므로써 슬개골의 이동성 또한 평가 할 수 있을 것이고, 통증이나, 저 운동성 또는 둘 모두를 평가 할 수 있을 것이다(Magee, 2008).

내측 대퇴 관절융기(Medial Femoral Condyle)

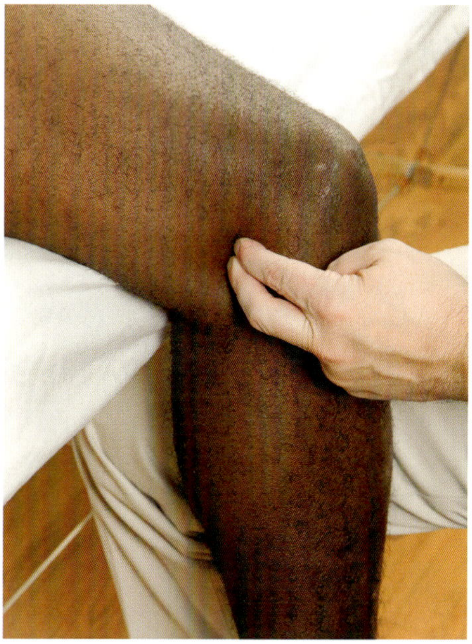

환자 및 임상의 위치

- 환자: 테이블 끝에 앉아 무릎을 90도로 굴곡시킨 자세
- 임상의: 촉진하고자 하는 부위에서 환자를 향해 앉은 자세

지시사항

- 슬개골의 상극(superior pole)을 촉진한다.
- 손가락을 큰 뼈 융기가 만져질 때까지 내측으로 이동하게 되면 대퇴의 먼 쪽 내측 면에서 느껴지게 될 것이다.

외측 대퇴 관절융기(Lateral Femoral Condyle)

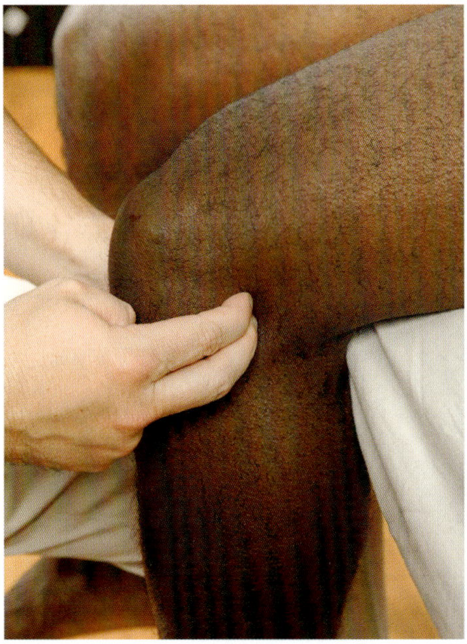

환자 및 임상의 위치

- 환자: 테이블 끝에 앉아 무릎을 90도로 굴곡시킨 자세
- 임상의: 촉진하고자 하는 부위에서 환자를 향해 앉은 자세

지시사항

- 슬개골의 상극(superior pole)을 촉진한다.
- 손가락을 큰 뼈 융기가 만져질 때까지 외측으로 이동하게 되면 대퇴의 먼 쪽 외측 면에서 느껴지게 될 것이다.

내측 경골 관절융기(Medial Tibial Condyle)

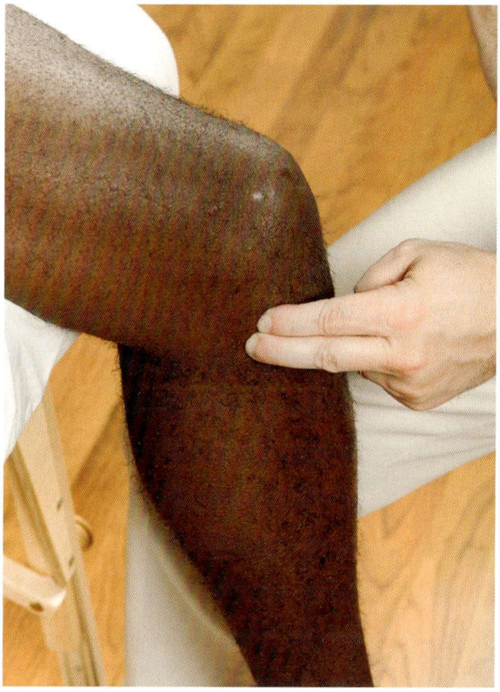

환자 및 임상의 위치

- 환자: 테이블 끝에 앉아 무릎을 90도로 굴곡시킨 자세
- 임상의: 촉진하고자 하는 부위에서 환자를 향해 앉은 자세

지시사항

- 내측 대퇴 관절 융기를 촉진한다.
- 손가락들을 대퇴와 경골 사이의 관절 틈이 촉진 될 때까지 아래쪽으로 이동한다.
- 손가락을 큰 뼈 융기가 만져질 때까지 아래쪽으로 이동하게 되면 경골의 가까운 쪽 내측 면에서 느껴지게 될 것이다.

외측 경골 관절융기(Lateral Tibial Condyle)

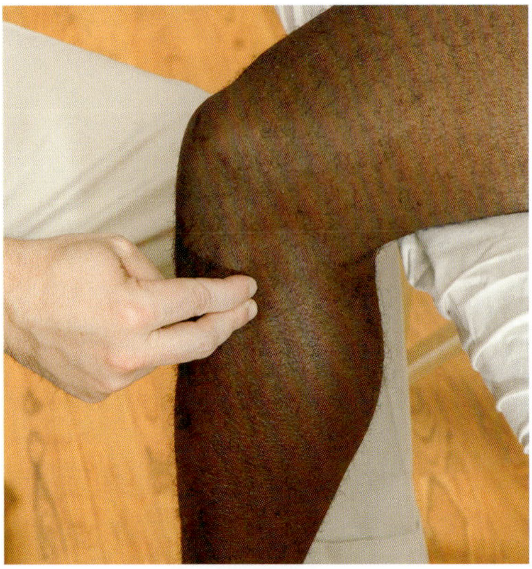

환자 및 임상의 위치

- 환자: 테이블 끝에 앉아 무릎을 90도로 굴곡시킨 자세
- 임상의: 촉진하고자 하는 부위에서 환자를 향해 앉은 자세

지시사항

- 내측 대퇴관절융기 부위를 촉진한다.
- 손가락들을 대퇴와 경골 사이의 관절 틈이 촉진 될 때까지 아래쪽으로 이동한다.
- 손가락을 큰 뼈 융기가 만져질 때까지 아래쪽으로 이동하게 되면 경골의 가까운 쪽 외측 면에서 느껴지게 될 것이다.

경골조면(Tibial Tuberosity)

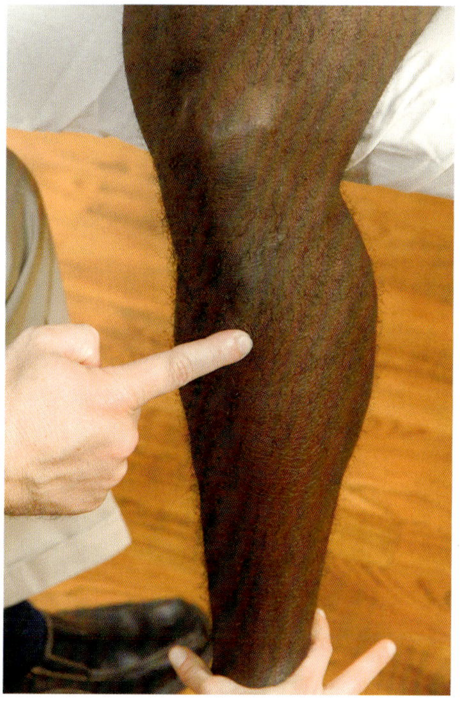

환자 및 임상의 위치

- 환자: 테이블 끝에 앉아 무릎을 90도로 굴곡시킨 자세
- 임상의: 촉진하고자 하는 부위에서 환자를 향해 앉은 자세

지시사항

- 검지를 이용하여 슬개골의 하각(inferior pole)을 촉진한다.
- 손가락을 약 1인치(2.5cm)정도 아래로 이동한다
- 날카로운 뼈의 융기가 느껴지게 될 것이다.

임상적 중요성

이것은 대퇴사두근이 슬개골의 건에 부착하는 지점이며, 이 영역의 긴장은 슬개골의 건염(patellar tendinopathy)의 징조가 된다(Pascarella 등, 2011).

내전근 결절(Adductor Tubercle)

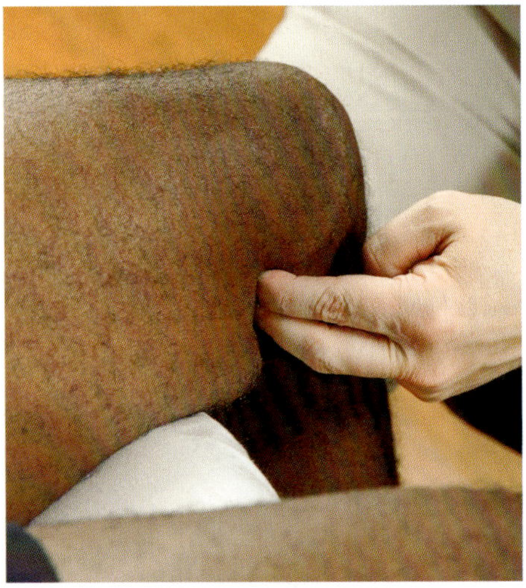

환자 및 임상의 위치

- 환자: 테이블 끝에 앉아 무릎을 90도로 굴곡시킨 자세
- 임상의: 촉진하고자 하는 부위에서 환자를 향해 앉은 자세

지시사항

- 내측 대퇴 관절융기를 촉진한다.
- 손가락을 상방으로 내측 관절 융기까지 약 1인치(2.5cm) 이동한다.
- 작은 뼈의 돌출된 부분이 내측 상과의 위쪽에서 느껴질 것이다.

임상적 중요성

내 대전근은 대퇴의 내전근 결절에 부착된다. 이 영역의 긴장은 슬개대퇴통증증후군(patellofem-oral pain syndrome) 환자에게 흔하게 나타난다.

무릎과 대퇴부 영역의 근육

근육	기시점	종지점	신경지배	액션
대퇴직근	전하장골극	경골조면, 슬개건	대퇴신경(L2–L4)	무릎 신전과 고관절 굴곡
외측광근	대전자와 조선의 외측 가장자리(lip)	경골조면, 슬개건	대퇴신경(L2–L4)	무릎 신전
내측광근	조선(linea aspera)의 내측 가장자리	경골조면, 슬개건	대퇴신경(L2–L4)	무릎 신전
중간광근	대퇴의 앞쪽 외측면	경골조면, 슬개건	대퇴신경(L2–L4)	무릎 신전
봉공근	전상장골극	경골의 상내측면(Pes anserine)	대퇴신경(L2–L4)	고관절 굴곡, 외전, 외회전, 무릎 굴곡
박근	하방 치골지	경골의 상내측면(Pes anserine)	폐쇄신경(L2–L4)	고관절 내전, 무릎 굴곡
반건형근	좌골결절	경골의 상내측면(Pes anserine)	좌골신경(L2–S3)	고관절 신전, 무릎 굴곡, 경골 내회전
반막모양근	좌골결절	경골의 후내측면	좌골신경(L2–S3)	고관절 신전, 무릎 굴곡, 경골 내회전
대퇴이두근	장두: 좌골결절 단두: 대퇴의 후면	비골두	좌골신경(L2–S3)	고관절 신전(장두): 무릎 굴곡 경골 외회전
대퇴근막장근	전상장골극, 장골극의 전외측면	장경인대(ITB), Gerdy's tubercle 부착면(외측 경골 관절융기)	상전신경(L4–S1)	고관절 굴곡, 내회전, 외전
비복근	단두: 내측대퇴관절융기 장두: 외측대퇴관절융기	종골의 후면, 아킬레스건	경골신경(L4–S1)	무릎 굴곡, 족저 굴곡
슬와근	외측 반월판, 외측 대퇴 관절융기	경골의 후면, 가자미근 선의 상방	경골신경(L4–L5)	무릎 굴곡 (무릎을 잠그지 않음)

내측광근(Vastus medialis)

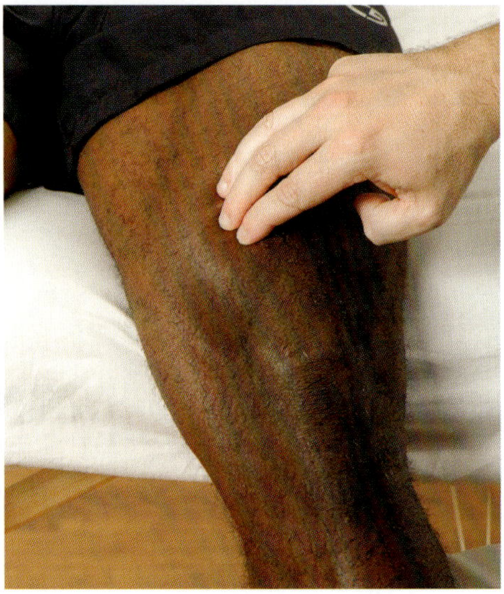

환자 및 임상의 위치

- 환자: 테이블 끝에 앉아 무릎을 90도로 굴곡시킨 자세
- 임상의: 촉진하고자 하는 부위에서 환자를 향해 앉은 자세

지시사항

- 대퇴부의 내측 면을 촉진한다.
- 세 번째나 네 번째 손가락의 패드를 이용하여 내측 광근섬유를 따라서 대퇴부의 내측 면을 따라 내려간다.
- 촉진을 확인하기 위하여, 환자에게 무릎을 신전시키도록 지시한다.

주목사항

- 종합적으로 이러한 근육들은 중간 광근을 따라 대퇴 사두근을 형성한다.
- 중간광근은 촉진하기에 너무 깊이 위치해 있다.

임상적 중요성

외상이나 수술 이후, 또는 병리학적인 원인으로 관절의 삼출(effusion)이 생기게 되면 대퇴사두근이 억제 될 수 있다(자율 억제). 이것은 활동을 함에 있어서 무릎의 제어를 잘 못하게끔 하거나 무릎의 신전을 유지할 때 불안정 하게 하거나 또는 둘 다를 야기할 수 있다(Magee, 2008; Sturgill 등, 2009).

대퇴직근(Rectus Femoris)

환자 및 임상의 위치

- 환자: 테이블 끝에 앉아 무릎을 90도로 굴곡시킨 자세
- 임상의: 촉진하고자 하는 부위에서 환자를 향해 앉은 자세

지시사항

- 전하장골극(AIIS)을 촉진한다.
- 세 번째나 네 번째 손가락의 패드를 이용하여, 대퇴앞쪽 안쪽을 따라 대퇴직근의 섬유를 따라간다.
- 촉진을 확인하기 위하여 환자에게 능동적으로 무릎을 신전시키도록 지시한다.

주목사항

환자에게 고관절을 굴곡하게 하거나 전하장골극 바로 아래쪽을 촉진하게 하여 전하장골극에 있는 대퇴직근의 기시부의 건을 촉진할 수도 있다.

외측광근(Vastus Lateralis)

환자 및 임상의 위치

- 환자: 테이블 끝에 앉아 무릎을 90도로 굴곡시킨 자세
- 임상의: 촉진하고자 하는 부위에서 환자를 향해 앉은 자세

지시사항

- 내측 광근의 기시점인 대전자를 촉진한다.
- 세 번째나 네 번째의 손가락 패드로 대퇴부의 외측을 따라 외측광근 섬유를 따라간다.
- 촉진을 확인하기 위하여, 환자에게 능동적으로 무릎을 신전시키도록 지시한다.

거위발 건(Pes Anserine Tendons)

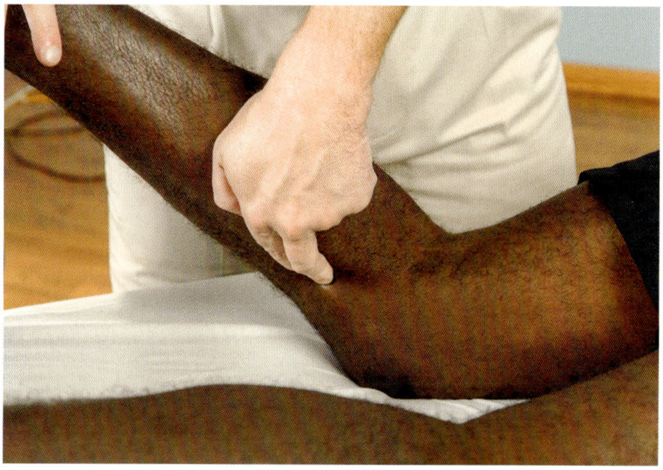

환자 및 임상의 위치

- 환자: 엎드린 자세에서 다리는 베개를 이용하여 안정시킨다.
- 임상의: 촉진하고자 하는 부위의 측면에 선 자세

지시사항

- 손가락을 슬와(popliteal fossa)에 위치시킨다.
- 손가락을 건과 같은 형태가 느껴질 때까지 내측으로 이동한다.
- 촉진이 완성되면, 환자에게 무릎을 굴곡하도록 하는데, 이 때 반건형근의 건이 눈으로 보이며 손 아래쪽에서 촉진이 될 것이다.
- 박근의 건은 반건형근의 건 바로 앞쪽에 있다.
- 봉공근의 건은 가장 전면에 위치한다.

주목사항

아주 종종, 봉공근은 촉진하는 동안 보이지 않는다. 하지만 거위발(pes anserine)의 가까운 곳에서 부착하는 건을 촉진할 수 있을 것이다. 이 건을 분리시키기 위해서, 환자에게 고관절을 굴곡시키고 외전시키며, 외회전을 시키도록 지시한다.

반막모양근(Semimembranosus)

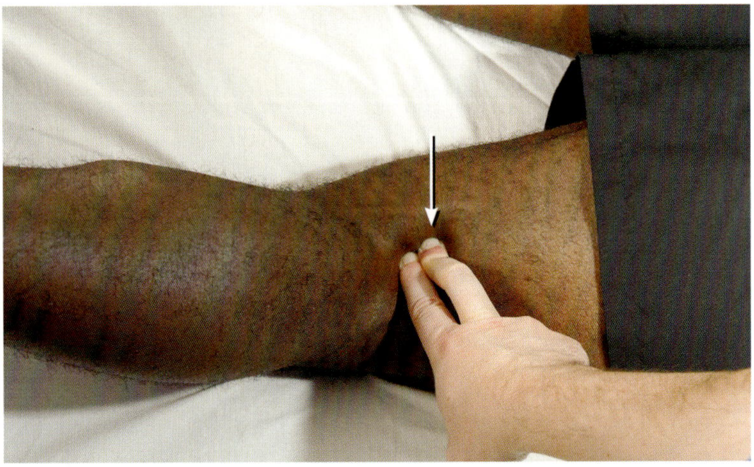

환자 및 임상의 위치

- 환자: 엎드린 자세에서 다리는 베개를 이용하여 안정시킨다.
- 임상의: 촉진하고자 하는 부위의 측면에 선 자세

지시사항

- 반건형근의 건을 촉진한다.
- 건의 같은 쪽에 압력을 더하여, 깊은 곳에 더 넓고 부드러운 반건형근을 느낀다.
- 촉진을 확인하기 위하여 환자에게 무릎을 굴곡시키도록 지시한다.

대퇴 이두근(Biceps Femoris)

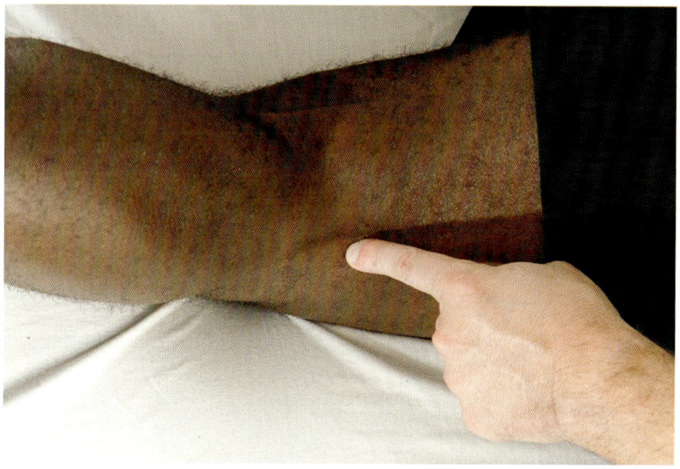

환자 및 임상의 위치

- 환자: 엎드린 자세에서 다리는 베개를 이용하여 안정시킨다.
- 임상의: 촉진하고자 하는 부위의 측면에 선 자세

지시사항

- 손가락을 슬와에 위치시킨다.
- 손가락을 건과 같은 형태가 느껴 질 때까지 외측으로 이동시킨다.
- 촉진을 확인하기 위하여, 환자에게 무릎을 굴곡시키도록 지시한다; 건이 수축되는 것을 느낄 수 있을 것이고 더 확실히 보일 것이다.

대퇴근막장근과 장경인대(Tensor Fasciae Latae and Iliotibial Band)

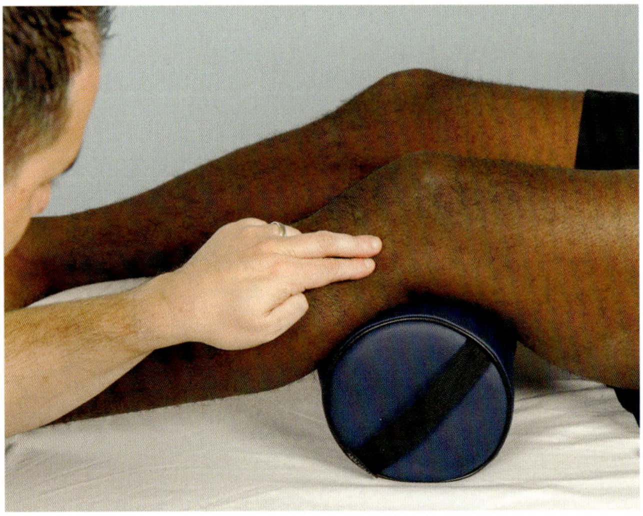

환자 및 임상의 위치

- 환자: 바로 누운 자세에서 무릎 아래에 베개를 이용하여 안정시킨다.
- 임상의: 촉진하고자 하는 부위의 측면에 선 자세

지시사항

- 전상장골극(ASIS)과 외측 장골극을 촉진한다.
- 두 손가락의 패드를 이용하여, 전상장골극에서 바로 아래쪽 외측으로 이동한다.
- 대퇴 근막장근의 기시점의 촉진이 완성되면 환자에게 고관절 외전을 시행하도록 한다.
- 손가락을 외측 경골 관절융기까지 대퇴의 외측면을 따라 장경 인대를 계속해서 촉진해 내려간다.

임상적 중요성

종종 장경인대는 타이트(tight)해지며 외측 경골 관절융기에 걸리는데, 이것은 염증과 통증을 야기 시킬 수 있고 특히 뛰거나 자전거를 타는 것과 같이 무릎을 굴곡하고 신전하는 활동을 하는 동안에 더 심해질 수 있다. 몇몇 개인에 있어서 장경인대는 외측 슬개인대에 부착하는데, 점점 타이트 해지고 추가된 긴장 때문에 슬개골을 외측으로 당길 지도 모른다(Stauss, Kim, Calcei, & Park, 2011).

비복근(Gastrocnemius)

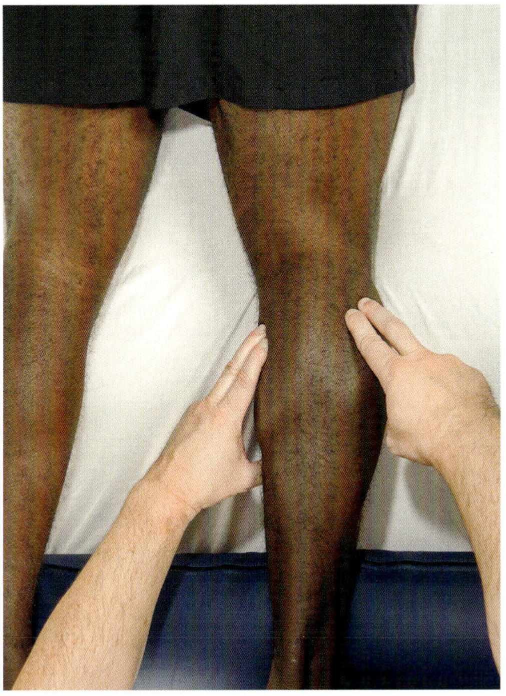

환자 및 임상의 위치

- 환자: 엎드린 자세에서 다리는 베개를 이용하여 안정시킨다.
- 임상의: 촉진하고자 하는 부위의 하방에 선 자세

지시사항

- 아래쪽 다리의 후방 면을 따라 촉진한다.
- 촉진이 완성되면 환자에게 발목 족저굴곡을 시행하게 한다.
- 비복근의 내측두와 외측두를 구분할 수 있는데, 손가락을 내측 대퇴 관절융기와 외측 대퇴 관절융기에 기시되는 부분 쪽을 향해 상방으로 손가락을 이동하면 된다.

주목사항

- 가자미근을 촉진하기 위해서 수동적으로 무릎을 굴곡시키고, 손가락을 외측으로 이동시켜 비복근의 내측면으로 비복근 아래쪽으로 손가락을 조심스럽게 위치시켜야 한다.
- 촉진을 확인하기 위하여 환자에게 무릎을 굴곡시킨 상태로 족저굴곡을 시행하도록 지시한다.

슬와근(Popliteus)

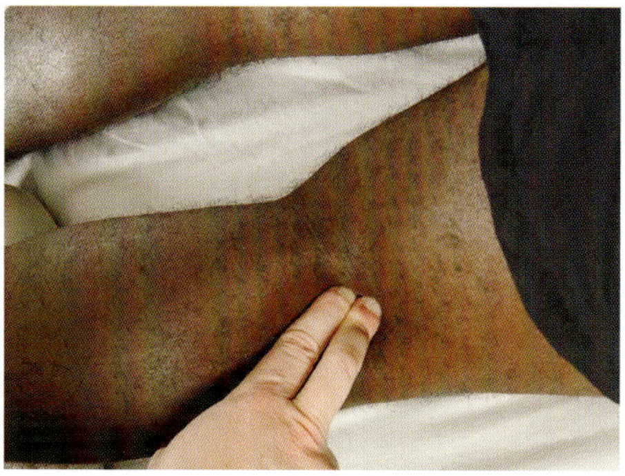

환자 및 임상의 위치

- 환자: 엎드린 자세에서 다리는 베개나 치료사의 허벅지를 이용하여 안정시킨다.
- 임상의: 촉진하고자 하는 부위에서, 환자의 무릎 약간 하방에 선 자세(테이블 위에 무릎을 올리고 환자의 아래쪽 다리를 지지한다).

지시사항

- 근위 비복근 근복의 중앙을 촉진한다.
- 손가락을 근위부를 향해 슬와(popliteal fossa)까지 이동시킨다.
- 앞쪽 방향으로 압력을 가하며 천천히 힘을 증가시킨다.
- 촉진을 확인하기 위하여 환자에게 무릎의 굴곡과 경골의 내회전 동작에 저항하게 한다.

주목사항

많은 사람들이 경골을 내회전시키는 데 어려움을 겪는다. 이러한 경우에는 슬와부근의 건이 너무 중앙에 위치해 있는 것이고, 만약 비복근 깊숙이까지 충분한 힘을 사용하였다면, 무릎 굴곡에 저항이 가해질 때 손가락 아래에서 수축이 느껴질 것인데, 그것이 바로 슬와근이다.

내측측부인대(MCL)

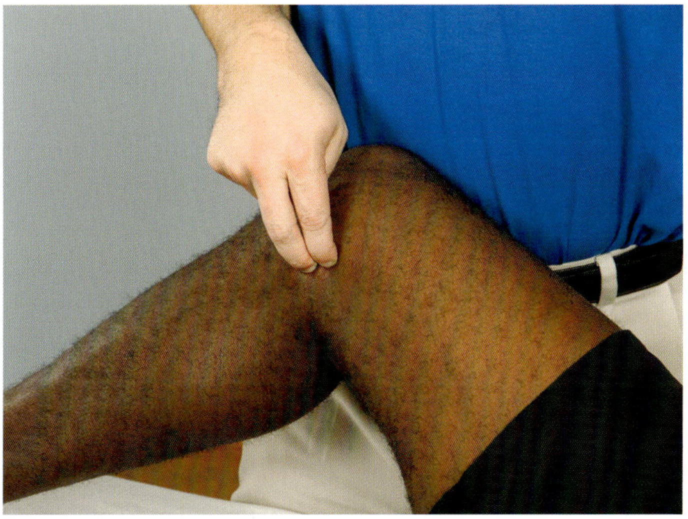

환자 및 임상의 위치

- 환자: 다리를 70에서 90도로 굴곡시킨 채 바로 누운 자세
- 임상의: 촉진하고자 하는 부위의 측면에 선 자세

지시사항

- 내측대퇴관절융기 부위를 촉진한다.
- 내측경골관절융기 부위를 촉진한다.
- 두 번째, 세 번째 손가락 패드를 이용하여 내측대퇴관절융기부터 내측경골관절융기 쪽으로 촉진한다.
- 내측측부인대는 내측관절을 지나가며 이들 두 뼈의 표지점 사이를 주행하고 있다.

주목사항

일단 스스로 내측 측부 인대의 중간 물질을 발견하면, 아마 내측측부인대의 원위부와 근위부의 촉진을 더 잘 하도록 하기 위해 약 30도 정도 무릎의 굴곡을 줄이길 원할지도 모른다. 이 각도에서는 내측측부인대의 긴장이 더욱 커지며 쉽게 인지 할 수 있도록 만든다(Laprade & Wijdicks, 2012).

임상적 중요성

이 인대는 외반 힘(valgus force)을 받을 때 종종 손상을 받는다. 촉진하는 동안 무릎에 외반력을 주면서 내측 관절면의 긴장과 틈을 평가하도록 해야 한다(Laprade & Wijdicks, 2012).

외측측부인대(LCL)

환자 및 임상의 위치

- 환자: 하지를 FABER(고관절 굴곡, 외전 그리고 외회전) 만든 상태에서 바로 누운 자세
- 임상의: 촉진하고자 하는 부위의 측면에 선 자세

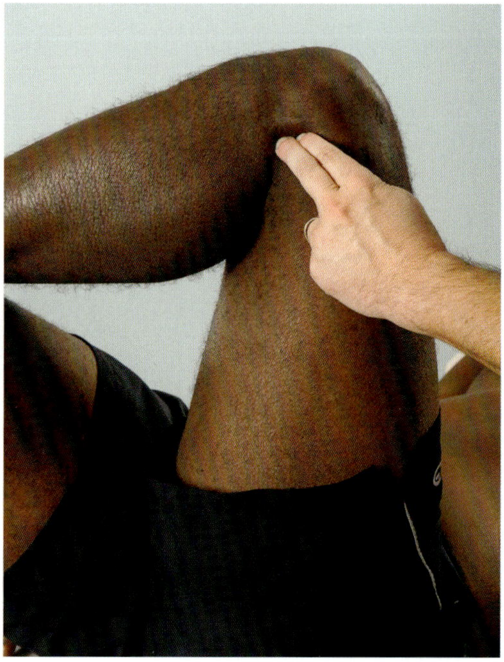

지시사항

- 두 번째 세 번째 손가락 패드를 이용하여 외측대퇴관절융기 부위를 촉진한다.
- 손가락을 비골두가 촉진될 때까지 하방으로 이동시킨다.
- 외측대퇴관절융기부터 비골두까지 촉진한다.
- 외측측부인대는 외측 관절을 지나가며 이들 두 뼈의 표지점 사이를 주행하고 있다.
- 이 인대는 기타 줄과 비슷하게 느껴진다.

주목사항

일단 스스로 외측 측부 인대의 중간 부위를 촉진되면, 외측측부인대의 원위부와 근위부의 촉진을 더 잘 하도록 하기 위해 약 30도 정도 무릎의 굴곡을 줄이게 하는 것이 좋다. 이 각도에서 외측측부인대의 긴장이 더욱 커지게 되면서 좀 더 쉽게 인지할 수 있기 때문이다(Laprade & Wijdicks, 2012).

임상적 중요성

이 인대는 내반 힘(varus force)을 받을 때 종종 손상 받는다. 촉진하는 동안 무릎에 내반력을 주면서 내측 관절면의 긴장과 틈을 평가하도록 해야 한다(Meister 등 2000).

내측반월판(Medial Meniscus)

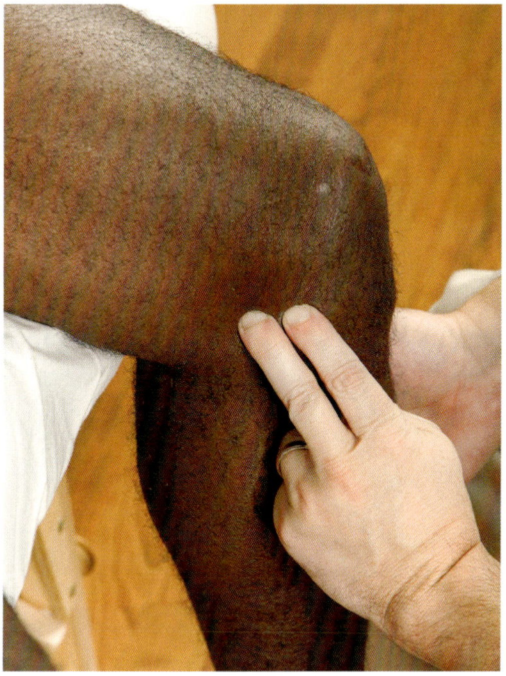

환자 및 임상의 위치

- 환자: 테이블 끝에 앉아 무릎을 90도로 구부린 자세
- 임상의: 촉진하고자 하는 부위에서 환자를 향해 앉은 자세

지시사항

- 내측대퇴관절융기 부위를 촉진한다.
- 내측경골관절융기 부위를 촉진한다.
- 내측대퇴관절융기와 내측경골관절융기 사이의 공간을 촉진한다.
- 손가락을 관절 사이에서 후방으로 옮기면서 내측 반월판의 전체 부위를 평가한다.

임상적 중요성

촉진을 하는 동안, 관절 라인에서 압통점이 나타날 수 있는데, 이것은 내측 반월판의 파열을 의미하는 것이다(Couture 등, 2012).

외측반월판(Lateral Meniscus)

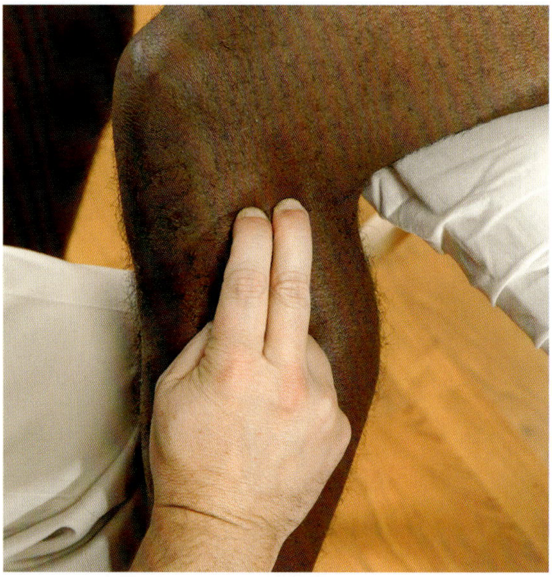

환자 및 임상의 위치

- 환자: 테이블 끝에 앉아 무릎을 90도로 구부린 자세
- 임상의: 촉진하고자 하는 부위에서 환자를 향해 앉은 자세

지시사항

- 외측대퇴관절융기 부위를 촉진한다.
- 외측경골관절융기 부위를 촉진한다.
- 외측대퇴관절융기와 외측경골관절융기 사이의 공간을 촉진한다.
- 손가락을 관절 사이의 공간에서 뒤쪽으로 옮기면서 전체적인 외측 반월판을 평가한다.

임상적 중요성

촉진을 하는 동안, 관절 라인의 긴장을 평가할 수 있는데, 이것은 외측 반월판의 파열을 의미한다(Couture 등, 2012).

증례 연구(Case Study)

병력(History)

14세 소녀가 클리닉을 방문하여 한 달 된 왼쪽 무릎 통증을 호소하고 있다. 그녀는 통증은 무릎의 앞쪽으로 국소적이며 간헐적으로 나타나며, 계단을 이용할 때나, 무릎을 구부리고 오랜 시간 앉아 있거나 축구를 하는 동안 뛸 때 나타난다고 하였다. 그녀는 복식 아파트에서 가족과 함께 살고 있으며, 아파트 입구까지 총 8개의 계단이 있다고 하였다. 그녀는 축구를 즐기고, 일주일에 4번, 2시간씩 연습을 하고 있으며 주말에는 게임을 즐긴다고 한다.

- 주관적인 정보에만 기초로 하여, 가장 유력한 세 가지의 진단은 무엇이라고 보는가?

검사(Examination)

과거 치료 병력	이상 없음
약 복용	애드빌(Advil)
관찰	체중 부하 상태에서 발목 관절의 회내 전반슬(Genu recurvatum)
능동적 가동범위	정상범위 내에서 제한, 굴곡 끝부분에서 통증 호소
수동적 가동범위	상동
수기적 근력 검사	정상 가동범위, 왼쪽 대퇴사두근은 제외 4−/5, 고관절 외전근 3+/5, 그리고 고관절 외회전근 4/5
특별 테스트	왼쪽 step−down test 양성반응(통증과 신장성 제어가 떨어짐) 왼쪽 클락크 징후(Clarke's sign) 양성반응 왼쪽 슬개골 마찰 검사 양성반응
그 외	왼쪽 입각(stance) 시간의 감소

- 주관적인 정보와 객관적인 정보를 함께 기초로 하여 볼 때, 가장 유력한 진단은 무엇이라고 보는가? 세 번째 진단을 배제하는 근거를 제시하라.
- 여러분의 감별 진단에 기초하여, 이 환자의 어느 구조를 촉진해야 할 것인가?
- 나타난 모든 정보를 바탕으로 하여 볼 때, 여러분은 이러한 구조물의 촉진에서 무엇을 발견할 것이라고 기대하는가?

증례의 해결과 논의(Case Solution and Discussion)

병력에 기초한 잠재적인 진단

- 슬개하 지방패드 자극
- 슬개골 건염
- 슬개대퇴 통증 증후군

병력과 검사에 기초한 잠재적인 진단

- 슬개골 건염
- 슬개대퇴 통증 증후군
- 슬개하 지방패드 자극: 장시간 앉아 있을 때 발생하는 것 뿐만 아니라, 통증의 위치나 스페셜 테스트의 양성반응과 연관 지어 보았을 때, 이 진단은 맞지는 않지만, 이 검사의 시점에서 이 진단을 완전하게 배제시킬 수는 없다.

촉진할 구조물

- 슬개건
- 경골 결절
- 내재근 결절
- 슬개하 지방패드*

* 주목사항: 이 진단은 촉진을 통한 검사에 의존한 것으로 완벽히 진단 될 때까지 제외시킬 수 없다. 그러므로 슬개하 지방패드는 가능한 진단이 확실히 제거될 때까지 촉진되어야 할 구조물들 중 하나로 남겨 둬야 한다.

촉진의 결과

- 좌측 슬개건(근위부)에서 촉진에 의한 압통점 발생
- 경골 결절과 슬개건 원위부에서 촉진에 의한 압통점 발생
- 좌측 내전근 결절에서 촉진에 의한 압통점 발생
- 좌측 슬개하 지방패드에서는 촉진에 의한 압통점이 미 발생

임상적 추론

- 슬개건염: 환자 무릎 통증의 발생이나 위치, 보행 편차(deviation), 스페셜 테스트의 양성반응, 왼쪽 대퇴사두근, 고관절 내전근, 외회전근 약화–구조물들에서 촉진 시에 긴장이 느껴지는 것도 역시– 슬개건염 진단의 구성 요소이다. 이 진단이 가장 강한

가능성을 가지지만 일차적인 진단이 되지 못하는 이유는 슬개건 전체에서 긴장이 촉진되지 않아서이다. 하지만 이것은 종종 슬개대퇴 통증 증후군과 관련이 되어 있다는 것을 알아야 한다.

- 슬개대퇴통증 증후군: 환자의 무릎에 통증의 발생이나 위치, 보행 편차(deviation), 스페셜 테스트의 양성반응, 왼쪽 대퇴사두근, 고관절 내전근, 외회전근 약화 그리고 촉진 시에 구조물 들에서 긴장이 느껴지는 것까지 이 모든 것이 슬개대퇴통증 증후군을 가리킨다. 게다가 그녀의 자세(좌측 발목 회내와 전반슬)와 활동 수준이 슬개대퇴통증 증후군의 위험성을 가져다주고 있다.

11

하퇴, 발목, 그리고 발 (The Lower Leg, Ankle, and Foot)

하퇴, 발목, 발의 기능은 많은 뼈와 근육, 그리고 관절 사이의 복잡한 시스템으로 구성되어 있다. 동역학 체인(kinetic chain)의 일부인 발은 보행 중 지면에 닿는 부분이기에 바닥으로부터 전해 올라오는 힘을 분산시키기는 첫 번째 반응처라고 할 수 있다(Neumann, 2010). 적절한 힘의 분배와 흡수는 무릎, 둔부, 그리고 허리 통증의 예방을 돕는데 매우 중요하다. 그러기 위해서는 하지 도처에 인대, 근육, 그리고 다른 연부조직의 협력된 상호작용이 필요하다.

발과 발목의 기능(Function of the Foot and Ankle Joints)

발과 발목은 걸음걸이 내내 움직임과 안정성을 높이기 위한 역할을 하고 있는 뼈, 관절, 그리고 연부조직의 역학적인 집합체이다. 발목과 발의 움직임은 다른 관절들의 움직이는 전통적인 기본면, 즉 관상면, 시상면, 수평면을 따라 움직이지 않는다는 점에서 인체의 다른 관절들과는 달리 독특하다. 발목과 발은, 전체적인 움직임이 회내(pronation)와 회외(supination)가 가능하도록 모든 움직임은 사선으로 된 축을 따라 이루어진다. 열린 체인(open chain)에서는 회외(supination)는 족저굴곡(plantarflexion), 내번(inversion), 그리고 내전(adduction)으로 이루어진다. 반대로, 회내(pronation)는 족배굴곡(dorsiflextion), 외번(eversion), 그리고 외전(abduction)으로 이루어진다(Neumann, 2010).

보행 사이클은 상당히 복잡하고 이에 대한 자세한 내용은 이 책의 목적을 넘어서기에 다루지는 않을 것이다. 하지만 기초적인 내용을 살펴보면, 보행 사이클은 유각기(swing phase)와 입각기(stance phase)로 나뉜다. 입각기는 발이 지면에 닿아 있는 시기를 말하며, 세부적으로는 발뒤꿈치 닿기(heel strike), 발바닥 닿기(foot flat), 입각중기(midstance), 발뒤꿈치 떼기(heel–off), 그리고 발끝 떼기(toe–off)로 이루어진다. 유각기(swing phase)는 발이 지면에 닿고 있지 않는

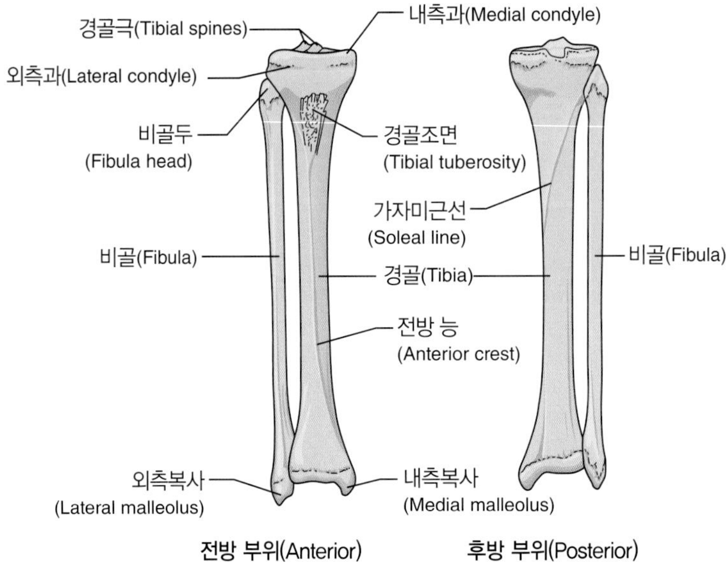

그림 11.1 경골과 비골

시기를 말하며 세부적으로는 유각초기(early), 유각중기(mid), 그리고 유각말기(late swing)로 나뉜다. 걸음걸이 역학에 대한 자세한 논의는 운동역학 책을(kinesiology text) 참고하기 바란다(예, Loudon, Manske, & Reiman, 2013).

발뒤꿈치 닿기(heel strike)에서부터 입각중기(midstance)까지, 발의 주 기능은 지면에 적응하고 지면으로부터 전해 올라오는 힘을 발목에 전달하는 것이다. 이 움직임은 여러 뼈와 관절의 협력된 상호작용 간의 능률성에 의해 완수되는데, 이는 근본적으로 발목과 발의 긴장감을 풀고 다양한 관절들을 회내(pronation)시켜 몸의 무게를 받아드릴 수 있도록 유연하게 만드는 것으로 달성된다. 발뒤꿈치 떼기(heel–off)에서부터 발끝 떼기(toe–off)까지 발과 발목은 기존의 역할을 바꿔 몸을 앞으로 제대로 밀어내기 위해 단단한 지렛대 역할을 한다. 이것은 발과 발목의 다양한 관절의 회외(supination)에 의해 달성되고, 발을 꽉 조여 발끝 떼기(push–off)를 위해 필요한 단단한 지렛대를 형성한다(Neumann, 2010).

골 해부학(Bony Anatomy)

경골과 비골은(그림 11.1) 각 내측과(medial malleolus)와 외측과(lateral malleolus)를 형성하기 위해 벌어진다. 경골과 비골 사이에는 골간막이 있는데, 안정성을 증가시키고 양쪽 뼈 사이의 힘을 전달하는 역할을 하고 있다. 경골과 비골의 원위 관절은 움직임이 매우 작으며 강한 인대

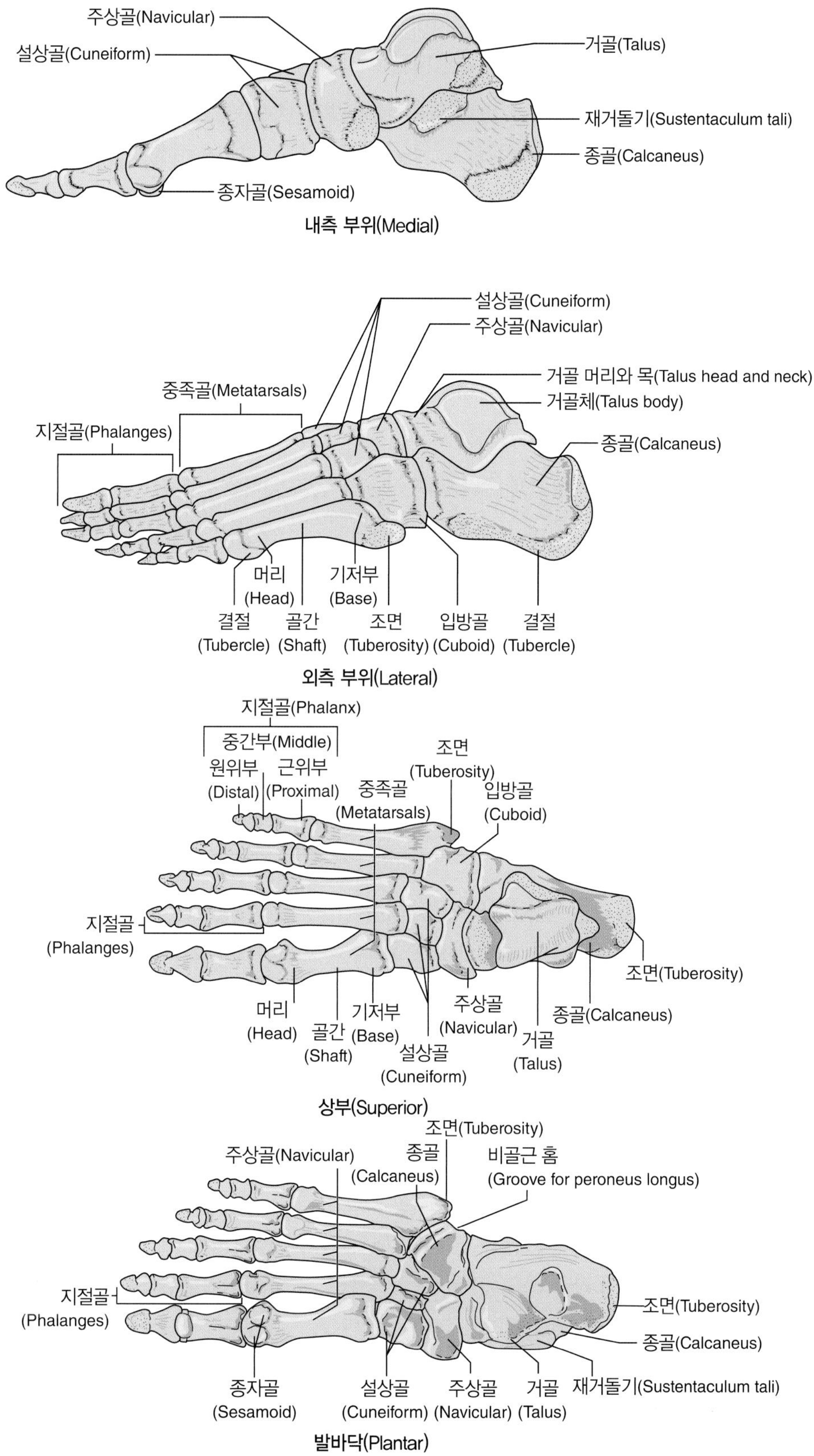

그림 11.2 발과 발목의 골

들의 지지와 함께 인대결합적(syndesmotic) 관절로 구성되어 있다. 이와 반대로 경골과 비골의 근위 관절에서는, 윤활관절의 기능과 발목의 움직임에 관한 역할을 맡고 있다. 발목의 족배굴곡과 족저굴곡 하는 동안 경골비골(경비관절)의 근위부에서는 상대적으로 비골은 뒤로, 경골은 앞으로 움직이며 족배굴곡에서는 위쪽으로의 추가적인 움직임이 일어난다(Moore, Agur, & Dalley, 2011; Neumann, 2010).

경골과 비골의 아래쪽으로는 족근골이 있다. 7개의 족근골이 발목을 형성한다: 종골(calcaneus), 거골(talus), 주상골(navicular), 내측 설상골(medial cuneiform), 중간 설상골(intermediate cuneiform), 그리고 외측 설상골(lateral cuneiform), 그리고 입방골(cuboid) (그림 11.2). 오목한 경골과 비골의 아랫부분은 거골(talus)과 함께 관절을 이루어 거퇴관절(talocrural joint)을 형성한다. 이 관절은 윤활관절이고, 족배굴곡과 족저굴곡 움직임의 주된 역할을 한다. 다만, 회내와 회외의 어느 정도는 경사진 축으로 인해 일어난다. 이 관절의 수동적 안정성은 관절의 내측과 외측에 있는 인대집합에 의해 제공된다(Moore 등, 2011). 이 인대들은 이 장에서 다시 다루게 될 것이다.

거퇴관절의 하방으로는 거골하관절이 있다. 이 관절은 종골과 거골로 이루어져 있다. 이 관절 또한 기울어진 축을 가지고 있고, 거퇴관절의 축보다 더욱 수직인 각도를 갖고 있다. 몇몇의 인대들은 이 관절을 안정화시키고 있는데, 이 인대들 중에 직접적으로 촉진되는 인대들은 없기에 자세한 내용을 다루지는 않는다(Moore 등, 2011).

거골하관절의 하방으로는 족근중간관절이 있다. 이 관절은 세분화되어 종입방관절(calcaneocuboid joint)과 거주상관절(talonavicular joint)로 나뉜다. 종입방관절은 체중을 지지하는 활동 중에 중간발(midfoot)의 안정화를 증가시킨다. 반면에 거주상관절은 움직임이 많고 회내와 회외 동작의 대부분을 만든다. 이 관절에는 삼면운동이 존재한다. 회외는 족저굴곡, 내전, 그리고 내번의 조합이고, 회내는 족배굴곡, 외전, 그리고 외번의 조합이다. 이 삼면운동은 발이 보행동안 지형의 변화에 적응할 수 있도록 한다(Moore 등, 2011; Neumann, 2010).

발 해부학(그림 11.2 참조)은 많은 뼈와 관절, 그리고 발의 안정성뿐만 아니라 다양한 면으로의 움직임을 허용하는 인대로 인해 상당히 복잡하다. 족근골의 말단으로는 많은 하퇴 근육들이 붙어있는 5개의 중족골(metatarsal)이 있다. 중족골의 말단에는 중절골(middle phalanx)이 없는 엄지발가락을 예외로 하고 근위, 중간, 그리고 원위로 나뉘는 지골들이 있다. 이 작은 뼈들은 발의 족근중족관절(tarsometatarsal joint) (TMT), 중족지간관절(metatarsophalangel joint) (MTP), 근위지간관절(proximal interphalangeal joint) (PIP), 그리고 원위지간관절(distal interphalangeal joint) (DIP)을 형성한다. 첫 번째 MTP 관절은 밸런스를 잡는데 아주 중요한데, 이는 시상면에서 적절한 발끝 떼기(push-off)를 위해 필요한 많은 움직임을 할 수 있게 해주기 때문에 발의 기능을 위해 특별히 더욱 중요성을 띈다(Moore 등, 2011l Neumann, 2010).

연부조직 해부학(Soft Tissue Anatomy)

하퇴의 근육은 몇몇의 구획으로 나뉘어져 있다. 하퇴의 앞쪽 구획은 4개의 중요한 근육을 포함한다: 전경골근(tibialis anterior), 장지신근(extensor digitorum longus), 장무지신근(extensor hallucis longus), 그리고 제삼비골근(fibularis tertius) (그림 11.3). 집합적으로 이 근육들의 기능은 발목의 족배굴곡과 발가락들을 신전시킨다.

전근간중격(anterior intermuscular septum)이라 불리는 근막(fascia)의 강한 밴드는 하퇴를 전측과 외측 구획으로 분리시킨다. 비골의 외측 면은 하퇴의 외측 구획이다. 이 구획은 오직 두 근육이 포함된다: 장비골근(fibularis longus)과 단비골근(fibularis brevis) (peroneus longus와 brevis로 알려지기도 함). 이 근육들은 함께 발목의 회외를 수행한다(그림 11.3) (Moore 등, 2011).

하퇴의 후면을 후측 구획이라고 한다. 이곳은 여러 구획 중에 가장 큰 부분이고 그

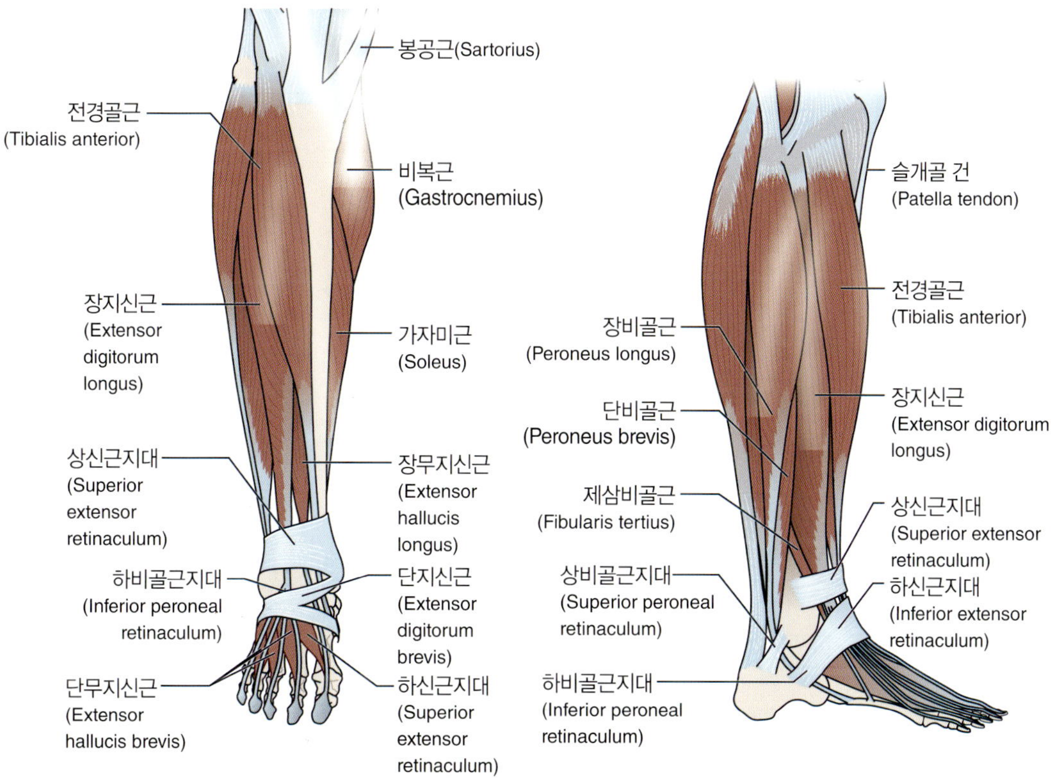

그림 11.3 발목 외재근

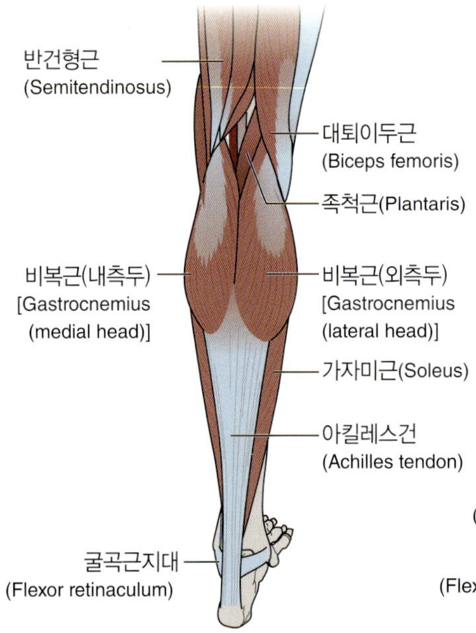

후방 표면층(Superficial posterior)

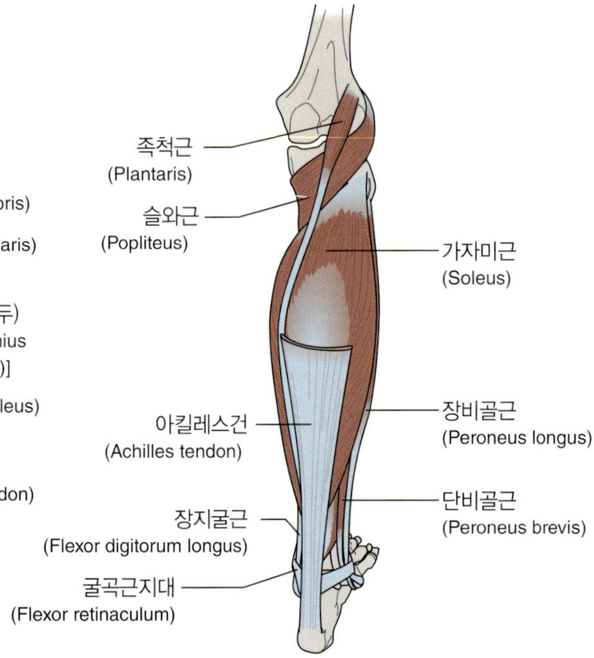

후방 중간층(Intermediate posterior)

래서 횡근간중격(transverse intermuscular septum)에 의해 다시 표면층(superficial layer)과 심부층(deep layer)으로 나눠진다. 후측 구획의 표면층은 세 개의 근육이 포함되어 있고, 종합적으로 발목의 족저굴곡을 수행한다: 비복근(gastrocnemius), 가자미근(soleus), 그리고 장족척근(plantaris) (그림 11.4). 이 근육들 모두는 공통적으로 종골(calcaneus)의 후면에 붙는 결합조직(connective tissue)의 두꺼운 밴드인 아킬레스 힘줄(achilles tendon)에 종지부를 갖고 있다(Moore 등, 2011). 하퇴 후쪽 구획의 심부층은 후경골근(tibialis posterior), 장지굴근(flexor digitorum longus), 그리고 장무지굴근(flexor hallucis longus)이 있다. 이들 근육들은 총체적으로 발목을 족저굴곡시키고,

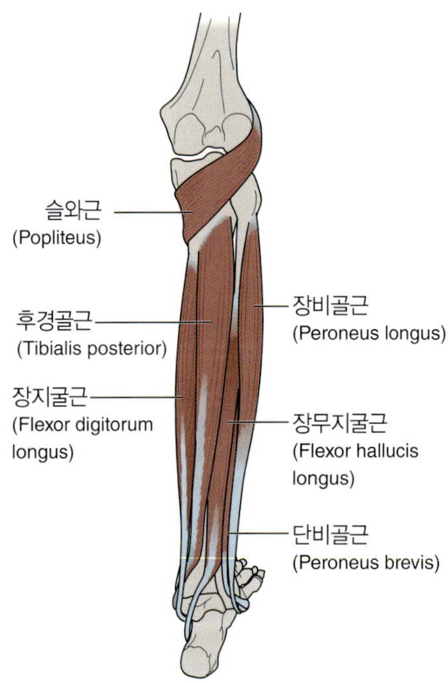

후방 심부층(Deep posterior)

그림 11.4 하퇴 후근

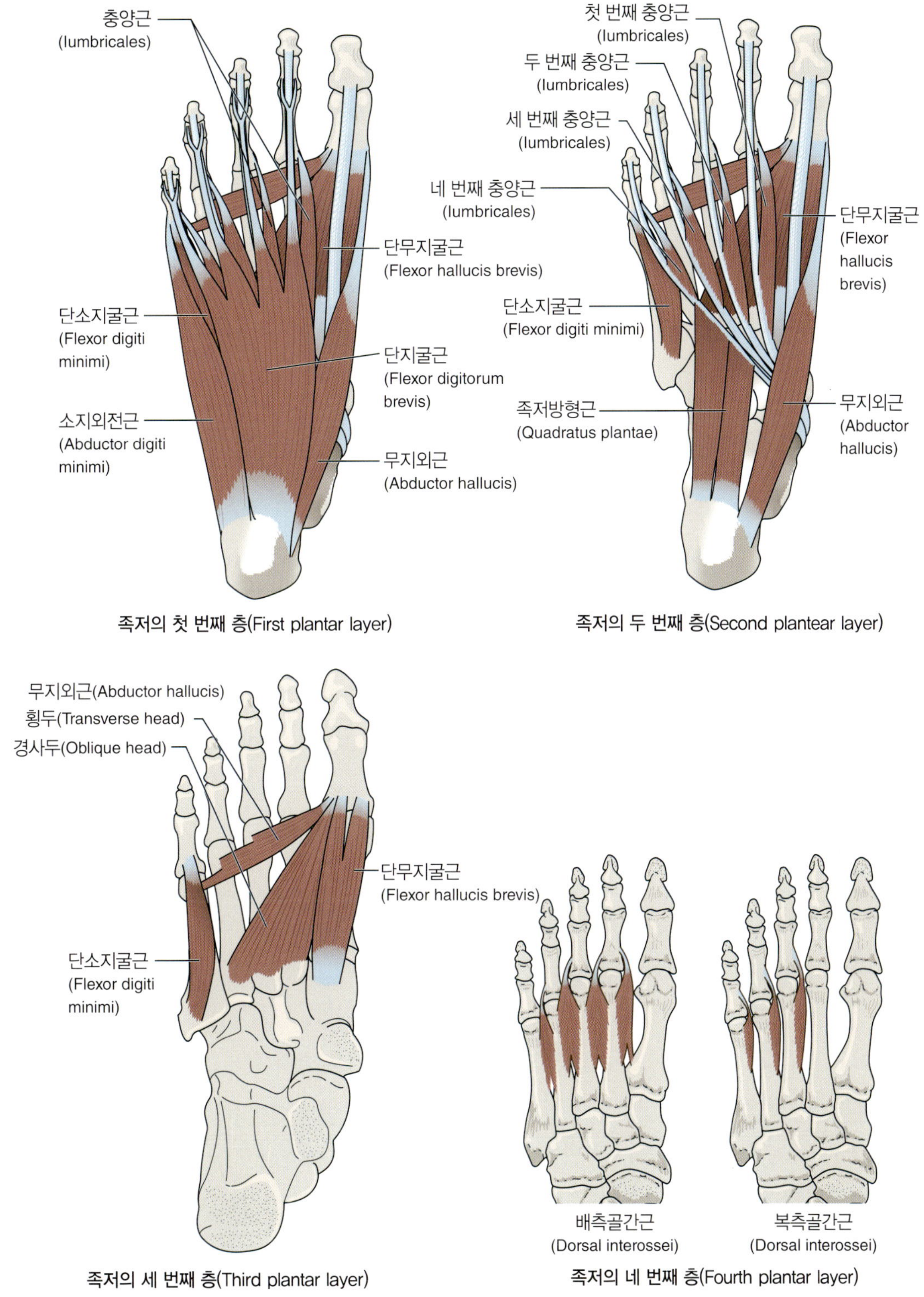
충양근
(lumbricales)
단무지굴근
(Flexor hallucis brevis)
단소지굴근
(Flexor digiti
minimi)
단지굴근
(Flexor digitorum
brevis)
소지외전근
(Abductor digiti
minimi)
무지외근
(Abductor hallucis)
족저의 첫 번째 층(First plantar layer)
첫 번째 충양근
(lumbricales)
두 번째 충양근
(lumbricales)
세 번째 충양근
(lumbricales)
네 번째 충양근
(lumbricales)
단무지굴근
(Flexor
hallucis
brevis)
단소지굴근
(Flexor digiti minimi)
족저방형근
(Quadratus plantae)
무지외근
(Abductor
hallucis)
족저의 두 번째 층(Second plantear layer)
무지외근(Abductor hallucis)
횡두(Transverse head)
경사두(Oblique head)
단무지굴근
(Flexor hallucis brevis)
단소지굴근
(Flexor digiti
minimi)
족저의 세 번째 층(Third plantar layer)
배측골간근
(Dorsal interossei)
복측골간근
(Dorsal interossei)
족저의 네 번째 층(Fourth plantar layer)

그림 11.5 족저 내재근

거기에 더해 장지굴근과 장무지굴근은 발가락을 굴곡시킨다. 후경골근은 또한 내번을 위한 주요한 기능을 한다. 뒤쪽 구획의 심부에 위치한 근육들의 힘줄은 내과의 뒤쪽과 굴근지대(flexor retinaculum)의 아래를 지난다. 앞에서 부터 뒤까지 만나는 구조물들은; 후경골근(tibialis posterior), 장지굴근(flexor digitorum longus), 후경골동맥, 정맥, 그리고 신경(posterior tibial artery, vein, and nerve) 그리고 장무지굴근(flexor hallucis longus) (그림 11.4) (Moore 등, 2011).

발바닥은 비교적 작은 영역 안에 많은 근육들이 위치해 있는 손바닥과 비슷하다. 발바닥에는 19개의 근육들이 있다. 직접적으로 피부 밑에는 두 가지의 기능을 제공하는 결합조직의 두꺼운 밴드인 족저건막(plantar aponeurosis)이 있다. 첫 번째 기능으로, 깊게 위치한 생체 구조를 보호하기 위함이고, 두 번째로는 내측의 종축궁(longitudinal arch)의 지지를 돕는 역할을 한다(Moore 등, 2011).

발바닥의 근육들은 4가지의 층으로 구분 된다(그림 11.5). 첫 번째 층 가장 바깥에 있는 층으로, 소지외전근(abductor digiti minimi)과 단지굴근(flexor digitorum brevis)으로 구성되어 있다. 두 번째 층은 충양근(lumbricales)과 족저방형근(quadratus plantae), 그리고 잘 알려진 후경골근건(tibialis posterior tendon), 장지굴근(flexor digitorum longus), 그리고 장무지굴근(flexor hallucis longus)로 이루어져 있다. 세 번째 층은 무지내전근(adductor hallucis), 단족무지굴근(flexor hallucis brevis), 그리고 단소지굴근(flexor digiti brevis)로 구성 되어 있다. 네 번째 층은 가장 깊숙한 층으로 족측골간극(plantar interossei)과 배측골간극(dorsal interossei)로 구성된다. 이 모든 근육들은 내측이나 외측 족저신경(plantar nerve)에 의해서 지배되고 있다. 종합적으로 볼 때, 이 근육들은 발가락의 움직임을 책임지고 있고 더욱 중요한건 아치를 지지하고 체중을 지지하는 활동 동안 안정성을 제공하는 기능을 한다는 것이다.

여러 인대들은 거퇴관절(talocrural joint) 주위를 감싸고 있고, 발목의 수동적 안정성을 제공한다. 이 인대들은 외측 복합체와 내측 복합체로 구분 된다(그림 11.6). 외측 측부인대(lateral collateral ligament) (외측 복합체)는 거퇴관절(talocrural joint)의 외측 면의 전체를 가로지른다. 세 부분으로 구분되어 구성되는데, 전거비인대(anterior talofibular ligament) (ATFL), 종비인대(calcaneofibular ligament) (CFL), 그리고 후거비인대(posterior talofibular ligament) (PTFL) 이다. 이 모든 인대들은 과도하게 내번 되는 힘에 대항하여 보호한다. 전거비인대는 인체에서 가장 흔히 부상을 겪는 인대들 중 하나이다(Moore 등, 2011).

거퇴관절(talocrural joint)의 내측은 내측 측부인대(medial complex)로 삼각인대(deltoid ligament)로도 알려져 있다. 이는 네 개의 인대로 구성 되어 있는데, 전경거인대(anterior tibiotalar liga-

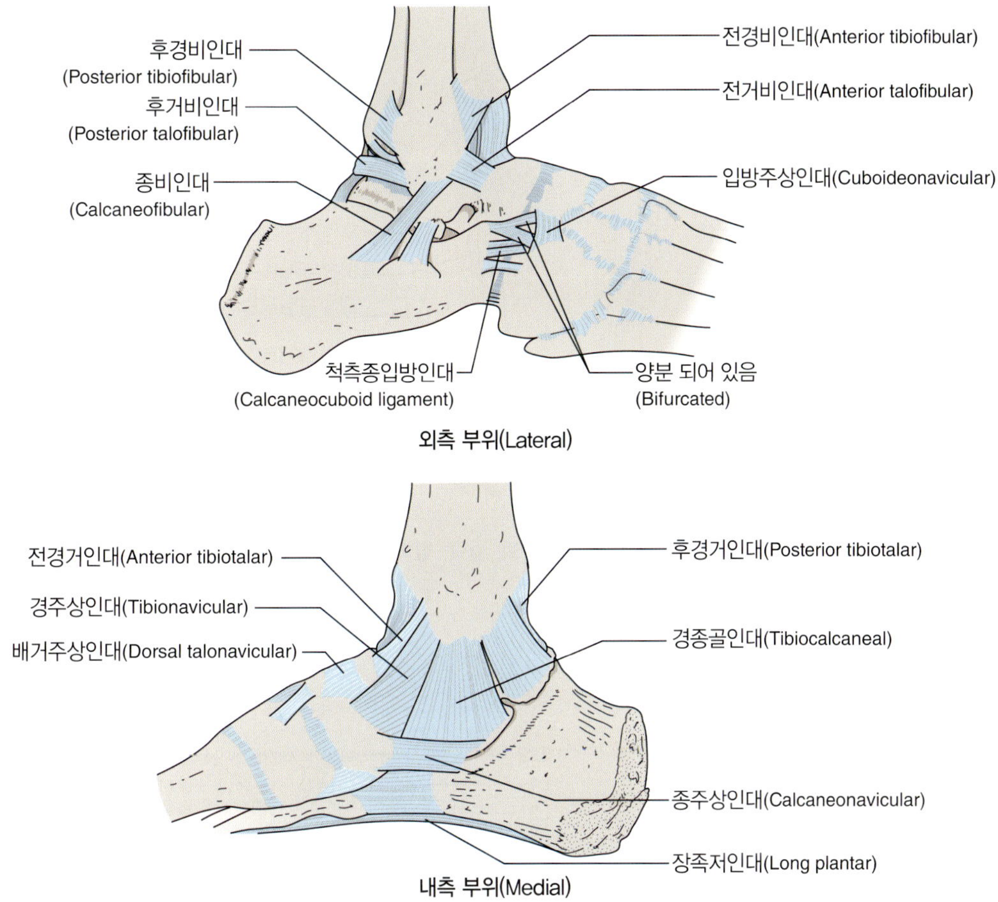

그림 11.6 발과 발목의 인대

ment), 후경거인대(posterior tibiotalar ligament), 경종골인대(tibiocalcaneal ligament), 그리고 경주상인대(tibionavicular ligament)이다. 이 인대들은 모두 내측과에서 시작되고 과도하게 외반 되는 힘에 대항하여 보호한다. 외측 측부인대들과는 달리 내측 발목 인대들은 내측과의 골절보다도 파열되는 일이 적을 정도로 매우 강하다. 이 인대들을 촉진하기는 매우 어렵다(Moore 등, 2011).

여러 다른 인대들 또한 발과 발목의 도처에 위치하여 수동적 안정감을 제공하고 있다. 하지만 그 인대들은 촉진하기에 매우 어렵기에 앞으로 더 설명하지는 않기로 한다.

신경혈관 해부학(Neurovascular Anatomy)

슬와동맥(popliteal artery)은 전경골동맥(anterior tibial artery)과 후경골동맥(posterior tibial artery)으

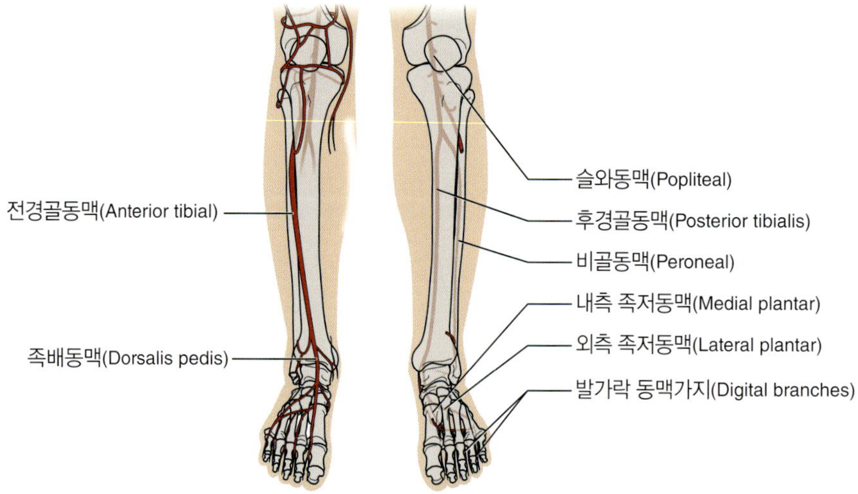

그림 11.7 하퇴, 발목, 발의 동맥

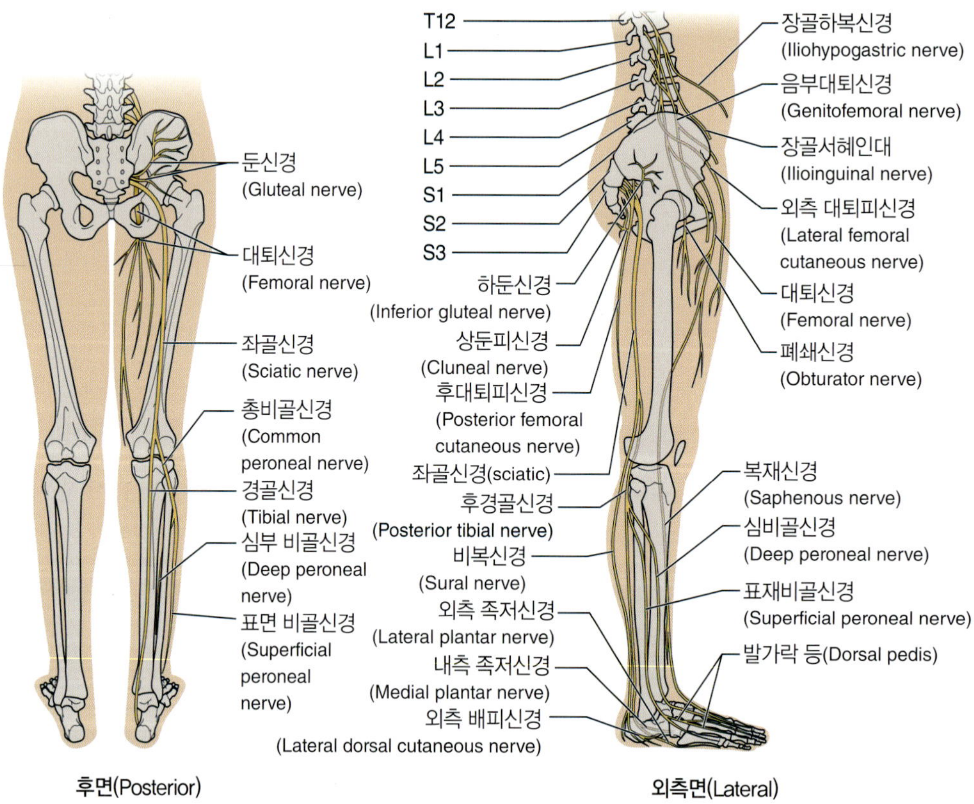

그림 11.8 하퇴, 발목, 발의 신경

로 나뉜다(그림 11.7). 전경골동맥은 하퇴의 전측 구획의 혈액공급을, 후경골동맥은 하퇴의 뒤쪽 구획에 혈액공급을 전담한다(Moore 등, 2011). 전경골동맥은 과 하단에서 족배동맥(dorsalis pedis artery)이 된다. 이 동맥은 발등으로 이어지고, 첫 번째와 두 번째 중족골 사이를 지나며, 장무지신근건의 외측에서 촉진된다(Moore 등, 2011). 외측 구획의 혈액공급은 후경골동맥에서 분지되는 비골동맥(peroneal artery)에 의해 이뤄진다(Moore 등, 2011).

후경골동맥은 하퇴의 뒤쪽 구획을 따라 내려가고 내측과 뒤쪽으로 촉진된다. 가자미근(soleus)의 시작 부위에서는 하퇴의 외측 구획의 혈액 공급을 책임지고 있으며 후경골동맥의 가장 큰 가지인 비골동맥으로 뻗어 내려간다. 내측과 말단에서 후경골동맥은 발바닥에 혈액공급을 하는 내측과 외측 족척동맥으로 나뉜다(Moore 등, 2011).

좌골신경(sciatic nerve)은 대퇴의 뒤쪽을 따라 내려가고 공통비골신경(common fibular nerve)과 경골신경(tibial nerve)으로 분리된다(그림 11.8). 그러고 나서 공통비골신경은 비골두에서 각각 앞쪽과 내측 구획의 근육을 지배하는 심비골신경(deep fibular nerve)과 표재비골신경(superficial fibular nerve)으로 나눠진다(Moore 등, 2011). 경골신경은 하퇴의 후측 구획을 따라 내려가고 그 구획의 표면층과 심부층 근육 모두를 지배한다. 이 신경은 내측과 말단에서 발바닥의 근육을 지배하는 내측 족저신경과 외측 속저신경으로 나눠진다(Moore 등).

촉진(Palpation)

다음의 장에서, 열 네 개의 뼈 구조와 열 세 개의 연부조직, 두 개의 신경혈관 구조에 대한 촉진 테크닉을 보여 주고자 한다.

비골두(Fibular Head)

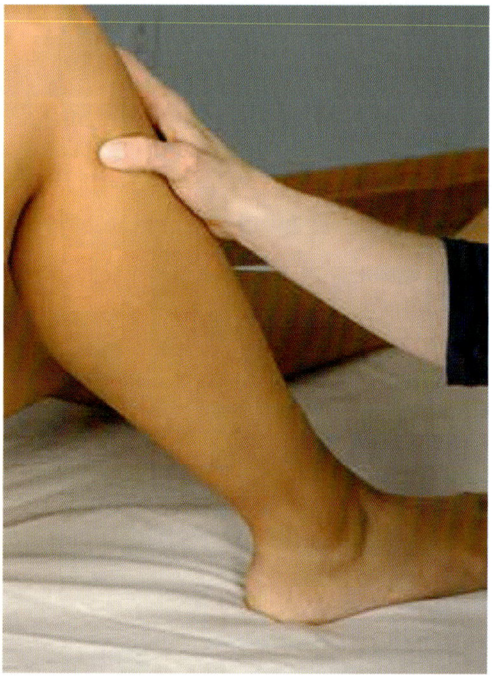

환자 및 임상의 위치

- 환자: 무릎을 90도 굴곡시킨 채 바로 누운 자세
- 임상의: 촉진하고자 하는 부위의 측면에 선 자세

지시사항

- 외측경골과(lateral tibial condyle)를 촉진한다.
- 손가락을 작은 골 융기가 느껴질 때까지 후방으로 옮겨간다.
- 환자에게 비골두가 느껴지도록 발목을 족배굴곡과 족저굴곡 시켜, 촉진의 위치가 정확한지를 확인하도록 한다.

외측과(Lateral Malleolus)

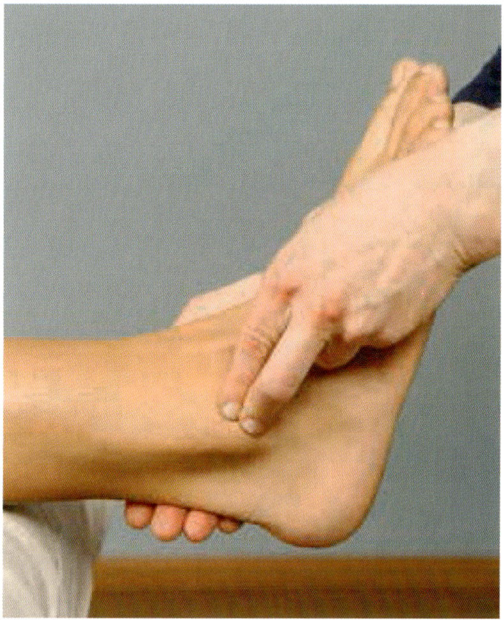

환자 및 임상의 위치

- 환자: 다리를 길게 뻗어 발목이 테이블 밖으로 약간 나오게 하여 앉은 자세
- 임상의: 환자를 향해 앉거나 선 자세

지시사항

- 비골 내측의 말단 2인치(5㎝) 부위를 촉진한다.
- 비골의 가장 원위부에 있는 골 융기 부위를 느껴본다.

임상적 중요성

비골 원위부와 외측과를 촉진하는 동안, 비골 골절 시 나타날 수 있는 골의 압통점을 확인한다 (Stiell 등, 1995).

내측과(Medial Malleolus)

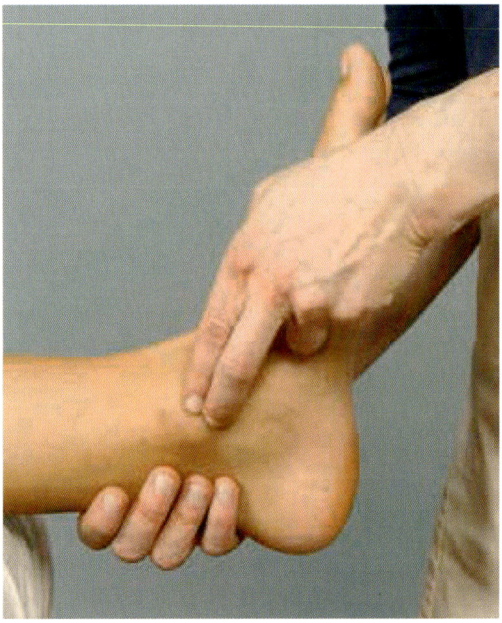

환자 및 임상의 위치

- 환자: 다리를 길게 뻗어 발목이 테이블 밖으로 약간 나오게 하여 앉은 자세
- 임상의: 환자를 향해 앉거나 선 자세

지시사항

- 경골 내측의 말단 2인치(5㎝) 부위를 촉진한다.
- 경골의 가장 원위부에 있는 골 융기를 느껴본다.

임상적 중요성

경골말단과 내측과를 촉진하는 동안, 비골 골절 시 나타날 수 있는 뼈의 압통점을 확인한다(Stiell 등, 1995).

종골(Calcaneus)

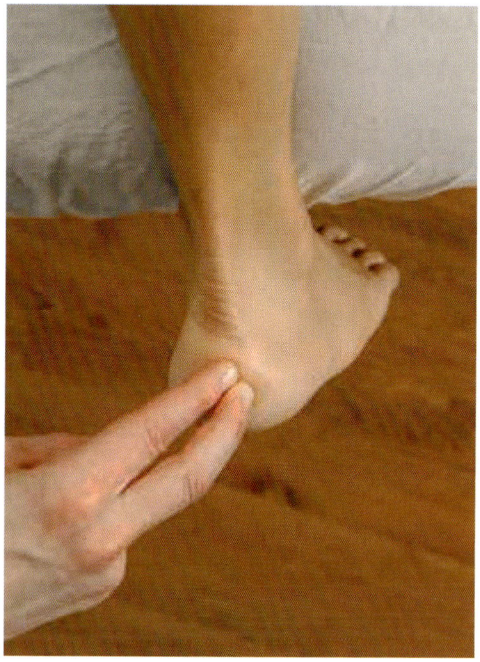

환자 및 임상의 위치

- 환자: 다리를 길게 뻗어 발목이 테이블 밖으로 약간 나오게 하여 앉은 자세
- 임상의: 환자를 향해 앉거나 선 자세

지시사항

- 발꿈치의 가운데를 촉진한다(종골의 뒷면).
- 뼈의 내측, 외측, 후면, 그리고 하단 주변 전체를 촉진한다.

임상적 중요성

종골의 내측 결절은 족저근막의 기시점이다. 이곳에서 족저근막염이 있는 사람들에게서 압통점을 발견할 수 있다.

거골두(Talar Heads)

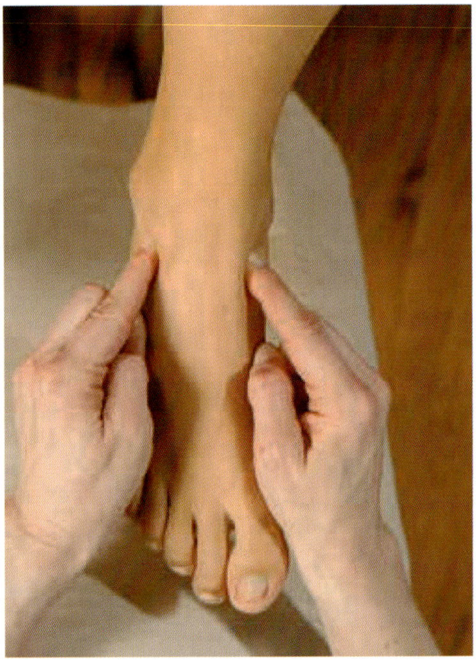

환자 및 임상의 위치

- 환자: 다리를 길게 뻗어 발목이 테이블 밖으로 약간 나오게 하여 앉은 자세
- 임상의: 환자를 향해 앉거나 선 자세

지시사항

- 내측과와 외측과를 촉진한다.
- 손가락을 거퇴관절 사이를 향해 전방으로 옮겨간다.
- 수동으로 발목을 내번시켜 외측거골두를 촉진한다.
- 수동으로 발목을 외번시켜 내측거골두를 촉진한다.

주상골(Navicular)

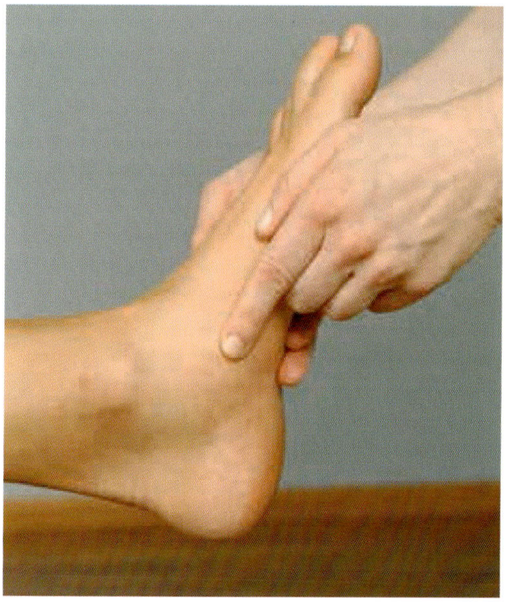

환자 및 임상의 위치

- 환자: 다리를 길게 뻗어 발목이 테이블 밖으로 약간 나오게 하여 앉은 자세
- 임상의: 환자를 향해 앉거나 선 자세

지시사항

- 내측과를 촉진한다.
- 손가락을 커다란 골 결절 (주상골 결절)이 느껴질 때까지 하방으로 1.5인치(1.3㎝) 전방으로 1.5에서 1인치(1.3에서 2.5㎝) 옮긴다.
- 손가락을 주상골의 후방을 촉진하기 위해 약간 전방으로 미끄러지듯이 움직인다.

설상골(Cuneiforms)

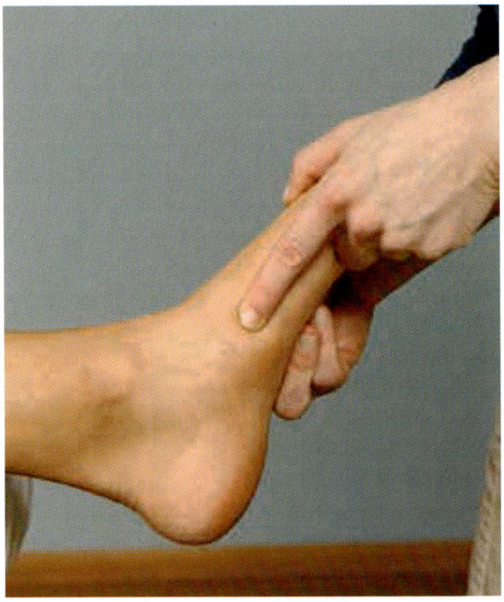

환자 및 임상의 위치

- 환자: 다리를 길게 뻗어 발목이 테이블 밖으로 약간 나오게 하여 앉은 자세
- 임상의: 환자를 향해 앉거나 선 자세

지시사항

- 주상골의 족배면을 촉진한다.
- 손가락을 주상골의 말단으로 이동하여 내측 설상골을 촉진한다.
- 계속하여 손가락을 외측 방향으로 이동하여 중간 설상골을 촉진한다.
- 다시 손가락을 외측으로 이동하여 외측 설상골을 촉진한다.

주목사항

세 개의 설상골들은 주상골과 관절을 이룬다.

입방골(Cuboid)

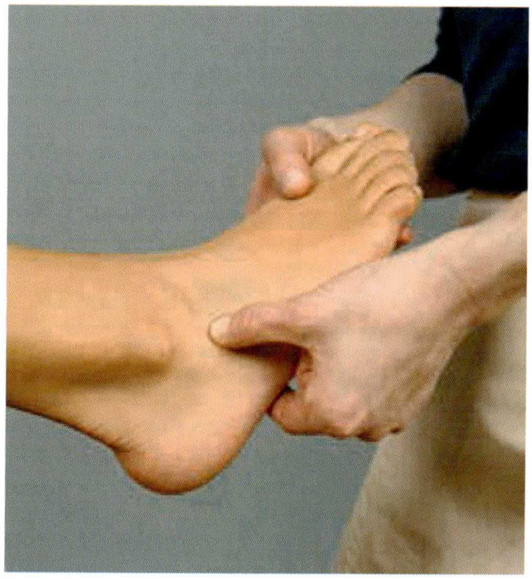

환자 및 임상의 위치

- 환자: 다리를 길게 뻗어 발목이 테이블 밖으로 약간 나오게 하여 앉은 자세
- 임상의: 환자를 향해 앉거나 선 자세

지시사항

- 외측과를 촉진한다.
- 손가락을 대략 1인치(2.5㎝) 정도 옮겨 내려간다.
- 그러면 커다란 골 융기를 느끼게 될 것이다.
- 입방골의 족배면과 족저면 모두를 촉진해 보는 것이 좋다.

5번째 중족골 결절(Tuberosity of the Fifth Metatarsal)

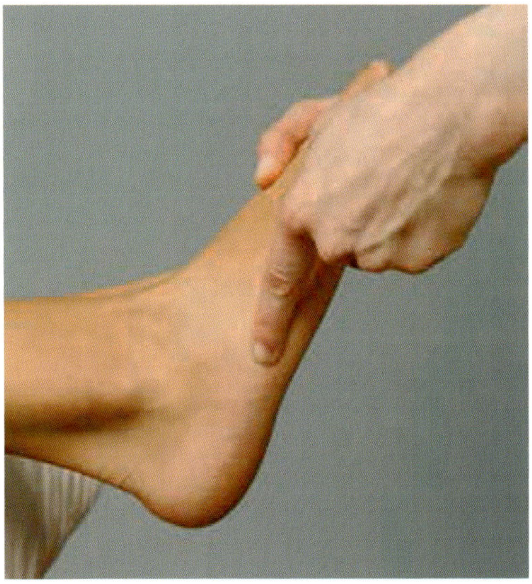

환자 및 임상의 위치

- 환자: 다리를 길게 뻗어 발목이 테이블 밖으로 약간 나오게 하여 앉은 자세
- 임상의: 환자를 향해 앉거나 선 자세

지시사항

- 외측과를 촉진한다.
- 손가락을 발의 외측 면을 향해 하방으로 옮겨 내려간다.
- 골 융기가 느껴질 때까지 대략 1에서 1.5인치(2.5에서 4㎝) 정도 전방으로 이동한다.

임상적 중요성

발의 바깥 면에 있는 5번째 중족골 결절 쪽의 통증과 압통점은 어쩌면 견열골절을 가리키는 것이다. 이는 대개 내번을 통해 발과 발목에서 일어나는 내번 손상 기전이 발생하는 동안에 일어난다(Zwitser & Breederveld, 2010). 그리고 발목 외측의 염좌와 동반될 수 있다.

첫 번째 중족골과 종자골(First Ray and Sesamoids)

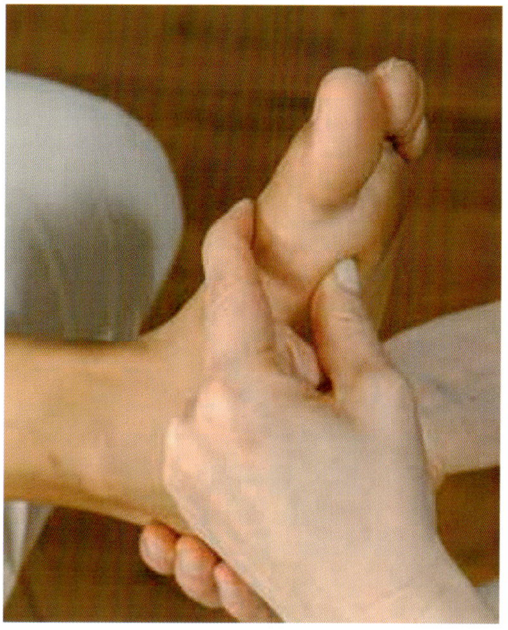

첫 번째 중족골은 첫 번째 근위 중족골과 원위 중족골로 구성된다. 종자골은 첫 번째 중족지간관절의 바닥에 위치해 있고 체중을 지지하는 활동 동안 장무지굴곡건을 보호하는 기능을 한다(Moore 등, 2011; Neumann, 2010).

환자 및 임상의 위치

- 환자: 다리를 길게 뻗어 발목이 테이블 밖으로 약간 나오게 하여 앉은 자세
- 임상의: 환자를 향해 앉거나 선 자세

지시사항

- 내측 설상골을 촉진한다.
- 엄지와 검지를 집게 모양으로 하여, 길고 부드러운 뼈가 느껴질 때까지 발의 등 쪽 면과 바닥면을 따라 원위부로 이동한다.
- MTP 관절에 가까워지면서 첫 번째 중족골의 바닥 쪽 면에 있는 두 개의 작은 골 결절이 느껴질 때까지 계속하여 원위부로 이동한다(이것이 종자골이다).

두 번째에서 네 번째 중족골(Metatarsals 2 to 4)

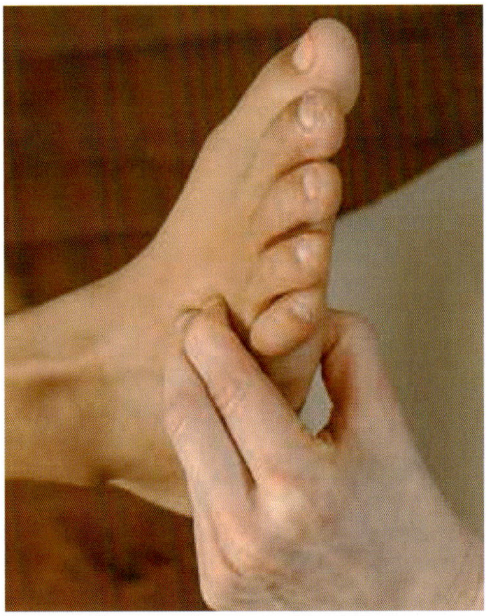

환자 및 임상의 위치

- 환자: 다리를 길게 뻗어 발목이 테이블 밖으로 약간 나오게 하여 앉은 자세
- 임상의: 환자를 향해 앉거나 선 자세

지시사항

- 첫 번째 중족골을 촉진한다.
- 다음 길고 부드러운 뼈가 느껴질 때 까지 외측으로 이동한다(이것이 두 번째 중족골이다).
- 발의 등과 바닥면에 있는 모든 다섯 개의 증족골을 촉진할 때까지 계속한다.

주목사항

각 중족골의 몸통 전체를 확실하게 검사하여야 한다.

임상적 중요성

중족골들 사이를 지나는 신경에 발생하는 염증은 종종 전족부 통증의 원인이 된다. 이는 세 번째와 네 번째 중족골 사이가 가장 흔하게 일어난다(Morton's neuroma). 환자는 관절 사이에 연루된 촉진에 뚜렷한 압통과 다섯 개의 중족골 모두를 감싸듯 가해지는 압력에 의해 통증이 발생할 것이다(Adams, 2011).

첫 번째에서 다섯 번째 기절골(Proximal Phalanges 1 to 5)

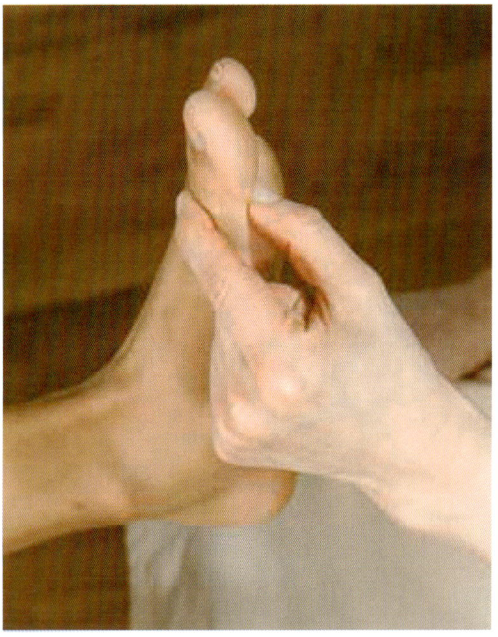

환자 및 임상의 위치

- 환자: 다리를 길게 뻗어 발목이 테이블 밖으로 약간 나오게 하여 앉은 자세
- 임상의: 환자를 향해 앉거나 선 자세

지시사항

- 중족골을 촉진하고 기절골들과 관절을 이루고 있는 부위에서부터 손가락을 원위부로 이동한다.
- 뼈를 감싸고 있는 네 개의 손가락으로, 뼈의 몸통을 따라 원위부 끝까지 촉진한다.

두 번째에서 네 번째 중절골(Middle Phalanges 2 to 4)

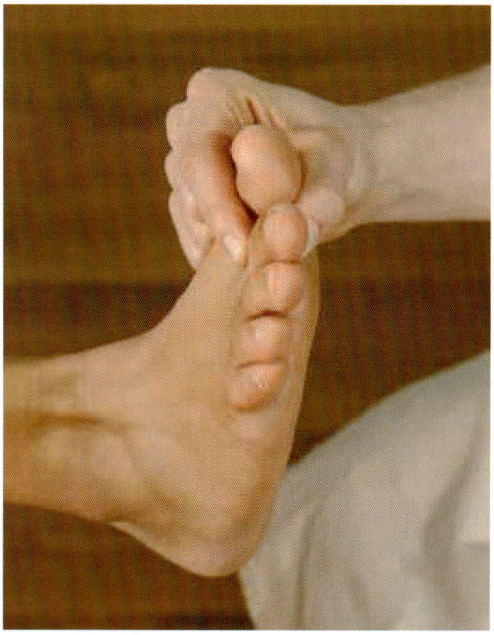

환자 및 임상의 위치

- 환자: 다리를 길게 뻗어 발목이 테이블 밖으로 약간 나오게 하여 앉은 자세
- 임상의: 환자를 향해 앉거나 선 자세

지시사항

- 기절골을 촉진한다.
- 중절골과 관절을 이루고 있는 기절골에서부터 손가락을 원위부로 이동한다.
- 뼈를 감싸고 있는 네 개의 손가락으로, 뼈의 몸통을 따라 원위부 끝까지 촉진한다.

첫 번째에서 다섯 번째 말절골(Distal Phalanges 1 to 5)

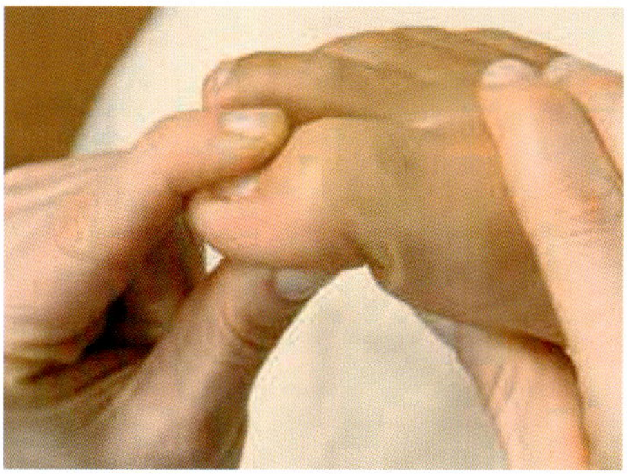

환자 및 임상의 위치

- 환자: 다리를 길게 뻗어 발목이 테이블 밖으로 약간 나오게 하여 앉은 자세
- 임상의: 환자를 향해 앉거나 선 자세

지시사항

- 중절골을 촉진한다(첫 번째 발가락은 기절골).
- 말절골들과 관절을 이루고 있는 중절골에서부터 손가락을 원위부로 이동한다.
- 뼈를 감싸고 있는 네 개의 손가락으로, 뼈의 몸통을 따라 원위부 끝까지 촉진한다.

하퇴와 발바닥 영역의 근육

근육	기시점	종지점	신경지배	액션
하퇴				
전경골근	경골의 상방 외측과 골간막	첫 번째 중족골과 내측설상골의 내측면	심비골신경(L4–L5)	발목 족배굴곡과 내번
장지신근	외측경골과, 비골의 전면, 골간막	두 번째부터 다섯 번째까지의 중절골과 말절골	심비골신경(L4–L5)	두 번째부터 다섯 번째까지 발가락 신전과 발목의 족배굴곡
장무지신근	비골의 전면과 골간막	첫 번째 발가락의 말절골	심비골신경(L4–L5)	엄지발가락 신전과 발목의 족배굴곡
제삼비골근	비골의 전면의 하단면	다섯 번째 중족골의 기저부	심비골신경(L4–L5)	발목의 족배굴곡과 외번
장비골근	비골의 외측근위부	첫 번째 중종골과 내측 설상골의 외측 면	천비골신경(L5–S1)	외번과 발목의 족저굴곡
단비골근	비골의 외측원위부	다섯 번째 중종골의 결절	천비골신경(L5–S1)	외번과 발목의 족저굴곡
비복근	외측비골과	아킬레스건을 통과하여 종골의 후면	경골신경(S1–S2)	발목의 족저굴곡과 무릎 굴곡
가자미근	비골두의 후면과 비골 근위부, 가자미근선, 그리고 경골의 내측면	아킬레스건을 통과하여 종골의 후면	경골신경(S1–S2)	발목의 족저굴곡
족척근	대퇴 하단 끝의 관절융기위선과 사슬와인대	아킬레스건을 통과하여 종골의 후면	경골신경(S1–S2)	발목의 족저굴곡을 보조
장지굴근	경골후면의 내측면에서부터 가자미근선까지 하향 그리고 비골	두 번째부터 네 번째 발가락까지의 기저부	경골신경(S2–S3)	두 번째부터 네 번째 발가락 굴곡, 발목의 족저굴곡, 그리고 발의 종족궁을 보조
장무지굴근	비골 후면의 원위부와 골간막의 원위부	첫 번째 발가락의 말절골 기저부	경골신경(S2–S3)	첫 번째 발가락의 굴곡, 내측 종족궁 보조, 미세한 족저굴곡

근육	기시점	종지점	신경지배	액션
후경골근	골간막, 경골후면에서부터 가자미근선까지 하향, 비골의 후면	주상골 결절, 설상골, 입방골 그리고 두 번째부터 네 번째까지의 중족골 기저부	경골신경(L4–L5)	발목 족저굴곡, 발 내번, 그리고 발의 내측궁을 보조
발바닥				
단무지외전근	종골의 내측 결절, 족저건막	첫 번째 발가락의 기절골의 내측	내측족척신경 (S2–S3)	첫 번째 발가락 외전
단지외전근	종골의 외측결절, 족저건막	다섯 번째 기절골의 외측면	외측족척신경 (S2–S3)	다섯 번째 발가락 외전
단지굴근	종골의 내측결절과 외측결절	장지굴근건	내측족척신경 (S2–S3)	두 번째부터 5번째 발가락 굴곡
족저방형근	종골	장지굴근건	외측족척신경 (S1–S2)	발가락들을 굴곡 시킬 때 장지굴근을 보조
충양근	장지굴근건	두 번째부터 다섯 번째 발가락의 신근건막	내측족척신경 외측족척신경 (S2–S3)	중족지간관절 굴곡, 지간관절을 신전
단무지굴근	입방골과 설상골	첫 번째 발가락의 기절골의 내측과 외측면	내측족척신경 (S2–S3)	첫 번째 발가락을 굴곡
단소지굴근	다섯 번째 중족골	다섯 번째 발가락의 기절골	외측족척신경 (S2–S3)	다섯 번째 발가락을 굴곡
무지내전근	두 번째부터 네 번째까지의 중족골과 중족지간관절을 싸고 있는 인대	첫 번째 발가락의 기절골 외측	외측족척신경 (S2–S3)	첫 번째 발가락 내전
족측골간근	세 번째부터 다섯 번째 중족골	세 번째부터 다섯 번째 발가락의 신근건막	외측족척신경 (S2–S3)	발가락 내전
배측골간극	첫 번째부터 다섯 번째 중족골	두 번째부터 네 번째 발가락의 신근건막	외측족척신경 (S2–S3)	발가락 외전

전경골근(Tibialis Anterior)

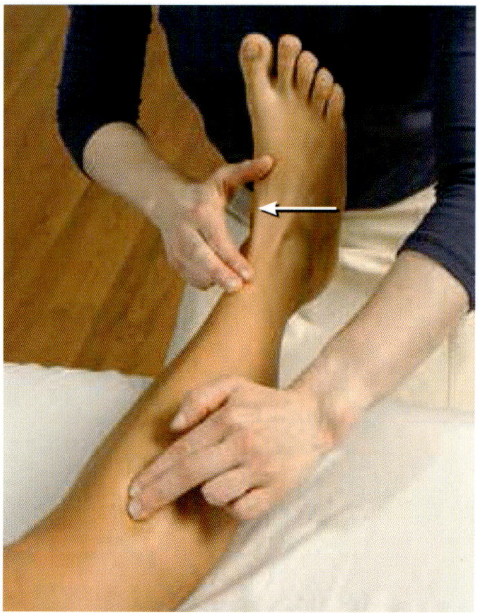

환자 및 임상의 위치

- 환자: 다리를 길게 뻗어 발목이 테이블 밖으로 약간 나오게 하여 앉은 자세
- 임상의: 환자를 향해 앉거나 선 자세

지시사항

- 경골의 외측 면에 있는 기시부를 촉진한다.
- 내측 설상골과 첫 번째 중족골에 있는 종지부를 촉진한다.
- 환자에게 족배굴곡을 시키게 하여 촉진이 정확한 지를 확인한다.
- 기시부에서부터 종지부까지 근육과 힘줄 전체를 촉진한다(또는 반대로).

주목사항

환자에게 전경골근의 수축이 일어나는 동안 발가락이 신전되지 않도록 권장해야 하는데, 왜냐하면 환자의 장지신근이 보상작용을 할 수 있기 때문이다.

임상적 중요성

심비골신경의 손상이나 L4 신경근의 압박으로 전경골근이 약해지면 보행에서 입각기 동안 발바닥을 바닥에 치는 보행 패턴(foot–slap gait pattern)이나 유각기 동안 족하수(foot drop)를 일으키는 원인이 될 수 있다 (Moore 등, 2011; Neumann, 2010).

장지신근(Extensor Digitorum Longus)

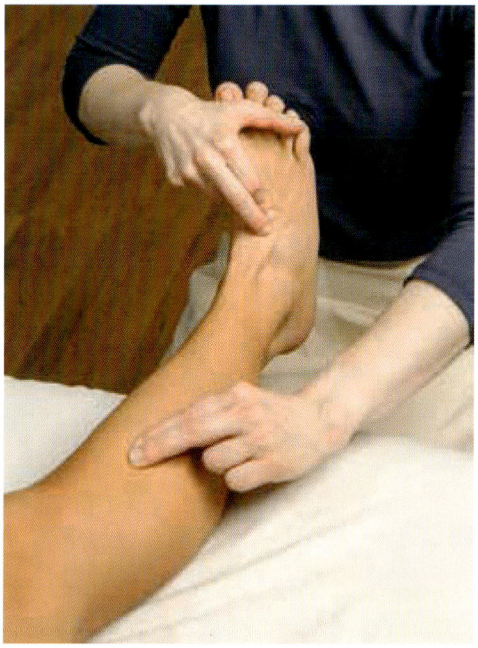

환자 및 임상의 위치

- 환자: 다리를 길게 뻗어 발목이 테이블 밖으로 약간 나오게 하여 앉은 자세
- 임상의: 환자를 향해 앉거나 선 자세

지시사항

- 경골의 외측 면과 비골의 전방에 있는 기시부를 촉진한다.
- 두 번째부터 다섯 번째 발가락의 중절골과 말절골의 족배면에 있는 종지부를 촉진한다.
- 환자에게 족배굴곡과 발가락의 신전을 수행하게 하여, 촉진이 정확한 지를 확인한다.
- 기시부에서부터 종지부까지 전체 근육과 모든 건을 촉진한다.

장무지신근(Extensor Hallucis Longus)

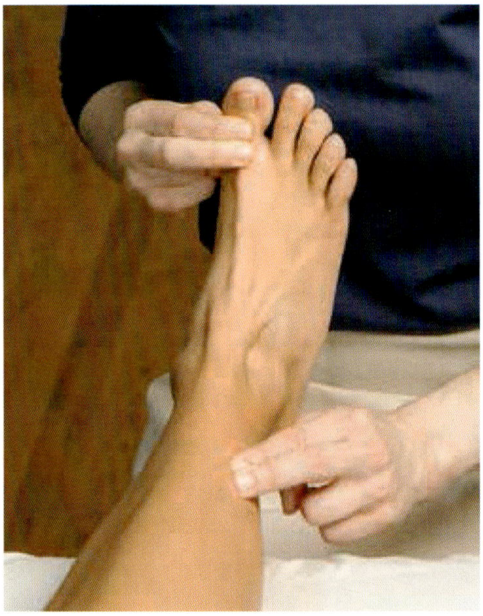

환자 및 임상의 위치

- 환자: 다리를 길게 뻗어 발목이 테이블 밖으로 약간 나오게 하여 앉은 자세
- 임상의: 환자를 향해 앉거나 선 자세

지시사항

- 비골의 근위부, 전방에 있는 기시부를 촉진한다.
- 첫 번째 발가락의 말절골에 있는 종지부를 촉진한다.
- 환자에게 무지를 신전하게 하여, 촉진이 정확한 지를 확인한다.
- 기시부에서부터 종지부까지 전체 근육과 건을 촉진한다.

장비골근과 단비골근(Fibularis Longus and Brevis)

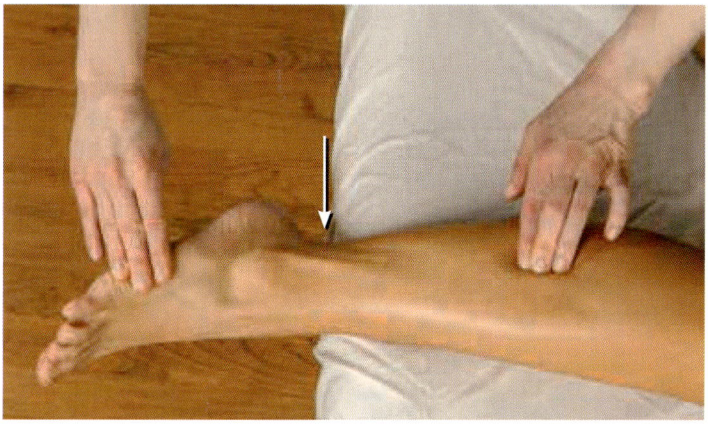

환자 및 임상의 위치

- 환자: 다리를 길게 뻗어 발목이 테이블 밖으로 약간 나오게 하여 옆으로 누운 자세
- 임상의: 환자를 향해 앉거나 선 자세

지시사항

- 비골 외측에 있는 원위부에서부터 시작하여 근복들을 하나의 그룹처럼 촉진한다.
- 환자에게 발목을 외번하게 하여 촉진이 정확한 지를 확인한다. 양쪽 근복들의 수축을 느껴야 한다.

주목사항

- 매번 시행할 때 마다 단비골근을 따라 내려가 다섯 번째 중족골의 결절 위에 있는 종지부까지 가도록 한다.
- 장비골근이 발바닥의 깊은 곳 까지 이어지기 때문에, 건을 분리하기는 힘들다.

임상적 중요성

이 근육들은 내번 발목 염좌에 매우 중요하다. 수동적 안정성을 상실하였기 때문에 이 근육들은 기능적인 활동을 하는 동안 근육의 동적인 조절과 힘을 증가시킬 필요가 있다. 내번 발목 염좌 발생 시 강력한 수축이 발생한 후 이 근육과 인대에 염증이 발생하고 압통이 생기는 일이 흔하다.

비복근(Gastrocnemius)

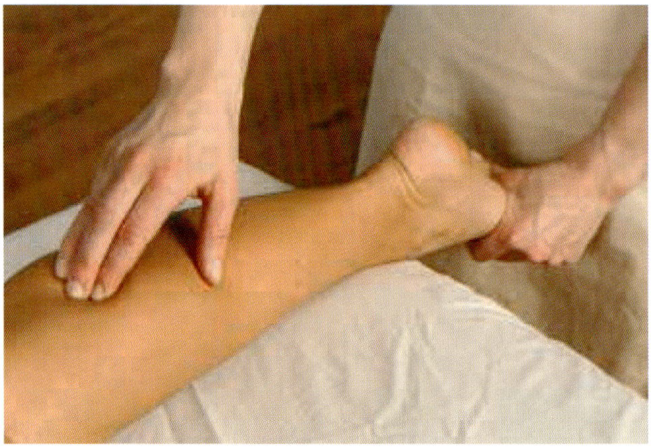

환자 및 임상의 위치

- 환자: 다리를 길게 뻗어 발목이 테이블 밖으로 약간 나오게 하여 엎드려 누운 자세
- 임상의: 환자를 향해 앉거나 선 자세

지시사항

- 하퇴의 후방 부위 전체를 촉진한다.
- 환자에게 발목을 족저굴곡 시키게 하여, 촉진이 정확한지를 확인한다.
- 근육의 기시부에서부터 종골의 아킬레스건을 통과하는 종지부까지 촉진한다.

주목사항

두 개의 관절을 지나는 근육이기 때문에, 발목의 족배굴곡은 무릎이 신전되어 있을 때 제한될 수 있다. 족배굴곡의 운동범위는 무릎의 굴곡과 신전 모두 함께 평가 되어야만 한다.

가자미근(Soleus)

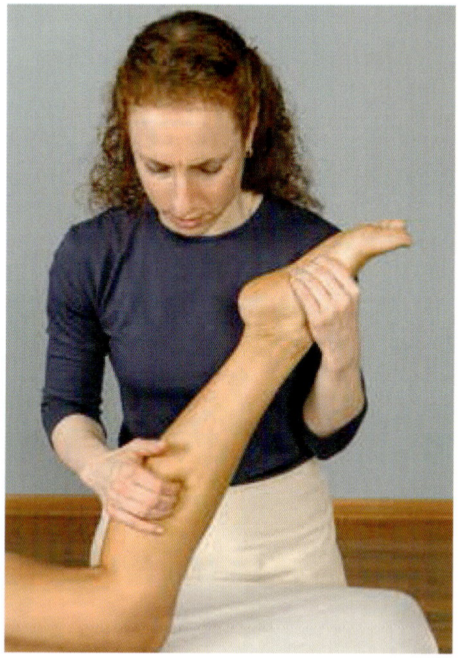

환자 및 임상의 위치

- 환자: 무릎을 70도로 굴곡시킨 채 엎드려 누운 자세
- 임상의: 환자를 향해 앉거나 선 자세

지시사항

- 비복근을 촉진한다.
- 손가락으로 비복근의 측면 깊숙히 밀어 넣는다.
- 환자에게 발목을 족저굴곡 시키게하여 촉진이 정확한 지를 확인하도록 하는데, 비복근 아래에서 발생하는 넓고 평평한 근육의 수축을 느끼도록 한다.

주목사항

근위부보다 좀 더 원위부에서 가자미근을 촉진함으로서 비복근과 가자미근 사이의 차이점을 느낄 수 있다.

굴근지대(Flexor Retinaculum)

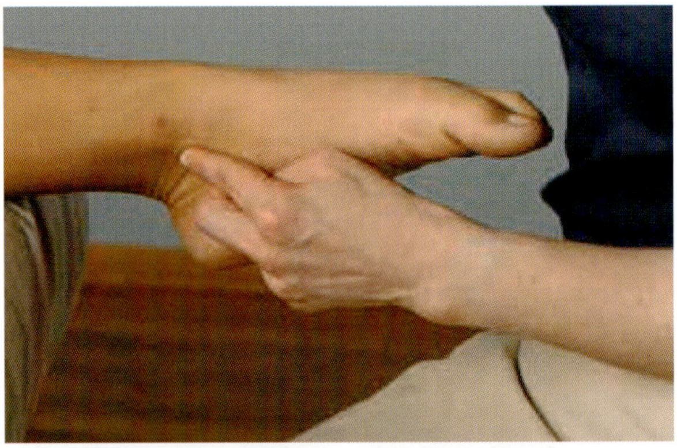

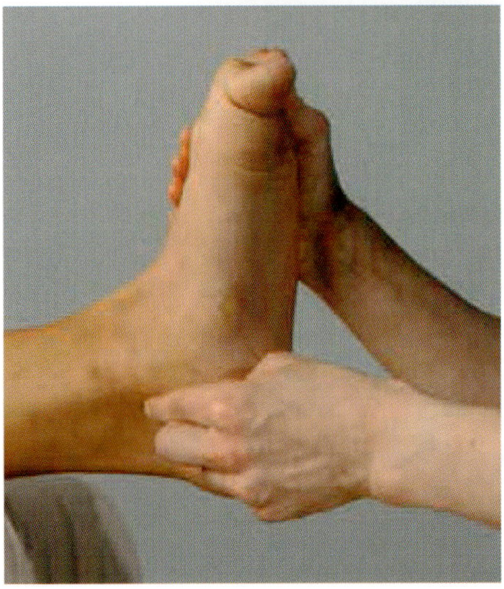

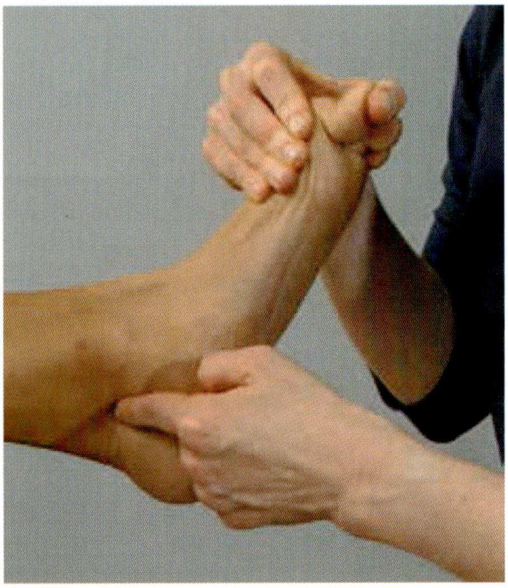

환자 및 임상의 위치

- 환자: 다리를 길게 뻗어 발목이 테이블 밖으로 약간 나오게 하여 바로 누운 자세
- 임상의: 환자를 향해 앉거나 선 자세

지시사항

- 내측과를 촉진한다.
- 손가락을 내측과의 후방으로 살짝 옮겨가서 후경골근을 촉진한다.
- 환자에게 발목을 족저굴곡과 내번시키게 하여 촉진이 정확한지를 확인한다. 이 때 손가락 아래에서 건이 수축되는 것을 느껴야 한다.
- 장지굴근을 촉진하기 위하여 계속하여 후경골근의 후방으로 이동한다.

- 환자에게 2~5번째 발가락을 굴곡시키게 하여, 촉진이 정확한 지를 확인한다. 이 때 손가락 아래에서 건이 수축되는지를 느껴야 한다.
- 장무지굴근를 촉진하기 위하여 계속하여 장지굴근의 후방으로 이동한다.
- 환자에게 첫 번째 발가락을 굴곡시키게 하여 촉진을 확인한다. 이 때 손가락 아래에서 건이 수축되는지를 느껴야 한다.

임상적 중요성

내측과의 후방에서 촉진 시 나타나는 압통점은 후경골건염 또는 후결골건병증의 징후가 될 수 있다. 만약 이런 증례라면, 임상검사 중에 내번과 족저굴곡에 저항할 때 통증이 나타날 것이다 (Bek, Simsek, Erel, Yakut, & Uygur, 2012).

족저근막(Plantar Fascia)

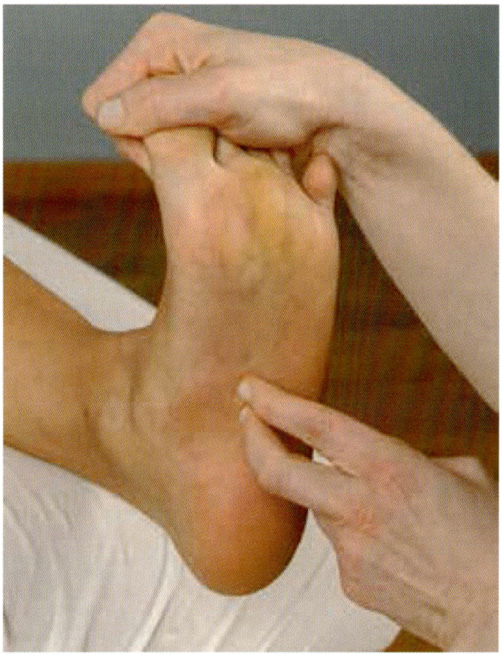

환자 및 임상의 위치

- 환자: 다리를 길게 뻗어 발목이 테이블 밖으로 약간 나오게 하여 앉은 자세
- 임상의: 환자를 향해 앉거나 선 자세

지시사항

- 수동으로 발목을 족배굴곡시키고, 1~5 발가락을 신전시킨다.
- 종골의 내측 결절을 촉진한다.
- 손가락으로 종골의 내측 결절에서부터 1~5 발가락의 중족골두에 있는 종지부까지 족저근막을 따라 올라간다.

주목사항

발바닥의 내재근(intrinsic muscle)은 족저근막보다 깊이 위치해 있고, 근막은 두껍기 때문에 각각의 근육을 각각 촉진하는 것은 매우 어렵다. 그러나 단무지외전근이나 소지외전근 같은 특정 근육은 구별될 수도 있다. 또한 배측골간근(dorsal interossei)은 중족골들의 몸통 사이에서 촉진될 수 있다.

단무지외전근(Abductor Hallucis Brevis)

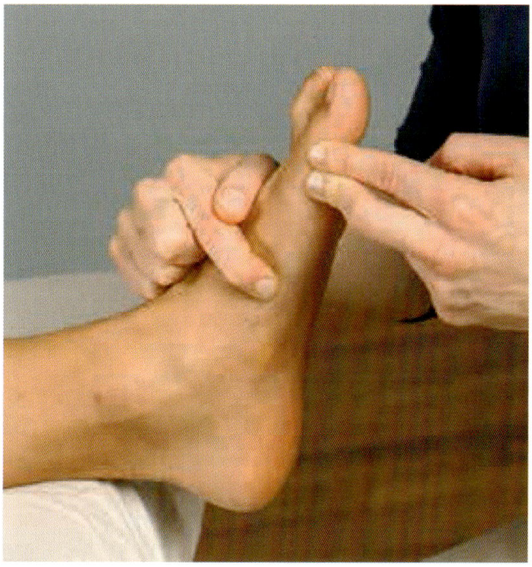

환자 및 임상의 위치

- 환자: 다리를 길게 뻗어 발목이 테이블 밖으로 약간 나오게 하여 앉은 자세
- 임상의: 환자를 향해 앉거나 선 자세

지시사항

- 종골의 내측 결절에 있는 기시부를 촉진한다.
- 첫 번째 발가락의 근위 기절골의 내측 면에 있는 종지부를 촉진한다.
- 기시부에서부터 종지부까지의 섬유를 따라간다.
- 환자에게 첫 번째 발가락을 외전시키게 하여, 촉진이 정확한지를 확인한다.

소지외전근(Abductor Digiti Minimi)

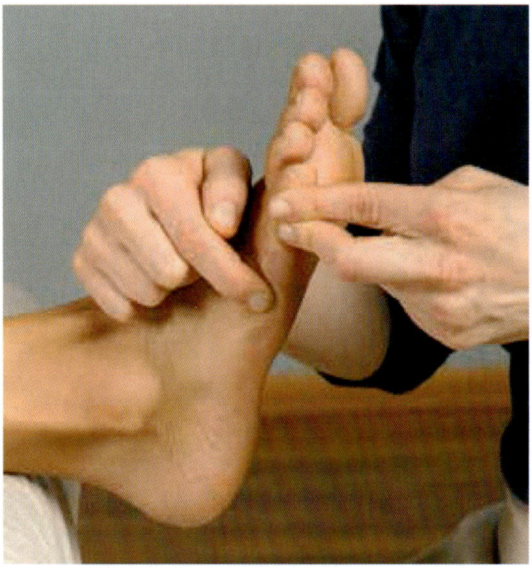

환자 및 임상의 위치

- 환자: 다리를 길게 뻗어 발목이 테이블 밖으로 약간 나오게 하여 앉은 자세
- 임상의: 환자를 향해 앉거나 선 자세

지시사항

- 종골의 외측 결절에 있는 기시부를 촉진한다.
- 첫 번째 발가락의 기절골의 외측 부위에 있는 종지부를 촉진한다.
- 기시부에서부터 종지부까지 섬유를 따라간다.
- 환자에게 다섯 번째 발가락을 외전시키게 하여, 촉진이 정확한지를 확인한다.

배측골간근(Dorsal Interossei)

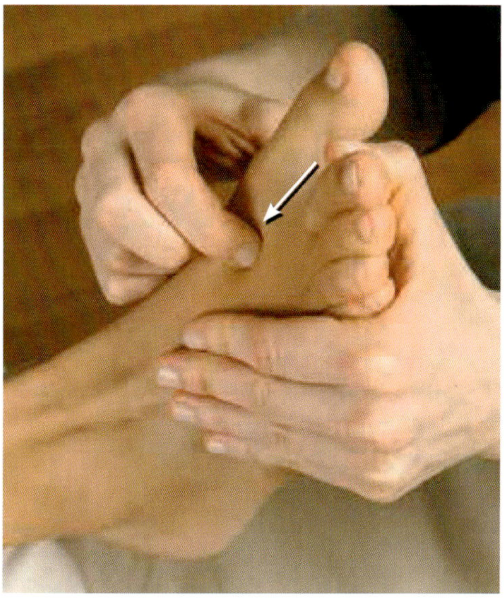

환자 및 임상의 위치

- 환자: 다리를 길게 뻗어 발목이 테이블 밖으로 약간 나오게 하여 앉은 자세
- 임상의: 환자를 향해 앉거나 선 자세

지시사항

- 첫 번째와 두 번째 중족골을 촉진한다.
- 첫 번째와 두 번째 중족골 사이에 손가락의 패드 부위를 댄다.
- 환자에게 두 번째 발가락을 외전시키게 하여 첫 번째 배측골간근의 촉진이 정확한지를 확인한다.
- 같은 방법으로 다른 쪽의 배측골간근도 촉진하도록 한다.

주목사항

발의 중앙은 두 번째 발가락이다. 그러므로 두 번째 발가락은 엄지 쪽으로 외전하거나(첫 번째 배측골간근에 의해서) 엄지로부터 멀리 외전할 수 있다(두 번째 배측골간근에 의해서).

외측측부인대(Lateral Collateral Ligament)

환자 및 임상의 위치

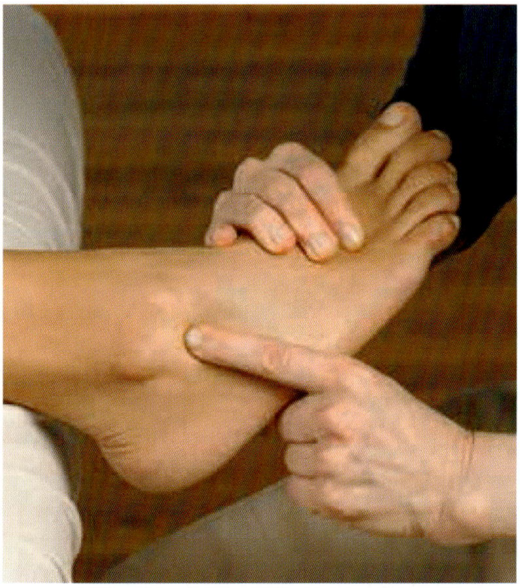

- 환자: 다리를 길게 뻗어 발목이 테이블 밖으로 약간 나오게 하여 앉은 자세
- 임상의: 환자를 향해 앉거나 선 자세

지시사항

- 외측과에 있는 전거비인대, 종비인대, 그리고 후거비인대의 근위 부착 부위를 촉진한다.
- 전거비인대를 촉진하기 위하여 손가락을 외측과에서 전하방으로 옮겨간다.
- 종비인대를 촉진하기 위하여 손가락을 외측과에서 하방으로 옮겨간다.
- 후거비인대를 촉진하기 위하여 손가락을 외측과에서 후하방으로 옮겨간다.

주목사항

- 인대를 더 단단하게 만들기 위해 환자의 발을 수동적으로 약간 내번시켜 위치시키게 하면 촉진하기가 더 쉬워진다.
- 이 인대들을 각각 평가할 때 팽팽한 줄을 만지는 것 같은 느낌이 나야 한다.

임상적 중요성

발목의 염좌를 관리할 때, 임상의들은 종종 단지 전거비인대만 촉진하는 실수를 범한다. 발목의 모든 인대들을 평가하는 것은 다른 인대들도 연계되었는가에 관한 등급을 매기기 위해 필요하다. 발목 내번 염좌의 1등급은 오직 전거비인대만 포함된 것이다. 발목 내번 염좌의 2등급은 전거비인대와 종비인대가 포함된다. 발목 내번 염좌의 3등급은 세 인대 모두가 포함 된다(van den Bekerom, Kerkhoffs, McCollum, Calder, & van Dijk, 2012).

내측측부인대(삼각) [Medial Collateral Ligament(Deltoid)]

환자 및 임상의 위치

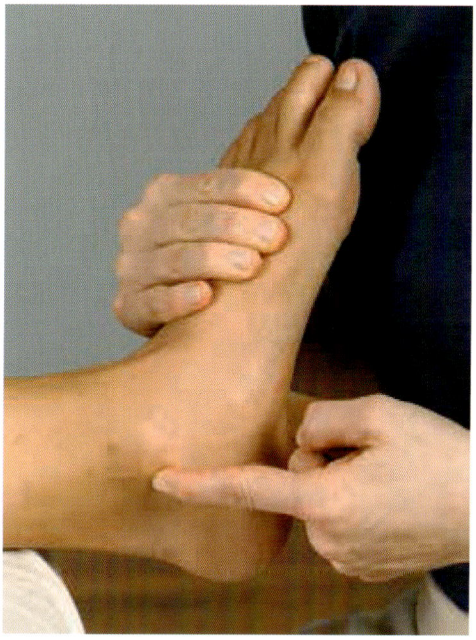

- 환자: 다리를 길게 뻗어 발목이 테이블 밖으로 약간 나오게 하여 앉은 자세
- 임상의: 환자를 향해 앉거나 선 자세

지시사항

- 내측과에 있는 전경거인대, 후경거인대, 경주상골인대, 그리고 경종골인대의 근위 부착부위를 촉진한다.
- 후경거인대를 촉진하기 위하여 손가락을 내측과에서 하방으로 옮겨간다.
- 경종골인대를 촉진하기 위하여 손가락을 내측과에서 후방으로 옮겨간다.
- 경주상골인대를 촉진하기 위하여 손가락을 내측과에서 전하방으로 옮겨간다.
- 전경거인대를 촉진하기 위해 손가락을 내측과에서 전방으로 옮겨간다.

주목사항

- 인대를 단단하게 만들기 위해 환자의 발을 수동적으로 약간 외번 시켜 위치하게 하면 촉진하기 더 쉬워진다.
- 이 인대들을 각각 평가할 때 팽팽한 줄을 만지는 것 같은 느낌이 나야 한다.

임상적 중요성

대부분의 발목 염좌는 내번 염좌이지만, 몇몇의 환자들은 발목의 외번 염좌에 고통을 받는다. 그러므로 발목의 내측 면에 있는 인대의 안정성을 어떻게 평가하는지 아는 것은 중요하다 (Tiemstra, 2012).

족배 맥박(Dorsalis Pedis Pulse)

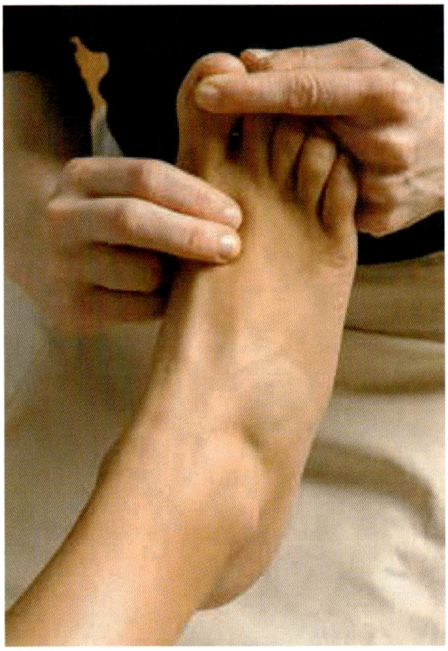

환자 및 임상의 위치

- 환자: 다리를 길게 뻗어 발목이 테이블 밖으로 약간 나오게 하여 앉은 자세
- 임상의: 환자를 향해 앉거나 선 자세

지시사항

- 첫 번째와 두 번째 중족골을 촉진한다.
- 장무지신근의 건을 촉진한다.
- 손가락을 첫 번째와 두 번째 중족골 사이에 있는 건에서 외측으로 옮겨간다.
- 두 번째와 세 번째 손가락의 패드 부위로 부드러운 압박을 가하여 맥박을 평가한다.

후경골 맥박(Posterior Tibial Pulse)

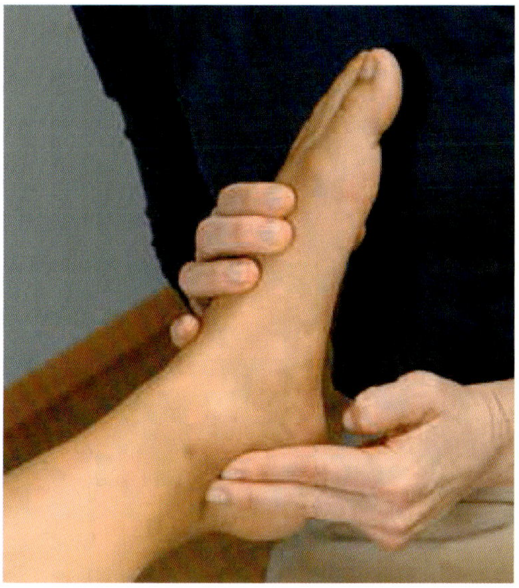

환자 및 임상의 위치

- 환자: 다리를 길게 뻗어 발목이 테이블 밖으로 약간 나오게 하여 앉은 자세
- 임상의: 환자를 향해 앉거나 선 자세

지시사항

- 내측과를 촉진한다.
- 두 번째와 세 번째 손가락의 패드 부위로 내측과에서 후방으로 옮겨간다.
- 부드러운 압박을 가하여 맥박을 평가한다.

주목사항

발목을 수동으로 내번시키면 맥박을 촉진하기가 쉽다.

증례 연구(Case Study)

병력(History)

17세 남성이 아침 일찍 운동 중에 리바운드를 하다 잘못 착지하여 그의 코치와 함께 클리닉을 방문하였다. 환자는 또 다른 선수의 발을 밟으면서 왼쪽 발목이 꺾였다고 했다. 그는 발목의 외측 부위에서 예리한 통증을 느꼈고, 바닥에 넘어졌다고 한다. 발에 체중을 싣는 걸 힘들어 했고, 코트에서 나올 때 누군가 도와줬어야만 했다. 그 당시에 트레이너는 발목에 얼음찜질을 하였고, 에이스 랩(ace wrap)을 적용시켰으며, 목발 한 쌍을 쥐어 주었다. 환자는 그의 가족과 개와 함께 4층 집에서 생활하고 있다. 그는 고등학교 팀에서 주전 선수이고, 1부 리그 학교에 발탁되어 있는 상태이다.

- 주관적인 정보에만 기초로 하여, 가장 유력한 세 가지의 진단은 무엇이라고 보는가?

검사(Examination)

과거 치료 병력	14살에 오스굿–실라터 병(Osgood–Schlatter disease)
약 복용	약이나 비타민 혹은 보조제 복용 부정
관찰	왼쪽 발목의 외측 면에 넓게 퍼진 부종 왼쪽 발목 주위에 에이스 랩(Ace wrap)
능동적 가동범위	족배굴곡 = 0도(중립), 족저굴곡 = 0~30도, 내번 = 0~5도, 외번 = 0~10도
수동적 가동범위	상동
수기적 근력 검사	족배굴곡 4/5, 족저굴곡 2+/5 (통증), 내번 4/5, 외번 3/5 2도에서부터 통증 발생(모두 정상범위 안에 속함)
특별 테스트	전방십자인대검사(Anterior drawer test) 양성 외회전 스트레스 테스트(external rotation stress test) 음성 하퇴압박 테스트(lower leg squeeze test) 음성
그 외	환자는 양쪽에 겨드랑이에 걸치는 목발을 갖고 걸음(왼쪽 하퇴에는 최소한의 체중만이 실리도록)

- 주관적인 정보와 객관적인 정보를 함께 기초로 하여 볼 때, 가장 유력한 두 개의 진단은 무엇이라고 보는가? 세 번째 진단을 배제하는 근거를 제시하라.
- 여러분의 감별 진단에 기초하여, 이 환자의 어느 구조를 촉진해야 할 것인가?
- 나타난 모든 정보를 바탕으로 하여 볼 때, 여러분은 이러한 구조물의 촉진에서 무엇을 발견할 것이라고 기대하는가?

증례의 해결과 논의(Case Solution and Discussion)

병력에 기초한 잠재적인 진단

- 발목 골절
- 발목 인대 염좌(결합성)
- 외측 발목 염좌

병력과 검사에 기초한 잠재적인 진단

- 발목 인대 염좌(결합성)
- 외측 발목 염좌

발목 골절: 외측 발목의 반상출혈이 보이지 않고, 게다가 약간의 체중을 발목에 실을 수 있는 것으로 봐서 발목 골절로 보이지는 않는다. 그러나 이것은 아직까지의 검사로는 완벽하게 가능성을 제쳐 둘 수는 없다.

촉진할 구조물

- 내측과
- 외측과
- 다섯 번째 중족골의 결절
- 경골과 비골의 6㎝ 하방 부위
- 전거비인대
- 종비인대
- 후거비인대

주목사항: 환자를 방사선 촬영을 의뢰하는 결정은 촉진 검사에 크게 의지되고 있으며, 또한 골절의 가능성을 완전히 배제하기 힘들 때 이다. 그러므로 발목 원위부 중 특히 이 장에서 나열된 골격 구조의 촉진 검사법들은 위에 대한 결정을 할 수 있게 해 준다.

촉진의 결과

- 좌측 전거비인대와 종비인대에서 촉진에 의한 압통점 발생
- 좌측 장비골근과 단비골근 도처에서 촉진에 의한 압통점 발생

임상적 추론

- 발목 인대결 염좌(결합성): 환자의 부상에 대한 기전, 통증 부위, 그리고 체중 지지를 힘들어 하는 것을 봤을 때, 인대 염좌(결합성)일 수 있다. 그러나 인대 염좌(결합성)를 위

한 특별한 테스트들이 음성인 것을 봤을 때 이 진단은 배제된다.

- 외측 발목 염좌: 환자의 부상에 대한 기전, 통증 부위, 그리고 체중 지지를 힘들어하는 것을 봤을 때, 외측 발목 염좌일 수 있다. 부종이 확산되면서 종종 반상출혈(이 증례에서는 나타나지 않음)이 보이면 보통 외측 발목 염좌로 볼 수 있는데, 이 때 전거비인대와 종비인대에서 압통점이 촉진되고, 전방십자인대검사(anterior drawer test)가 양성으로 나오게 된다. 총체적으로 봤을 때, 위의 결과들이 이 진단이 옳다는 것을 확인시켜 준다.

참고문헌(References)

Chapter 1

Beaman, F. D., Kransdorf, M. J., Andrews, T. R., Murphey, M. D., Arcara, L. K., & Keeling, J. H. (2007). Superficial soft-tissue masses: analysis, diagnosis, and differential considerations. *Radiographics*, 27(2), 509–523.

Birch, R., Misra, P., Stewart, M. P., Eardley, W. G., Ramasamy, A., Brown, K., et al. (2012). Nerve injuries sustained during warfare: part I—Epidemiology. *J Bone Joint Surg Br*, 94(4), 523–528.

Dvorak, J., & Dvorak, V. (1990). General principles of palpation. In W. Gilliar & P. Greenman(Eds.), *Manual Medicine Diagnostics* (2nd ed., pp. 71–75). New York: Thieme.

Dyson, M., Pond, J. B., Joseph, J., & Warwick, R. (1968). The stimulation of tissue regenerationby means of ultrasound. *Clin Sci*, 35(2), 273–285.

Dyson, M., & Suckling, J. (1978). Stimulation of tissue repair by ultrasound: a survey of the mechanisms involved. *Physiotherapy*, 64(4), 105–108.

Elliott, M., & Coventry, A. (2012). Critical care: the eight vital signs of patient monitoring. *Br J Nurs*, 21(10), 621–625.

Frymann, V. (1963). Palpation, its study in the workshop. AAO *Yearbook*, 16–31.

Gerwin, R. D., Shannon, S., Hong, C. Z., Hubbard, D., & Gevirtz, R. (1997). Interrater reliability in myofascial trigger point examination. *Pain*, 69(1–2), 65–73.

Gogia, P. P. (1992). The biology of wound healing. *Ostomy Wound Manage*, 38(9), 12, 14–16, 18–22.

Hsieh, C. Y., Hong, C. Z., Adams, A. H., Platt, K. J., Danielson, C. D., Hoehler, F. K., et al. (2000). Interexaminer reliability of the palpation of trigger points in the trunk and lower limb muscles. *Arch Phys Med Rehabil*, 81(3), 258–264.

Johnson, G. S. (2010). Soft tissue mobilization. In R. A. Donatelli & M. J. Wodden (Eds.), *Orthopaedic Physical Therapy* (4th ed., pp. 612–613). St. Louis: Elsevier.

Magee, D. (2008). *Orthopedic Physical Assessment* (5th ed.). St. Louis: Elsevier.

Maitland, G. (2006). *Maitland's Vertebral Manipulation* (7th ed.). Sydney: Butterworths.

Moore, H., Nichols, C., & Engles, M. (2010). Tissue response. In R. A. Donatelli & M. J. Wodden (Eds.), *Orthopaedic Physical Therapy* (4th ed., pp. 1–2). St. Louis: Elsevier.

Moore, K. L., Agur, A. M., & Dalley, A. R. (2011). *Essential Clinical Anatomy* (4th ed.). Philadelphia: Lippincott, Williams, & Wilkins.

Njoo, K. H., & Van der Does, E. (1994). The occurrence and inter-rater reliability of myofascial trigger points in the quadratus lumborum and gluteus medius: a prospective study in non-specific low back pain patients and controls in general practice. *Pain*, 58(3), 317-323.

Ramsey, S. M. (1997). Holistic manual therapy techniques. *Prim Care*, 24(4), 759-786.

Schultz, G., Rotatori, D. S., & Clark, W. (1991). EGF and TGF-alpha in wound healing and repair. *J Cell Biochem*, 45(4), 346-352.

Stiell, I. G., Wells, G., Laupacis, A., Brison, R., Verbeek, R., Vandemheen, K., et al. (1995). Multicentre trial to introduce the Ottawa ankle rules for use of radiography in acute ankle injuries. Multicentre Ankle Rule Study Group. *BMJ, 311(7005)*, 594-597.

Sturgill, L. P., Snyder-Mackler, L., Manal, T. J., & Axe, M. J. (2009). Interrater reliability of a clinical scale to assess knee joint effusion. *J Orthop Sports Phys Ther*, 39(12), 845-849.

Waugh, E. J. (2005). Lateral epicondylalgia or epicondylitis: what's in a name? *J Orthop Sports Phys Ther*, 35(4), 200-202.

Chapter 2

Holmlund, A. B., & Axelsson, S. (1996). Temporomandibular arthropathy: correlation between clinical signs and symptoms and arthroscopic findings. *Int J Oral Maxillofac Surg*, 25(3), 178-181.

Manfredini, D., Tognini, F., Zampa, V., & Bosco, M. (2003). Predictive value of clinical findings for temporomandibular joint effusion. Oral Surg Oral Med *Oral Pathol Oral Radiol Endod*, 96(5), 521-526.

Moore, K. L., Agur, A. M., & Dalley, A. R. (2011). *Essential Clinical Anatomy* (4th ed.). Philadelphia: Lippincott, Williams & Wilkins.

Murray, G. M., Bhutada, M., Peck, C. C., Phanachet, I., Sae-Lee, D., & Whittle, T. (2007). The human lateral pterygoid muscle. *Arch Oral Biol*, 52(4), 377-380.

Nassif, N. J., Al-Salleeh, F., & Al-Admawi, M. (2003). The prevalence and treatment needs of symptoms and signs of temporomandibular disorders among young adult males. *J Oral Rehabil*, 30(9), 944-950.

Neumann, D. A. (2010). *Kinesiology of the Musculoskeletal System: Foundations for Rehabilitation* (2nd ed.). Philadelphia: Elsevier.

Okeson, J. P. (2005). *Management of Temporomandibular Disorders and Occlusion* (6th ed.). St. Louis: Mosby.

Chapter 3

Burkart, A. C., & Debski, R. E. (2002). Anatomy and function of the glenohumeral ligaments in anterior shoulder instability. *Clin Orthop Relat Res*, 400, 32-39.

Janda, V. (1978). Muscles, central nervous system motor regulation and back problems. In I. M. Korr (Ed.), The Neurobiologic *Mechanisms in Manipulative Therapy* (pp. 27-40). New York: Plenum Press.

Janda, V. (1996). Evaluation of muscular imbalance. In C. Liebenson (Ed.), *Rehabilitation of the Spine: A Practitioner's Manual* (pp. 97–112). Baltimore: Lippincott, Williams & Wilkins.

Kibler, W. B., Sciascia, A., & Wilkes, T. (2012). Scapular dyskinesis and its relation to shoulder injury. *J Am Acad Orthop Surg*, 20(6), 364–372.

Ludewig, P. M., & Cook, T. M. (2002). Translations of the humerus in persons with shoulder impingement symptoms. *J Orthop Sports Phys Ther*, 32(6), 248–259.

Mattingly, G. E., & Mackarey, P. J. (1996). Optimal methods for shoulder tendon palpation: a cadaver study. *Phys Ther*, 76(2), 166–174.

Moore, K. L., Agur, A. M., & Dalley, A. R. (2011). *Essential Clinical Anatomy* (4th ed.). Philadelphia: Lippincott, Williams & Wilkins.

Neumann, D. A. (2010). *Kinesiology of the Musculoskeletal System: Foundations for Rehabilitation* (2nd ed.). Philadelphia: Elsevier.

Pegreffi, F., Paladini, P., Campi, F., & Porcellini, G. (2011). Conservative management of rotator cuff tear. *Sports Med Arthrosc*, 19(4), 348–353.

Picavet, H. S., & Schouten, J. S. (2003). Musculoskeletal pain in the Netherlands: prevalences, consequences and risk groups, the DMC(3)–study. *Pain*, 102(1–2), 167–178.

Prentice, W. E. (2011). Principles of Athletic Training: *A Competency–Based Approach* (14th ed.). New York: McGraw–Hill.

Shah, A. A., Butler, R. B., Sung, S. Y., Wells, J. H., Higgins, L. D., & Warner, J. J. (2011). Clinical outcomes of suprascapular nerve decompression. *J Shoulder Elbow Surg*, 20(6), 975–982.

Steinmann, S. P., & Wood, M. B. (2003). Pectoralis major transfer for serratus anterior paralysis. *J Shoulder Elbow Surg*, 12(6), 555–560.

Thompson, J. C. (2010). Shoulder. *Netter's Concise Orthopaedic Anatomy* (2nd ed., p. 80). Philadelphia: Saunders.

Tillander, B., & Norlin, R. (2002). Intraoperative measurements of the subacromial distance. *Arthroscopy*, 18(4), 347–352.

Waugh, E. J. (2005). Lateral epicondylalgia or epicondylitis: what's in a name? *J Orthop Sports Phys Ther*, 35(4), 200–202.

Chapter 4

Banerjee, R., Waterman, B., Padalecki, J., & Robertson, W. (2011). Management of distal clavicle fractures. *J Am Acad Orthop Surg*, 19(7), 392–401.

Borstad, J. D. (2008). Measurement of pectoralis minor muscle length: validation and clinical application. *J Orthop Sports Phys Ther*, 38(4), 169–174.

Bourghli, A., & Fabre, A. (2012). Proximal end clavicle fracture from a parachute jumping injury. *Orthop Traumatol Surg Res*, 98(2), 238–241.

Lewis, J. S., & Valentine, R. E. (2007). The pectoralis minor length test: a study of the intrarater reliability and diagnostic accuracy in subjects with and without shoulder symptoms. *BMC Musculoskelet Disord*, 8(64), 1–10.

Lindgren, K. A., Leino, E., Hakola, M., & Hamberg, J. (1990). Cervical spine rotation and lateral flexion combine motion in the examination of the thoracic outlet. *Arch Phys Med Rehabil*, 71(5), 343–344.

Moore, K. L., Agur, A. M., & Dalley, A. R. (2011). *Essential Clinical Anatomy* (4th ed.). Philadelphia: Lippincott, Williams & Wilkins.

Neumann, D. A. (2010). *Kinesiology of the Musculoskeletal System: Foundations for Rehabilitation* (2nd ed.). Philadelphia: Elsevier.

Thompson, J. C. (2010). Shoulder. *Netter's Concise Orthopaedic Anatomy* (2nd ed., pp. 80). Philadelphia: Saunders.

Tillander, B., & Norlin, R. (2002). Intraoperative measurements of the subacromial distance. *Arthroscopy*, 18(4), 347–352.

Chapter 5

Gonzalez–Iglesias, J., Cleland, J. A., del Rosario Gutierrez–Vega, M., & Fernandez–de–las–Penas, C. (2011). Multimodal management of lateral epicondylalgia in rock climbers: a prospective case series. *J Manipulative Physiol Ther*, 34(9), 635–642.

Kraushaar, B. S., & Nirschl, R. P. (1999). Tendinosis of the elbow (tennis elbow). Clinical features and findings of histological, immunohistochemical, and electron microscopy studies. *J Bone Joint Surg Am*, 81(2), 259–278.

Moore, K. L., Agur, A. M., & Dalley, A. R. (2011). Essential Clinical Anatomy (4th ed.). Philadelphia: Lippincott, Williams & Wilkins.

Neumann, D. A. (2010). *Kinesiology of the Musculoskeletal System: Foundations for Rehabilitation* (2nd ed.). Philadelphia: Elsevier.

Regan, W. D., Korinek, S. L., Morrey, B. F., & An, K. N. (1991). Biomechanical study of ligaments around the elbow joint. *Clin Orthop Relat Res*, 271, 170–179.

Chapter 6

Akalin, E., El, O., Peker, O., Senocak, O., Tamci, S., Gulbahar, S., et al. (2002). Treatment of carpal tunnel syndrome with nerve and tendon gliding exercises. *Am J Phys Med Rehabil*, 81(2), 108–113.

Grover, R. (1996). Clinical assessment of scaphoid injuries and the detection of fractures. *J Hand Surg* Br, 21(3), 341–343.

Kitay, A., & Wolfe, S. W. (2012). Scapholunate instability: current concepts in diagnosis and management. *J Hand Surg Am*, 37(10), 2175–2196.

Moore, K. L., Agur, A. M., & Dalley, A. R. (2011). *Essential Clinical Anatomy* (4th ed.).

Philadelphia: Lippincott, Williams & Wilkins.

Neumann, D. A. (2010). *Kinesiology of the Musculoskeletal System: Foundations for Rehabilitation* (2nd ed.). Philadelphia: Elsevier.

Chapter 7

Beer, A., Treleaven, J., & Jull, G. (2012). Can a functional postural exercise improve performance in the cranio-cervical flexion test?—a preliminary study. *Man Ther*, 17(3), 219–224.

Bialosky, J. E., Bishop, M. D., & George, S. Z. (2008). Regional interdependence: a musculoskeletal examination model whose time has come. *J Orthop Sports Phys Ther*, 38(3), 159–160, author reply 160.

Croft, P. R., Lewis, M., Papageorgiou, A. C., Thomas, E., Jayson, M. I., Macfarlane, G. J., et al. (2001). Risk factors for neck pain: a longitudinal study in the general population. *Pain*, 93(3), 317–325.

Diab, A. A. (2012). The role of forward head correction in management of adolescent idiopathic scoliotic patients: a randomized controlled trial. *Clin Rehabil*, 26(12), 1123–1132.

Diab, A. A., & Moustafa, I. M. (2011). The efficacy of forward head correction on nerve root function and pain in cervical spondylotic radiculopathy: a randomized trial. *Clin Rehabil*, 26(4), 351–361.

Kelly, M., Cardy, N., Melvin, E., Reddin, C., Ward, C., & Wilson, F. (2012). The craniocervical flexion test: an investigation of performance in young asymptomatic subjects. *Man Ther*, 18(1), 83–86.

Moore, K. L., Agur, A. M., & Dalley, A. R. (2011). *Essential Clinical Anatomy* (4th ed.). Philadelphia: Lippincott, Williams & Wilkins.

Neumann, D. A. (2010). Kinesiology of the Musculoskeletal System: Foundations for Rehabilitation (2nd ed.). Philadelphia: Elsevier.

Ulbrich, E. J., Aeberhard, R., Wetli, S., Busato, A., Boesch, C., Zimmermann, H., et al. (2012). Cervical muscle area measurements in whiplash patients: acute, 3, and 6 months of follow-up. *J Magn Reson Imaging*, 36(6), 1413–1420.

Wainner, R. S., Whitman, J. M., Cleland, J. A., & Flynn, T. W. (2007). Regional interdependence: a musculoskeletal examination model whose time has come. *J Orthop Sports Phys Ther*, 37(11), 658–660.

Chapter 8

Bialosky, J. E., Bishop, M. D., & George, S. Z. (2008). Regional interdependence: a musculoskeletal examination model whose time has come. *J Orthop Sports Phys Ther*, 38(3),159–160; author reply 160.

Chakraverty, R., Pynsent, P., & Isaacs, K. (2007). Which spinal levels are identified by palpation of the iliac crests and the posterior superior iliac spines? *J Anat*, 210(2), 232-236.

Chakraverty, R. C., Pynsent, P. B., Westwood, A., & Chakraverty, J. K. (2007). Identification of the correct lumbar level using passive intersegmental motion testing. *Anaesthesia*, 62(11), 1121-1125.

Cleland, J., & Koppenhaver, S. (2011). Netter's Orthopaedic Clinical Examination: *An Evidence-Based Approach* (2nd ed.). Philadelphia: Elsevier.

Goode, A., Hegedus, E. J., Sizer, P., Brismee, J. M., Linberg, A., & Cook, C. E. (2008). Three-dimensional movements of the sacroiliac joint: a systematic review of the literature and assessment of clinical utility. *J Man Manip Ther*, 16(1), 25-38.

Hides, J. A., Belavy, D. L., Cassar, L., Williams, M., Wilson, S. J., & Richardson, C. A. (2009). Altered response of the anterolateral abdominal muscles to simulated weight-bearing in subjects with low back pain. *Eur Spine J*, 18(3), 410-418.

Hides, J. A., Stanton, W. R., McMahon, S., Sims, K., & Richardson, C. A. (2008). Effect of stabilization training on multifidus muscle cross-sectional area among young elite cricketers with low back pain. *J Orthop Sports Phys Ther*, 38(3), 101-108.

Hodges, P. W. (1999). Is there a role for transversus abdominis in lumbo-pelvic stability? *Man Ther*, 4(2), 74-86.

Hodges, P. W., & Richardson, C. A. (1999). Altered trunk muscle recruitment in people with low back pain with upper limb movement at different speeds. *Arch Phys Med Rehabil*, 80(9), 1005-1012.

Kim, H. W., Ko, Y. J., Rhee, W. I., Lee, J. S., Lim, J. E., Lee, S. J., et al. (2007). Interexaminer reliability and accuracy of posterior superior iliac spine and iliac crest palpation for spinal level estimations. *J Manipulative Physiol Ther*, 30(5), 386-389.

Moore, K. L., Agur, A. M., & Dalley, A. R. (2011). *Essential Clinical Anatomy* (4th ed.). Philadelphia: Lippincott, Williams & Wilkins.

Neumann, D. A. (2010). *Kinesiology of the Musculoskeletal System: Foundations for Rehabilitation* (2nd ed.). Philadelphia: Elsevier.

Wainner, R. S., Whitman, J. M., Cleland, J. A., & Flynn, T. W. (2007). Regional interdependence: a musculoskeletal examination model whose time has come. J Orthop Sports *Phys Ther*, 37(11), 658-660.

Walker, B. F. (2000). The prevalence of low back pain: a systematic review of the literature from 1966 to 1998. *J Spinal Disord*, 13(3), 205-217.

Chapter 9

Ali, K., & Leland, J. M. (2012). Hamstring strains and tears in the athlete. *Clin Sports Med*, 31(2), 263-272.

Avrahami, D., & Choudur, H. N. (2010). Adductor tendinopathy in a hockey player with persistent groin pain: a case report. *J Can Chiropr Assoc*, 54(4), 264–270.

Chakraverty, R., Pynsent, P., & Isaacs, K. (2007). Which spinal levels are identified by palpation of the iliac crests and the posterior superior iliac spines? *J Anat*, 210(2), 232–236.

McKinney, B. I., Nelson, C., & Carrion, W. (2009). Apophyseal avulsion fractures of the hip and pelvis. *Orthopedics*, 32(1), 42.

Moore, K. L., Agur, A. M., & Dalley, A. R. (2011). *Essential Clinical Anatomy* (4th ed.). Philadelphia: Lippincott, Williams & Wilkins.

Neumann, D. A. (2010). *Kinesiology of the Musculoskeletal System*: Foundations for Rehabilitation (2nd ed.). Philadelphia: Elsevier.

Prentice, W. E. (2011). Principles of Athletic Training: *A Competency–Based Approach* (14th ed.). New York: McGraw–Hill.

Chapter 10

Couture, J. F., Al–Juhani, W., Forsythe, M. E., Lenczner, E., Marien, R., & Burman, M. (2012). Joint line fullness and meniscal pathology. *Sports Health*, 4(1), 47–50.

Danzig, L., Resnick, D., Gonsalves, M., & Akeson, W. H. (1983). Blood supply to the normal and abnormal menisci of the human knee. *Clin Orthop Relat Res*, 172, 271–276.

Foss, K. B., Myer, G. D., Chen, S. S., & Hewett, T. E. (2012). Expected prevalence from the differential diagnosis of anterior knee pain in adolescent female athletes during preparticipation screening. *J Athl Train*, 47(5), 519–524.

Frommer, C., & Masaracchio, M. (2009). The use of patellar taping in the treatment of a patient with a medial collateral ligament sprain. *N Am J Sports Phys Ther*, 4(2), 60–69.

Laprade, R. F., & Wijdicks, C. A. (2012). The management of injuries to the medial side of the knee. *J Orthop Sports Phys Ther*, 42(3), 221–233.

Magee, D. (2008). *Orthopedic Physical Assessment* (5th ed.). St. Louis: Elsevier.

Meister, B. R., Michael, S. P., Moyer, R. A., Kelly, J. D., & Schneck, C. D. (2000). Anatomy and kinematics of the lateral collateral ligament of the knee. *Am J Sports Med*, 28(6), 869–878.

Moore, K. L., Agur, A. M., & Dalley, A. R. (2011). *Essential Clinical Anatomy* (4th ed.). Philadelphia: Lippincott, Williams & Wilkins.

Neumann, D. A. (2010). *Kinesiology of the Musculoskeletal System: Foundations for Rehabilitation* (2nd ed.). Philadelphia: Elsevier.

Pascarella, A., Alam, M., Pascarella, F., Latte, C., Di Salvatore, M. G., & Maffulli, N. (2011). Arthroscopic management of chronic patellar tendinopathy. *Am J Sports Med*, 39(9), 1975–1983.

Strauss, E. J., Kim, S., Calcei, J. G., & Park, D. (2011). Iliotibial band syndrome: evaluation and management. *J Am Acad Orthop Surg*, 19(12), 728–736.

Sturgill, L. P., Snyder–Mackler, L., Manal, T. J., & Axe, M. J. (2009). Interrater reliability of a clinical scale to assess knee joint effusion. *J Orthop Sports Phys Ther*, 39(12), 845–849.

Chapter 11

Adams, W. R. 2nd (2010). Morton's neuroma. *Clin Podiatr Med Surg*, 27(4), 535–545.

Bek, N., Simsek, I. E., Erel, S., Yakut, Y., & Uygur, F. (2012). Home–based general versus center–based selective rehabilitation in patients with posterior tibial tendon dysfunction. *Acta Orthop Traumatol Turc*, 46(4), 286–292.

Loudon, J. K., Manske, R. C., & Reiman, M. P. (2013). *Clinical Mechanics and Kinesiology* (1st ed.). Champaign, IL: Human Kinetics.

Moore, K. L., Agur, A. M., & Dalley, A. R. (2011). *Essential Clinical Anatomy* (4th ed.). Philadelphia: Lippincott, Williams & Wilkins.

Neumann, D. A. (2010). *Kinesiology of the Musculoskeletal System: Foundations for Rehabilitation* (2nd ed.). Philadelphia: Elsevier.

Stiell, I. G., Wells, G., Laupacis, A., Brison, R., Verbeek, R., Vandemheen, K., et al. (1995). Multicentre trial to introduce the Ottawa ankle rules for use of radiography in acute ankle injuries. Multicentre Ankle Rule Study Group. *BMJ*, 311(7005), 594–597.

Tiemstra, J. D. (2012). Update on acute ankle sprains. *Am Fam Physician*, 85(12), 1170–1176.

van den Bekerom, M. P., Kerkhoffs, G. M., McCollum, G. A., Calder, J. D., & van Dijk, C. N. (2012). Management of acute lateral ankle ligament injury in the athlete. *Knee Surg Sports Traumatol Arthrosc*, 21(6):1390–1395.

Zwitser, E. W., & Breederveld, R. S. (2010). Fractures of the fifth metatarsal; diagnosis and treatment. *Injury*, 41(6), 555–562.

찾아보기(Index)

(A)

(B)

(C)

(D)

(E)

(F)

(G)

(H)